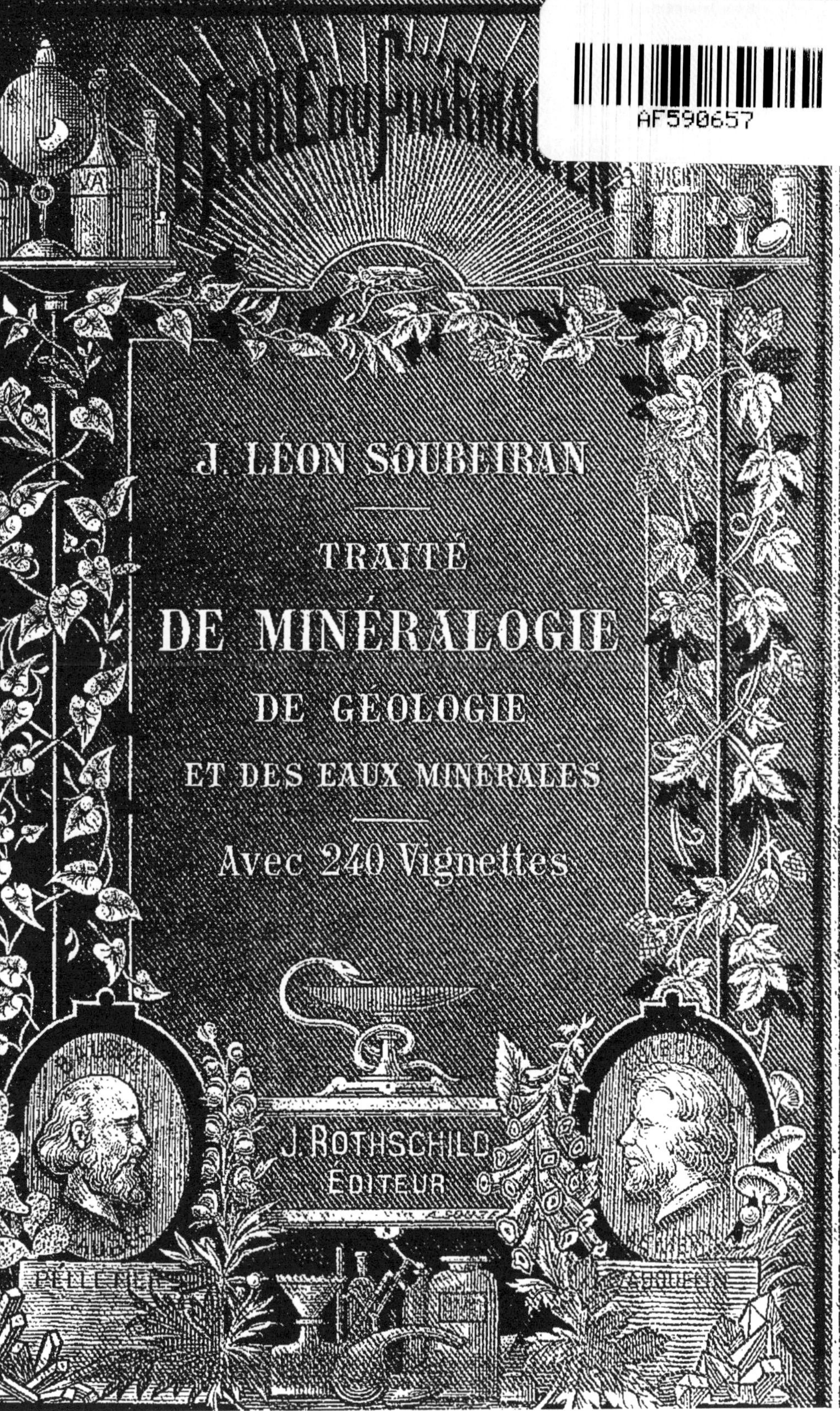

ÉCOLE DU PHARMACIEN
J. LÉON SOUBEIRAN
TRAITÉ
DE MINÉRALOGIE
DE GÉOLOGIE
ET DES EAUX MINÉRALES
Avec 240 Vignettes
J. ROTHSCHILD
ÉDITEUR

SYLVICULTURE

Guide du Forestier. — Culture et surveillance des forêts, par A. BOUQUET DE LA GRYE (*Conservateur des forêts*). — 2 volumes in-18 reliés, avec 70 gravures. . . . . 5 fr.

L'Art de Planter et d'élever en pépinière les arbres forestiers, fruitiers et d'agrément. 2e édition, revue par L. GOUËT (*Directeur de l'établissement d'arboriculture des Barres*). — In-18 relié, avec 19 gravures. . . . . 2 fr. 50

L'Aménagement des Forêts. — Exploitation des forêts en taillis et en futaie, par A. PUTON (*Inspecteur des forêts*). 2e édition, avec gravures, in-18 relié. . . . . 2 fr. 50

Études sur l'Aménagement des forêts, par L. TASSY (*Conservateur des forêts*). — 2e édition. In-8°. . . . . 6 fr.

Mise en valeur des Sols pauvres par les essences résineuses, par A. FILLON (*Sous-inspecteur des forêts*). — In-18. . . . . . 3 fr.

Les Bois indigènes et étrangers. — Physiologie, culture, productions, qualités, industrie, commerce, par A. DUPONT (*Ingénieur des constructions navales*) et A. BOUQUET DE LA GRYE (*Conservateur des forêts*). — In-8°, avec 162 gravures. . . . . 12 fr.

Les Bois employés dans l'Industrie. — Cent sections des principales essences de France et d'Algérie, avec leurs caractères distinctifs et leur description, par H. NOERDLINGER (*Ancien élève-libre de l'École forestière de Nancy*). . . . . 30 fr.

Manuel de Cubage et d'estimation des Bois, par A. GOURSAUD, (*Inspecteur des forêts*). — In-18, relié. . . . . 1 fr. 50

Flore forestière illustrée du centre de l'Europe, par C. DE KIRWAN, (*Sous-inspecteur des forêts*). — In-folio orné de chromolithographies représentant 350 figures . . . . 60 fr.

Les Conifères indigènes et exotiques, par C. DE KIRWAN (*Sous-inspecteur des forêts*). — 2 vol. in-18 rel., avec 106 grav. . 5 fr.

Herbier forestier de la France par E. DE GAYFFIER (*Inspecteur des forêts*), — 2 vol. in-fol. avec 200 phototypographies, rel. 500 fr.

Arboretum et fleuriste de la ville de Paris. — Description, culture, usages de tous les arbres, arbrisseaux, plantes, employés dans les parcs et jardins, par A. ALPHAND (*Directeur des travaux de Paris*). — In-folio. . . . . 50 fr.

Le Monde des Bois. — Faune et flore forestières, par F. HŒFER. — In-8° avec 300 vignettes, 15 fr. — Édition avec 27 gravures sur acier. . . . . 25 fr.

L'Elagage des Arbres forestiers et d'alignement, par le comte A. DES CARS (*Membre de la Société centrale d'Agriculture*). — In-18 avec 72 gravures, relié. . . . . 1 fr.

Codes de la législation forestière, par CH. JACQUOT (*Inspecteur des forêts*). — In-18, relié . . . . 1 fr. 50

Réorganisation du Service forestier et réforme de la loi sur les pensions civiles, par ALOYS WISST. — In-8°. . . . . 3 fr. 50

Les Oiseaux utiles et nuisibles aux forêts, champs, jardins, vignes, etc., par H. DE LA BLANCHÈRE (*Ancien élève de l'école forestière*). — 2e édition, avec 150 vignettes. In-18, relié. . . . . . . 3 fr. 50

Les Ravageurs des Forêts et des Arbres d'Alignement. — Description, mœurs, ravages des insectes destructeurs des bois, moyens pratiques de les combattre. — 5e édition, par DE LA BLANCHÈRE et le Dr Eug. ROBERT. — In-18, relié, avec 102 gravures. Prix. . . . . 3 fr. 50

CHASSE — SPORT

Ornithologie du Chasseur, par le docteur CHENU. — In-8° orné de 50 chromotypographies. . . . . 20 fr.

Les Animaux des forêts, par R. CABARRUS (*Sous-inspecteur des forêts*). — In-18 avec 84 gravures, relié. . . . . 2 fr. 50

Le Rêve du Chasseur. — Gibier des bois, plaines, côtes, montagnes, par B.-H. RÉVOIL. — In-folio, 20 planches en deux teintes, avec texte. . . . . 50 fr.

Le Guide du Chasseur devant la loi. — Code du Chasseur par F. TÉCHENEY. — In-18, relié. . . . . 2 fr. 50

Nouveau Carnet de chasse illustré, avec Guide pour les jeunes chasseurs au chien d'arrêt, par M. CHATIN. — 2e édition, in-18, relié . . . . 1 fr.

Le Cheval et son Cavalier. — Hippologie et équitation, par le comte DE LAGONDIE (*Ancien colonel d'état-major*). — 2 vol. in-18, ornés de vignettes, reliés. . . . . 7 fr. 50

Le Chien. — Races, croisements, élevage, dressage, éducation, maladies et traitement, d'après les ouvrages les plus récents de Stonehenge, Idstone, Hamilton Smith, Bouley. — In-18 relié, avec 100 gravures hors texte. — Prix. . . . . 3 fr. 50

Les Oiseaux Gibier. — Histoire naturelle, Chasse, Mœurs et Acclimatation, par H. DE LA BLANCHÈRE. Ouvrage de luxe, in-folio, avec 45 Chromotypographies et nombreuses vignettes dans le texte. Prix : 50 fr. — En reliure de luxe. . . . . 60 fr.

HORTICULTURE — BOTANIQUE

Les Promenades de Paris. — Histoire et description des bois de Boulogne et de Vincennes, Champs-Élysées, parcs, squares, boulevards de Paris, par A. ALPHAND (*Directeur des travaux de Paris*). 2 vol. in-folio, illustrés de 80 gravures sur acier, 23 chromolithographies et 487 gravures sur bois. Prix : 500 fr.; sur papier de Hollande. . . . . 1,000 fr.

J. ROTHSCHILD, Éditeur, 13, Rue des Saints-Pères, Paris.

Les Roses. — Histoire, description, culture, multiplication, pa MM. H. Jamain (*Horticulteur*), E. Forney et Ch. Naudin (*Membr de l'Institut*). In-8° avec 60 planches en couleur et 60 vignettes Prix. . . . . 30 fr

Les Plantes alpines, par B. Verlot (*Chef de l'École botanique au Muséum*). — In-8° avec 50 chromolithographies et 70 vignettes Prix. . . . . 30 fr

Les Plantes à Feuillage coloré. — Choix des plus remarquables ave culture et description. Introduction par M. Ch. Naudin (*Membre d l'Institut.*) — 2 vol. in-8°, avec 120 chromotypographies et 120 gra vures. . . . . 60 fr

Les Fougères et les Sélaginelles. — Choix des plus remarquable avec culture et description par MM. A. Rivière (*Jardinier du Luxembourg*), E. André, E. Roze (*de la Société botanique d France*). — 2 vol. in-8° ornés de 156 chromotypographies et d 239 gravures. . . . . 60 fr

Arboretum et Fleuriste de la ville de Paris. — Description et cul ture des arbres, arbrisseaux, plantes employés dans l'ornementa tion des parcs et jardins, par A. Alphand (*Directeur des travaux de Paris*). — In-folio. 50 fr

L'Art des Jardins. — Histoire, théorie et pratique, par le Baron Ernouf. — 2 vol. in-18 avec 150 gravures, reliés. . . . 5 fr

Guide pratique du Jardinier-paysagiste, par Siebeck (*Jardinier en chef à Vienne*). Traduit de l'allemand par Ch. Naudin (*Membre de l'Institut*). — Ire partie, Théorie avec un grand plan en quatre parties, 25 fr.; — 2e partie, Pratique avec 24 planches coloriées et texte, 25 fr. — Les deux parties prises ensemble. . . 40 fr

Les Plantes médicinales et usuelles des champs, jardins, forêts par H. Rodin (*Membre de la Société botanique*). — 2e édition ornée de 200 vignettes. In-18 relié. . . . . 3 fr. 50

Le Monde des Fleurs. — Botanique pittoresque, par H. Lecoq (*de l'Institut*). — In-8° orné de 480 vignettes sur bois et gravures sur acier. . . . . 25 fr

La Vigne dans le Bordelais, par Aug. Petit-Lafitte (*Professeur d'agriculture de la Gironde*). In-8° avec figures. . . . . . 12 fr.

Les Oiseaux utiles et nuisibles aux jardins, champs, forêts, etc., par H. de la Blanchère. — 2e édition, in-18 avec 150 vignettes relié. . . . . 3 fr. 50

Les Champignons. — Histoire, description, culture, usages des espèces comestibles, suspectes, vénéneuses, employées dans les arts, dans l'industrie, l'économie domestique et dans la méde cine, par F.-S. Cordier. — 1 vol. grand in 8° avec 60 Chromo lithographies. — Quatrième édition revue et corrigée. . 30 fr

Les Ravageurs des Vergers et des Vignes. — Histoire naturelle mœurs, dégâts. Moyens de combattre les insectes destructeurs avec une Étude sur le Phylloxera, par de la Blanchère. — 1 vol in-18, avec 160 gravures. Prix. . . . . 3 fr. 50

TRAITÉ DE MINÉRALOGIE

DE GÉOLOGIE

ET DES EAUX MINÉRALES

L'ÉCOLE DU PHARMACIEN

TRAITÉ DE MINÉRALOGIE
DE GÉOLOGIE
ET DES EAUX MINÉRALES

PAR LE Dr J. LÉON SOUBEIRAN

Professeur à l'École supérieure de Pharmacie de Montpellier

Ouvrage orné de 240 Vignettes

PARIS

J. ROTHSCHILD, ÉDITEUR

13, RUE DES SAINTS-PÈRES, 13

1878

STRASBOURG, TYP. DE G. FISCHBACH. — 1634.

AVANT-PROPOS.

La Minéralogie, bien qu'elle ne paraisse pas au premier abord devoir rentrer dans le cadre des études pharmaceutiques, est cependant une des sciences que le pharmacien doit étudier et sur lesquelles il est interrogé lors de ses examens probatoires.

Si les applications de la Minéralogie ne semblent pas se rattacher d'une manière immédiate à la pharmacie, il n'en est pas moins vrai que le pharmacien, étant fréquemment consulté sur la valeur des divers minéraux qu'on peut rencontrer aux environs de sa résidence, doit être à même de donner des réponses précises au sujet des échantillons qui lui sont soumis.

Nous avons pensé qu'il y aurait utilité pour nos confrères de leur donner un résumé aussi succinct que possible, bien que suffisamment circonstancié des caractères des minerais et roches les plus fréquemment rencontrés dans nos pays, et nous avons éliminé ou tout au moins mentionné seulement les espèces minérales *rares* ou peu importantes dont l'étude n'aurait fait que compliquer notre travail.

A ces notions succinctes de Minéralogie, nous avons ajouté une exposition aussi concise que possible des caractères des divers terrains qui constituent la croûte du globe, de façon à permettre au lecteur de se faire une idée précise des rapports des diverses couches où se trouvent les minerais.

Dans une troisième partie nous avons tracé l'histoire des eaux minérales de France considérées surtout au point de vue de leur distribution géographique et géologique, dans le but de donner au pharmacien le résumé des observations faites jusqu'à aujourd'hui dans ce sens, et qui ne se rencontrent que dans une série de mémoires difficiles à se procurer. Bien que les documents qui ont été publiés jusqu'à ce jour ne permettent pas encore de déterminer avec assez de certitude les rapports des propriétés des eaux minérales avec les terrains d'où elles émergent, il nous a paru utile d'appeler l'attention de nos confrères sur cette question, dans l'espoir qu'ils seraient à même de compléter nos connaissances sur ce sujet, et par suite à faire progresser la science.

J. L. Soubeiran.

TABLE MÉTHODIQUE

PREMIÈRE PARTIE

MINÉRALOGIE

DEUXIÈME PARTIE

GÉOLOGIE

TROISIÈME PARTIE

EAUX MINÉRALES

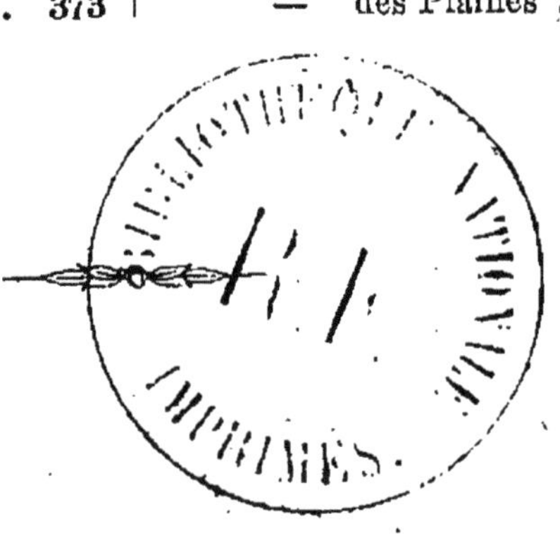

TRAITÉ DE MINÉRALOGIE

TRAITÉ DE MINÉRALOGIE

INTRODUCTION.

La terre, dont il ne nous est pas donné de con-
ıître la première origine et qui est peut-être une
rtie d'une nébuleuse dont les éléments se sont
pprochés à un certain moment, paraît avoir été
nstituée d'abord par une masse incandescente et
uide, ce qui lui a fait prendre, sous l'influence
sa rotation dans l'espace, la forme de sphéroïde
lati vers les pôles que nous lui connaissons. A
tte époque elle était enveloppée d'une atmosphère
i tenait en suspension un grand nombre d'élé-
ents volatilisés par une excessive température.
us tard, par suite du rayonnement avec les es-
ces célestes, la terre s'est refroidie et alors a com-
encé une longue série de changements qui se sont
ntinués, avec des alternatives de repos et d'action,
squ'à l'époque actuelle : ces changements se conti-

nuent même aujourd'hui, bien que très-restreints, pe dant la période de repos relatif où nous vivons. Sous l'i fluence de la perte de chaleur qu'elle avait éprouv par rayonnement, la terre s'est couverte d'une croût d'abord mince, mais qui s'est épaissie de plus e plus, de telle sorte que l'abaissement de sa tempé rature a permis le dépôt de quelques-uns des élé ments qui existaient à l'état de vapeur dans l'atmo sphère : ces éléments, dont l'action ne peut être pr cisée, en raison des conditions inconnues de temp rature et de pression où elle s'est exercée, ont mo difié la composition des roches, et c'est sans dou à la précipitation de corps énergiques, comme sodium, le potassium, le silicium, qu'est due formation des minerais, tels que les silicates, qu nous trouvons dans les terrains les plus anciens.

Plus tard, les eaux ont, à leur tour, exercé ur action puissante, favorisée par la chaleur, et o modifié aussi la surface du globe.

Dans toute cette première période, la chaleur d la terre était telle que la vie organique n'était p possible à sa surface ; mais quand est venu le mo ment où le refroidissement de la croûte terrestre été suffisant, alors ont apparu les êtres organisé plantes et animaux. Par quelle force ont-ils été pr duits, c'est une question qui a permis bien des thé ries, mais que nous n'entreprendrons pas de re oudre ; nous ne chercherons même pas à avancer quelque idée sur ce qu'était la nature des premiers habitants de la terre ; nous l'ignorons, et ils peuvent n'avoir pas laissé de traces qui puissent nous guider dans une telle recherche. Tout ce que nous savons, c'est que les restes des premiers êtres dont nous avons pu constater l'existence, témoignent déjà d'une certaine complication d'organisation, et qu'au fur et à mesure que nous nous rapprochons de l'époque géologique actuelle, nous voyons les organismes se perfectionner de plus en plus. La force organique était puissante dès les premiers temps, si nous en jugeons par les dimensions que présentaient les êtres, et par leur multiplicité infinie.

Certaines roches, les plus anciennes, ont été formées sous l'influence de l'*action ignée*, influence incontestable et incontestée au moins pour le plus grand nombre d'entre elles ; il paraît cependant, comme l'ont démontré les expériences de Sénarmont et d'Ebelmen, qu'elle a été aidée par la présence de fondants ou réactifs. Ces roches ont reçu le nom de ROCHES ÉRUPTIVES, et leur formation s'est opérée encore longtemps après que d'autres causes étaient intervenues dans la production des minéraux.

Plus tard, de nouvelles espèces se sont déposées par *voie aqueuse* et ont constitué les ROCHES SÉDIMENTAIRES : il s'est fait des doubles décomposi-

tions, qui ont amené la formation de sels insolubles, et ces réactions ont subi des modifications importantes par suite des conditions de température, de pression, de milieu, etc., dans lesquelles elles se sont effectuées.

Ajoutons à ces causes les actions électro-chimiques qui ont joué aussi un rôle important, longtemps méconnu : on sait que M. Becquerel a pu obtenir ainsi par une action très-lente la production de l'argent sulfuré.

Pendant que des couches, atteignant souvent une puissance extrême, se déposaient au-dessus de celles qui étaient déjà formées et renfermaient entre leurs éléments les restes FOSSILES des êtres organisés qui vivaient à leur époque (ce qui nous donne de précieux moyens d'en faire l'étude), des dislocations brisaient, comme dès les premiers instants, la croûte terrestre, et produisaient des FRACTURES, des FAILLES, qui se sont remplies de matières lithoïdes ou métallifères pour constituer, suivant leurs dimensions, des FILONS (fig. 1) ou des VEINES ; d'autres fois, il s'est formé des cavités irrégulières, qui se sont remplies comme les fractures, mais surtout de matières métallifères, et qu'on nomme GITES MÉTALLIQUES ; on distingue sous divers noms ces cavités, suivant leurs dimensions et leur aspect : les ROGNONS plus ou moins étranglés, les GÉODES ou concrétions à cavité centrale hérissée de cristaux; les AMANDES, rarement concrétionnées; les NIDS, peu consistants, écailleux, ou terreux, etc.

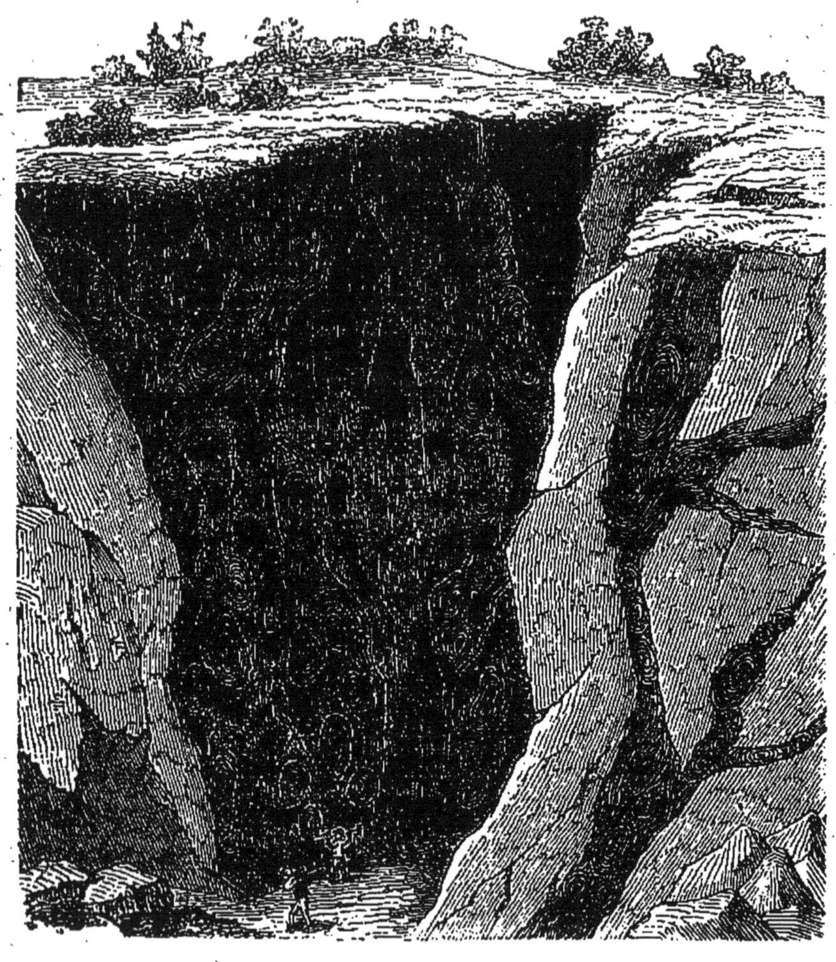

Fig. 1. — Filons métalliques affleurant le long des parois d'un ravin.

Les matières introduites par les fractures, et qui sont des minerais éruptifs, ont souvent causé des modifications de structure et de composition dans les roches qu'elles ont traversées, et qu'elles ont rendues MÉTAMORPHIQUES; c'est ainsi que certains minerais lithoïdes sont passés à l'état cristallin, et que d'autres ont été transformés en de nouvelles espèces.

Un MINÉRAL est caractérisé par une composition chimique fixe et constante, et par diverses propriétés physiques également fixes et constantes. Il offre un TYPE analogue à ce que les botanistes nomment *type floral*, ayant une forme cristalline fondamentale ainsi qu'une dureté et une densité fixes et déterminées, type autour duquel se groupent des individus moins parfaits, mais présentant les mêmes caractères essentiels.

Les minéraux sont *abondants* (une trentaine d'espèces, qui forment la majeure partie de la croûte terrestre et qu'on nomme ROCHES), *accidentels* (une centaine d'espèces disséminées dans les roches, mais qui sont assez fréquentes pour qu'on les recherche en vue de les utiliser) et *rares*, n'ayant pour la plupart qu'un intérêt scientifique, à l'exception de quelques-uns qui constituent les pierres précieuses.

Le mode de formation des minéraux n'est pas encore bien connu pour toutes les espèces, mais il peut être rapporté à plusieurs séries de phénomènes, telles que la voie ignée, la voie aqueuse, l'électro-chimie, le métamorphisme.

Les ROCHES, qui sont, d'une manière générale, les minéraux répandus le plus abondamment dans la nature, se distinguent en ROCHES SIMPLES ou minéraux grossiers plus ou moins impurs, et en ROCHES COMPOSÉES, formées par la réunion plus ou moins intime de plusieurs minéraux : quelquefois, dans ce dernier cas, leur association est difficile à apercevoir; mais cependant on peut souvent, par divers moyens mécaniques, parvenir à séparer leurs éléments, pour les Basaltes par exemple.

Les éléments des roches ne sont pas très-nombreux, une cinquantaine environ.

L'étude des roches considère leur structure en grand et leur état de séparation ou d'agrégation; elle distingue ensuite celles qui sont *stratifiées* de celles qui ne le sont pas.

Au point de vue de leur structure considérée d'une manière générale, on distingue : 1° la STRUCTURE MASSIVE OU INDÉTERMINÉE, propre aux roches non stratifiées, ne présentant aucune direction dans les fissures, aucune orientation dans les éléments; rarement complète et offrant presque toujours quelques fissures plus ou moins orientées, elle donne pour l'ensemble du pays des formes arrondies, BALLONS, DÔMES (Vosges, Auvergne), ou coniques par ÉRUPTION ; 2° la STRUCTURE TABULAIRE, caractérisée par des fissures parallèles, qui divisent la masse en tables orientées : elle donne des AIGUILLES plus ou moins dentées, et des PILIERS par la destruction des couches les plus friables ;

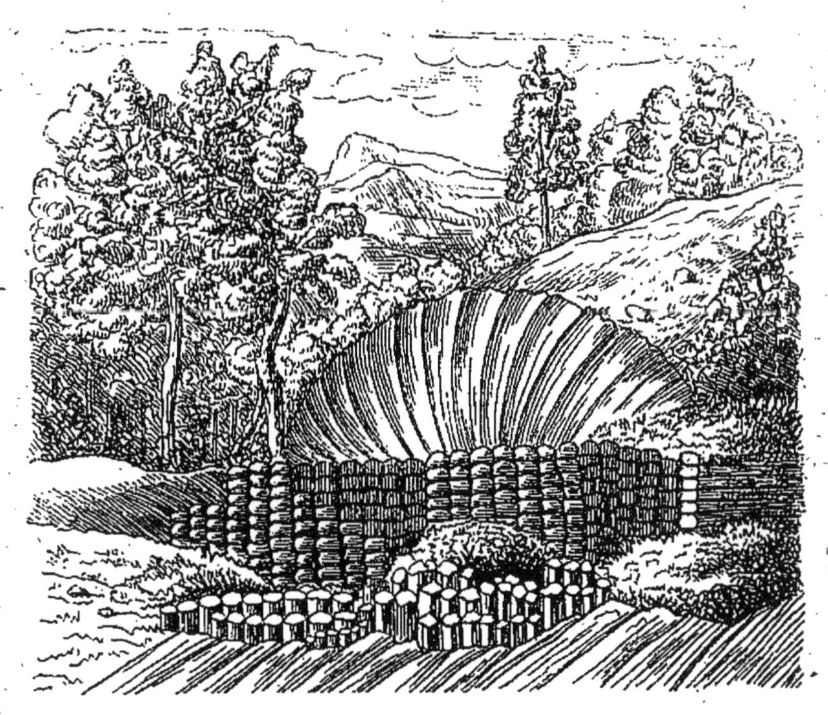

Fig. 2. — Basaltes.

3° la STRUCTURE COLONNAIRE, par des fissures résultant du retrait après refroidissement (Basaltes) affectant quelquefois un aspect pseudo-régulier (fig. 2, Chaussée des géants, grotte de Fingal); 4° la STRUCTURE STRATIFIÉE, indiquée par des lits superposés et quelquefois diversement colorés.

L'aspect de la cassure des roches fournit aussi des caractères : elle est SCHISTEUSE, quand la roche se divise en feuillets, qui peuvent être plans (ardoise) ou plus ou moins flexueux ; elle est PSEUDO-RÉGULIÈRE dans certains cas où elle paraît due à des retraits (quelques grès ou quartzites) ; elle est INDÉTERMINÉE quand, comme dans toutes les roches massives, elle n'offre pas d'aspect particulier et remarquable.

Le mode d'association des diverses sortes de roches fournit aussi un moyen de les distinguer : 1° La structure GRANITOÏDE résulte de l'agglomération confuse de plusieurs éléments cristallisés ou cristallins, et qui sont réunis en masses assez considérables pour qu'on puisse les distinguer les uns des autres : dans le cas contraire, l'aspect de la roche est demi-compacte et est dit EURITIQUE ; 2° l'enchevêtrement de nodules dans une pâte qui les enveloppe en entier donne la structure ENTRELACÉE (marbres de Campan) ; 3° la structure PORPHYROÏDE est donnée par des minéraux cristallins empâtés dans une masse, qui paraît homogène et qui peut offrir une nuance différente ; 4° la structure AMYGDALOÏDE se présente quand des minéraux arrondis, radiés ou non, sont empâtés dans une masse homogène plus dure (Variolite) ou aussi dure (Pyroméride de Corse); 5° la structure TRACHYTIQUE se distingue de la granitoïde parce que les masses ne sont pas cristallines, et présentent un aspect plus vitreux; 6° la structure ARÉNACÉE est donnée par la consolidation des éléments sablonneux des roches et est celle des BRÈCHES à fragments très-anguleux, des POUDINGUES à grains arrondis, petits ou gros, des GRÈS, à grains siliceux toujours très-petits et peu ou très-cohérents; dans les ARGILES, les grains sont réduits en une poudre impalpable et ne sont plus discernables à l'œil.

On distingue les roches en deux groupes :

a) Les ROCHES STRATIFIÉES, disposées par couches parallèles ou par assises, visibles par des fentes ou par leur tendance à se séparer, et qui contiennent presque toujours de nombreux débris organisés fossiles. On les a aussi nommées ROCHES DE SÉDIMENT OU NEPTUNIENNES.

b) Les ROCHES NON STRATIFIÉES (ROCHES PLUTONIENNES) compactes, sans fentes régulières.

CARACTÈRES MINÉRALOGIQUES.

Les minéraux peuvent être reconnus au moyen de caractères fondés sur leurs apparences extérieures; ce sont les CARACTÈRES PHYSIQUES, qu'on distingue en CARACTÈRES EXTÉRIEURS, appréciables à la simple vue, et en caractères exigeant des connaissances, soit de géométrie, CARACTÈRES CRISTALLOGRAPHIQUES, soit de physique et l'emploi d'instruments, CARACTÈRES PHYSIQUES *proprement dits.* La composition chimique joue aussi un grand rôle dans la détermination des minéraux, et donne les CARACTÈRES CHIMIQUES. On tient aussi compte quelquefois de certaines circonstances habituelles, mais qui sont étrangères au minéral, et qui donnent les CARACTÈRES EMPIRIQUES.

Caractères extérieurs.

1° **État d'agrégation.** Insuffisant pour la détermination, mais donnant souvent de bonnes indications préparatoires ; on dit les minéraux *solides* (les uns *cristallins* à cohésion égale, les autres *lithoïdes*, à cohésion variable, moins denses, moins durs), *friables* (incohérents ou à peine cohérents), *liquides* (quelques-uns seulement), etc.

2° **Couleurs.** Caractère meilleur et pouvant servir à la distinction, mais il est quelquefois difficile de le définir en raison des teintes et nuances. Les couleurs peuvent être *propres* aux minéraux, elles sont alors constantes et donnent un bon caractère; ou être *accidentelles* et dues à des mélanges qui peuvent varier à l'infini; elles perdent alors de leur valeur, bien qu'il y ait toujours une certaine corrélation des corps qui sont réunis avec la teinte des minéraux.

Les couleurs peuvent être modifiées par *altération*, la composition du minerai étant changée par l'action de l'air : le fer carbonaté devient jaune brun à l'air. Quelquefois l'altération se fait d'une manière très-faible à la surface et il y a *irisation extérieure* ou mutabilité de la couleur. L'irisation peut être produite par de petites fentes dirigées dans quelques sens déterminés, et qui réfractent la lumière avec des effets variés : c'est à cette cause qu'est due l'*irisation intérieure* de l'Opale ; le *chatoiement* a lieu quand il se produit des anneaux colorés et quand les teintes changent par la diversité d'exposition à la lumière (Labradorite).

Le BLANC, très-commun, offre une grande variété de nuances; aussi ne facilite-t-il pas la distinction des minéraux.

Le NOIR est aussi assez commun, et offre des teintes qui peuvent être indiquées utilement : les minerais de manganèse ont un mat caractéristique.

Le VERT est assez caractéristique; les roches doivent souvent cette coloration à la présence du chlorite, du talc ou de la serpentine; les minerais de cuivre présentent diverses nuances de vert.

On reconnaîtra le plomb phosphaté à sa couleur vert asperge; le chrome oxydé à sa couleur vert émeraude; le nickel arséniaté à sa couleur vert pomme clair; le péridot à sa couleur vert olive translucide; le chlorite à sa couleur vert olive foncé, opaque.

Le BLEU est assez rare et par conséquent caractéristique; foncé, il indique l'azurite; très-foncé, le fer phosphaté, et clair, le lapis-lazuli.

Le VIOLET est encore plus rare et indique les minerais de manganèse.

Le ROUGE est assez fréquent par suite du mélange des minerais avec le fer peroxydé (marbres, grenats, rubis). Le rouge très-vif indique le cinabre, le rouge orangé indique le réalgar.

Le ROSE FLEUR DE PÊCHER est caractéristique du cobalt arséniaté.

Le JAUNE est fréquemment dû au mélange du fer oxydé hydraté ; la teinte du soufre est bien connue : l'orpiment se reconnaît à sa couleur jaune vif avec des reflets nacrés.

3° **Éclat.** Il fait varier les couleurs, et son intensité est indiquée par les mots *éclatant*, *brillant*, *terne*, *mat* ; on dit qu'il est *métallique*, *vitreux* (obsidienne), *adamantin* (diamant), *cireux*, *gras* (plomb carbonaté), *soyeux* (Amiante), *nacré* (talc), *résineux* (quartz résinite), etc.

4° **Formes.** Les unes, *communes*, ne sont pas bien déterminées et sont indiquées par les expressions en masses, en plaques, en fragments anguleux, amorphes (forme qu'on ne peut reproduire) ; quelques-unes rappellent des objets connus (fer en grains, calcaire coralliforme) ; on nomme *pseudomorphiques*, les minéraux qui ont remplacé un corps préexistant (pyrite pour certains fossiles), et *pseudo-réguliers*, les minéraux qui, comme les basaltes, ont, par suite de fissures, formé des masses prismatiques (fig. 3).

5° **Transparence.** Les minéraux *diaphanes* sont assez transparents pour permettre de voir des caractères tracés sur le papier avec une image simple (sel gemme) ou double (spath d'Islande) ; les minéraux *translucides* laissent passer la lumière comme le verre dépoli (albâtre) ; ceux qui sont *opaques* ne laissent pas passer la lumière.

6° **Cassure**. Elle est *lamelleuse* quand les lames sont bien développées et se séparent en plusieurs sens, *clivages*, dont il faut indiquer le nombre et la facilité ; elle est *lamellaire*, quand les lames sont trop petites pour laisser voir le nombre et le sens des clivages ; *laminaire*, quand elles sont à peine discernables (marbre pentélique); *saccharoïde*, quand elles donnent des points brillants en tous sens (Marbre de Carrare). Les minéraux, formés de filaments accolés, ont la cassure *fibreuse*, fréquente surtout quand ils ont été formés par concrétion ; elle est

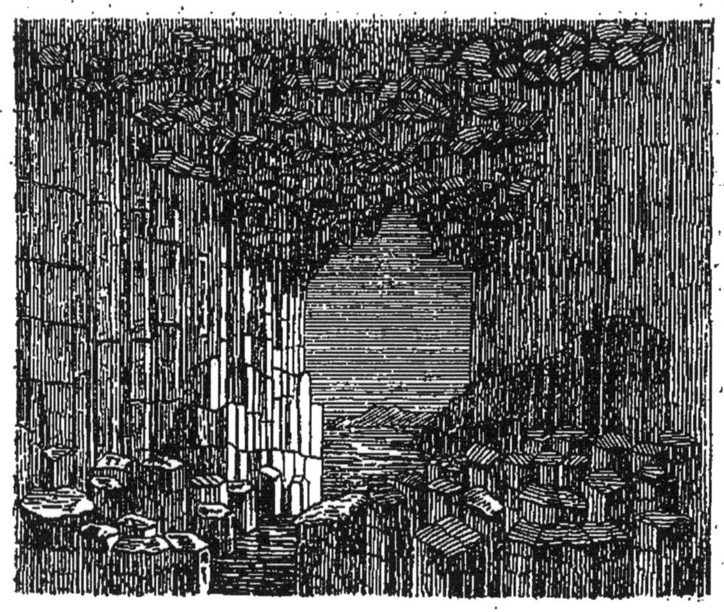

Fig. 3 — Basalte (grotte de Staffa).

bacillaire quand les fibres simulent de petites baguettes accolées (arsenic natif) ; *filamenteuse*, quand les fibres peuvent se séparer les unes des autres (asbeste). La cassure *en plaques* est propre aux roches ; la cassure *crochue* est due aux aspérités formées par les petits cristaux accolés des minéraux dendritiques. La cassure *compacte* est *unie* ou *plate* (pierre lithographique), *terreuse* (craie) ; avec de petits fragments à demi transparents et à demi détachés, elle est *esquilleuse* (Silex) : si elle offre des stries courbes comme celles du test des coquilles, elle est *conchoïde* (quartz hyalin).

7° **Dureté.** On nomme ainsi la résistance que met un corps à être rayé ou broyé par un autre ; la dureté, qui est un caractère de comparaison, est la même dans la même espèce et dans les mêmes circonstances ; c'est ainsi qu'elle est moindre dans le sens du clivage que transversalement ; elle est en rapport avec la composition : ainsi les substances alumineuses sont très-dures ; les minéraux anhydres plus durs que ceux qui sont hydratés ; elle tient plus à la cohésion qu'aux molécules elles-mêmes ; car, réduits en poudre, des minéraux dont la dureté paraît très-différente, n'offrent plus de distinction sous ce rapport. L'épreuve de la dureté peut servir à distinguer divers corps, et fournir ainsi un bon caractère empirique ; c'est ainsi que la pyrite de fer fait feu au briquet, ce qui la distingue immédiatement de la pyrite cuivreuse.

On emploie souvent comme terme de comparaison l'échelle de dureté, qui a été dressée par Mohr :

1° Talc laminaire	se laissant rayer par une pointe d'acier.
2° Chaux sulfatée cristallisée	
3° Spath d'Islande	
4° Chaux fluatée	
5° Chaux phosphatée	
6° Feldspath lamelleux	
7° Quartz hyalin	non rayés par une pointe d'acier; rayent le verre.
8° Topaze	
9° Corindon hyalin	
10° Diamant	

8° **Ténacité.** Résistance d'un corps à être cassé ou déchiré ; ce caractère ne doit pas être confondu avec la dureté, avec laquelle il est souvent en sens inverse : certains minéraux sont tendres et tenaces (quelques feldspaths) ; d'autres sont durs et fragiles (diamant), etc.

9° **Raclure.** La poussière obtenue par l'essai de la dureté donne souvent un bon caractère : on distingue le fer oxydulé, le fer oligiste et le fer oxydé hydraté, quand ils sont noirs, à leur poussière qui est gris noirâtre pour le premier, rouge pour le second et jaune pour le troisième.

10° **Tachure.** Trace laissée sur une étoffe ou

sur le papier. Ce caractère ne se présente que dans un petit nombre de minéraux qui sont tous tendres et friables (Graphite, Molybdène sulfuré).

11° **Onctuosité.** Ce caractère, qui est en rapport avec l'extrême finesse des particules, est manifesté par le toucher et donne la sensation d'un corps gras et comme savonneux ; l'onctuosité sert souvent à distinguer les minerais à base de magnésie.

12° **Flexibilité.** Les métaux natifs sont généralement flexibles ; quelques minéraux sont en même temps flexibles et élastiques.

13° **Ductibilité.** Propriété de s'étendre sous le marteau, ou de se laisser entamer au couteau en donnant des copeaux (argent chloruré).

14° **Saveur.** Appréciation du goût des minéraux solubles dans l'eau; salée pour le sel gemme, elle est urineuse pour la soude carbonatée.

15° **Happement à la langue.** Propriété d'absorber l'eau (argiles).

16° **Odeur.** Ce caractère s'observe quelquefois directement (asphalte), ou se développe par l'haleine ou par le frottement.

17° **Froid.** Impression particulière qui permet de distinguer au toucher les quartz et les pierres fines du verre et des émaux.

18° **Son.** Quelques minéraux sont très-sonores (phonolite).

19° **Pesanteur.** Très-variable, elle ne doit pas être confondue avec la pesanteur spécifique : elle permet de distinguer, en particulier, les sels de baryte des sels de chaux.

CARACTÈRES CRISTALLOGRAPHIQUES.

Les cristaux, ou formes géométriques qu'affectent certains minéraux, ont été pendant longtemps considérés comme de simples jeux de la nature, mais depuis Linnée, qui le premier a pensé que leur observation était utile à la connaissance des minéraux, leur étude a pris une importance de plus en plus grande, et grâce à l'étude qui en a été faite par Romé de Lisle, Bergmann et Haüy (pour ne parler que des minéralogistes déjà anciens), la cristallographie est devenue une des bases les plus essentielles de la science minéralogique.

Les CRISTAUX sont terminés par des surfaces planes, à moins de déformations ; quelquefois cependant leurs faces paraissent courbes, quand elles présentent un très-grand nombre de facettes, comme dans le diamant. Leurs faces sont ordonnées symétriquement, soit toutes ensemble, soit par parties, par rapport à une ligne dite AXE. Les faces sont, dans la plupart des cristaux, parallèles deux à deux.

Les angles des cristaux sont toujours saillants ;

quand on trouve des angles rentrants, ils sont dus à des accolements (bec d'étain, macles).

Les cristaux peuvent se casser par lames parallèles, CLIVAGES, quelquefois avec une très-grande facilité : d'autrefois, et c'est le cas le plus ordinaire, au moyen seulement d'une vive percussion. Les clivages manquent aussi quelquefois et ne sont plus indiqués que par des lignes tracées naturellement sur le cristal ou simplement par des reflets. Les clivages, quand ils existent, ne sont pas toujours tous également faciles, et il faut tenir compte de cette circonstance dans la détermination des minéraux; leur nombre n'est pas le même pour les divers corps, ce qui doit être aussi noté. Les clivages obéissent à des lois :

1° Dans un même minéral, ils sont toujours semblablement disposés et forment des angles constants entre eux.

2° Quand il y a trois directions de clivages, ils constituent un SOLIDE DE CLIVAGE, FORME PRIMITIVE ayant toujours les mêmes angles pour une même espèce, la spécifiant nettement, dont on peut toujours supposer l'existence même quand les cristaux ne se séparent pas en lames, et qui est toujours identiqne, quelles que soient les FORMES SECONDAIRES.

3° S'il y a plus de trois directions de clivages, on

distingue les clivages principaux des clivages supplémentaires, qui jouent un rôle important dans les cristaux et qui sont parallèles à certaines faces ou à certains plans.

4° Dans une même substance, les clivages sont constants dans leur degré de netteté ; cette netteté est en rapport avec la nature des faces ; ainsi le cube a ses faces égales et ses clivages égaux, et le prisme à base carrée a des clivages différents suivant leurs rapports avec la base et la hauteur.

Haüy, qui a découvert la relation simple qui existe entre le SOLIDE DE CLIVAGE OU FORME PRIMITIVE et les autres polyèdres d'un même corps, FORMES SECONDAIRES, avait posé les deux lois suivantes :

1° Les minéraux qui ont une même composition chimique, ont un même système cristallin.

2° Les minéraux à composition chimique différente ont un système cristallin différent, et, s'il est analogue, les angles de la forme primitive sont différents.

Ces deux lois sont, aujourd'hui, reconnues être trop absolues, car on a constaté l'existence de quelques corps dimorphes, c'est-à-dire possédant deux formes primitives incompatibles (la chaux carbonatée, qui est rhomboédrique et prismatique), et d'autre part on sait, depuis les recherches de Mitscherlich, qu'il existe des corps isomorphes pouvant se remplacer en toutes proportions sans que la forme du composé change. Haüy d'ailleurs avait, avec raison, et par une sorte d'intuition, réuni divers minéraux, malgré leur composition différente, le diopside et l'augite, par exemple, dont l'une renferme de la magnésie, tandis que l'autre est un silicate à base de protoxyde de fer.

Le SYSTÈME CRISTALLIN est l'ensemble des lois par lesquelles les formes secondaires dérivent de la forme primitive.

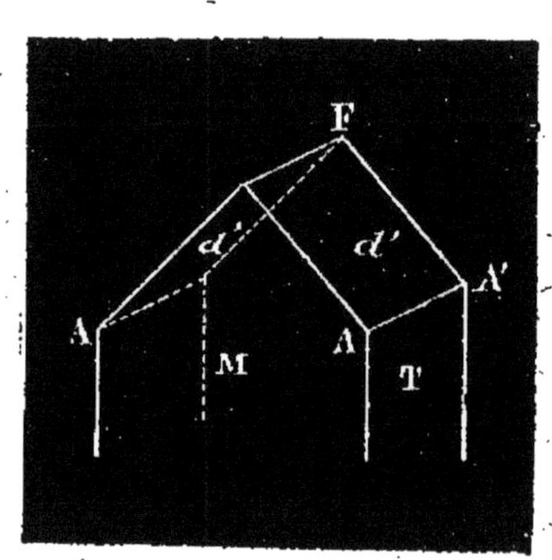

Fig. 4. — Biseau.

Les FORMES DOMINANTES sont celles qu'imposent aux autres cristaux certains cristaux d'un minéral : ces formes, qui sont en général la forme primitive ou les formes secondaires les plus simples, sont utiles en permettant de grouper les cristaux par catégories (cube dans la chaux fluatée).

Le BISEAU (fig. 4) est une face remplacée par deux autres faces, dont l'intersection forme son ARÊTE.

Le POINTEMENT (fig. 5) est une face remplacée par plusieurs facettes se coupant en un point (quartz).

La TRONCATURE (fig. 6) est-une arête ou un angle remplacé par une facette.

Les modifications, en prenant une grande étendue, peuvent masquer la forme primitive et donner lieu à un nouveau cristal ; elles font passer les formes les unes dans les autres, et se répètent sur toutes les parties semblables d'un cristal, à moins que ces parties ne possèdent des propriétés électriques diffé-

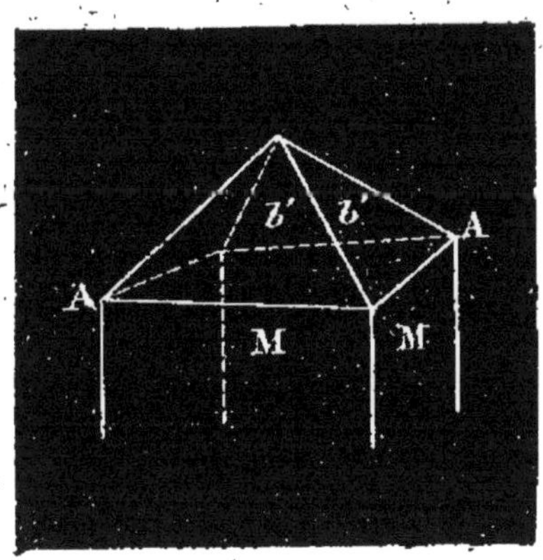

Fig. 5. — Pointement.

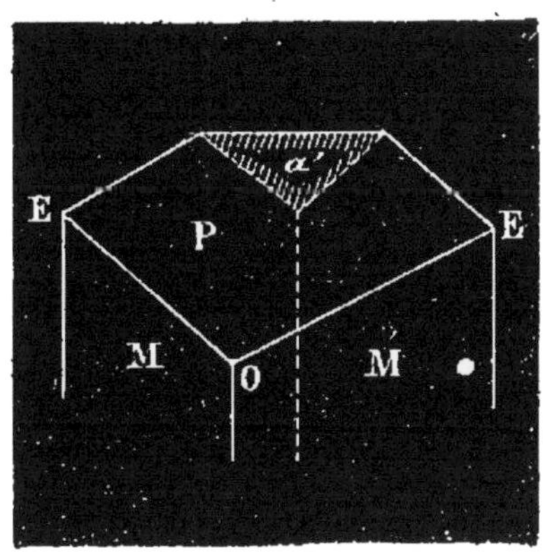

Fig. 6. — Troncature.

rentes : le cube offrant six angles semblables, toute modification d'un angle se fera sur chacun de ses angles.

Les TYPES CRISTALLINS, au nombre de six, sont constitués par les formes primitives différentes par la valeur des angles, le nombre des faces, et la position des angles et des arêtes, et qui, ne pouvant rentrer les unes dans les autres, sont incompatibles.

On les établit par la considération des diverses positions de trois axes se croisant dans un point dans l'espace :

Trois axes . .	rectangulaires .	tous trois égaux	CUBE.
		deux égaux, un inégal .	PRISME DROIT A BASE CARRÉE.
		tous trois inégaux . . .	PRISME DROIT A BASE RECTANGLE.
	O . . .	tous trois égaux . . .	RHOMBOÏDRE.
		deux égaux, un inégal .	PRISME RHOMBOÏDAL OBLIQUE.
		tous trois inégaux. . .	PRISME OBLIQUE NON SYMÉTRIQUE.

Système cubique.

Le *cube* (fig. 7) offre deux sortes d'éléments,

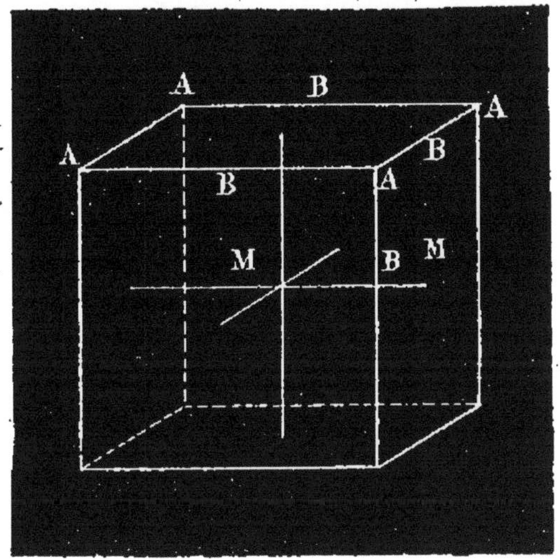

Fig. 7. — Cube.

une espèce d'angles et une espèce d'arêtes; il pos-

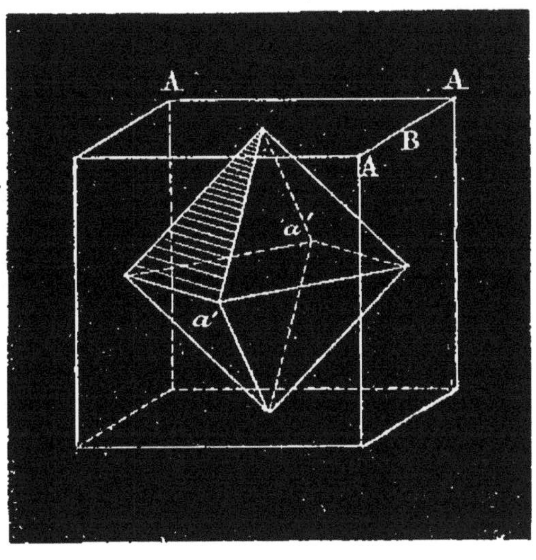

Fig. 8. — Octaèdre.

sède huit angles trièdres droits et douze arêtes semblables et semblablement disposées, six faces

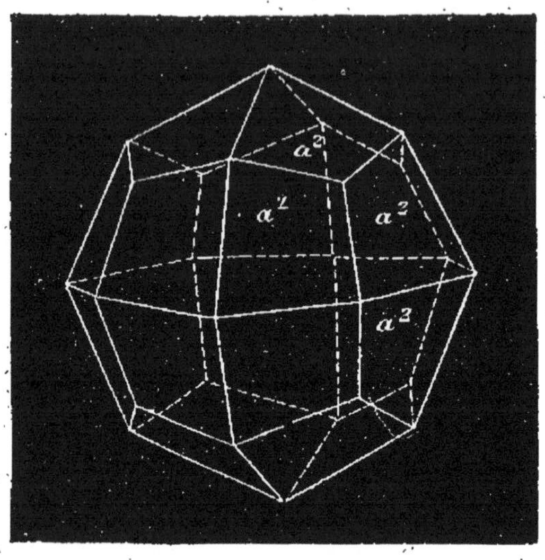

Fig. 9. — Trapézoèdre.

carrées égales, qui peuvent être prises chacune

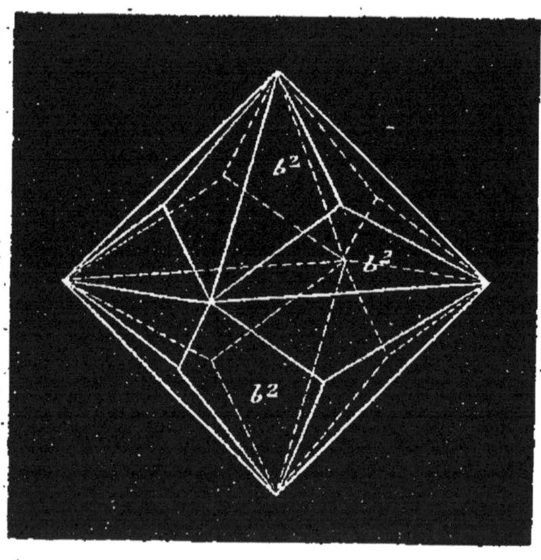

Fig. 10. — Octotrièdre.

pour base. Comme ces diverses parties sont semblables entre elles, toute modification qui portera sur l'une d'elles se reproduira sur toutes les autres, et c'est ainsi que l'on aura par des modifications tangentes sur les angles A, l'OCTAÈDRE RÉGULIER (fig. 8), et par des modifications symétriques des TRAPÉZOÈDRES (fig. 9) à 24 faces, des OCTOTRIÈDRES (fig. 10) à 24 faces; que par des modifi-

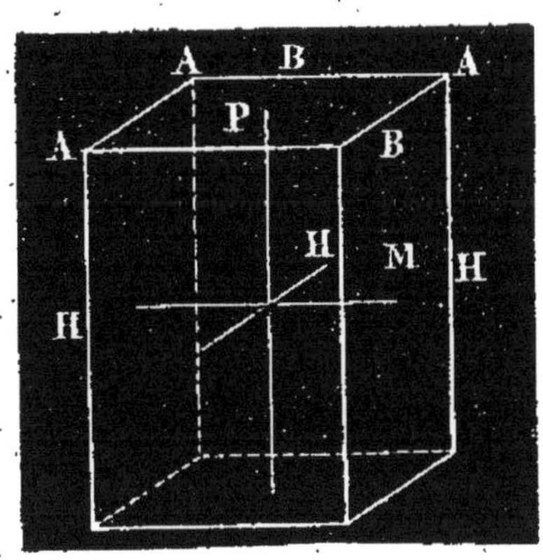

Fig. 11.
Prisme droit à base carrée.

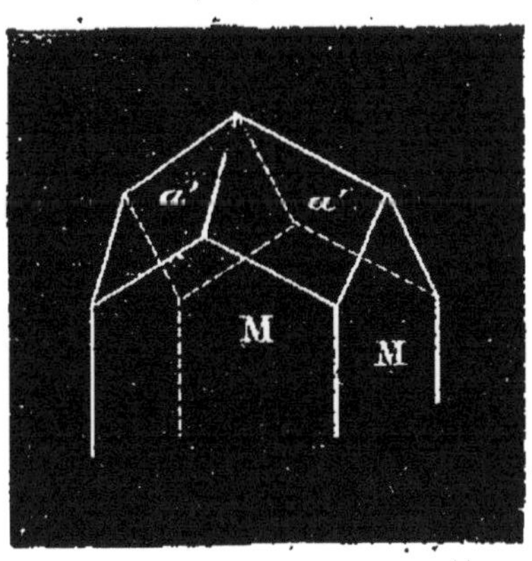

Fig. 12.
Pointement sur les angles.

cations tangentes sur les arêtes B, on aura le DODÉCAÈDRE RÉGULIER, et par des modifications symétriques des HEXATÉTRAÈDRES à 24 faces.

Si au lieu de prendre le cube pour forme primitive, on avait l'octaèdre, le cube dériverait de celui-ci par des plans tangents aux six angles.

Le système cubique présente des cristaux hémièdres résultant du développement de deux en deux des faces de l'octaèdre, ce qui amène au TÉTRAÈDRE RÉGULIER, ou de l'hexatétraèdre, ce qui amène au DODÉCAÈDRE PENTAGONAL.

Il existe aussi dans le système cubique des cristaux composés, CUBO-OCTAÈDRE, CUBO-DODÉCAÈDRE et ICOSAÈDRE.

Les cristaux d'un assez grand nombre de minéraux appartiennent au système cubique. Le sel gemme, le spath fluor ont pour cristaux des cubes; l'alun, les grenats, le diamant cristallisent en dodécaèdres rhomboïdaux et en trapézoèdres; l'or, le cuivre, l'argent et le bismuth natifs présentent des cubes et souvent aussi des tétraèdres; le fer oxydulé cristallise en octaèdre régulier; le fer sulfuré jaune est fréquemment en cube ou en dodécaèdres pentagonaux; la galène cristallise en cubes et plus fréquemment en octaèdres.

Système du Prisme droit à base carrée.

Le Prisme droit à base carrée (fig. 11) présente trois sortes d'éléments, une espèce d'angles et deux espèces d'arêtes : 2 bases P, 4 faces du prisme M, 8 angles A, 4 arêtes du prisme H, et 8 arêtes de la base B.

Des modifications tangentes sur les angles A, ou sur les arêtes de la base B, donnent naissance à des pointements à 4 faces (fig. 12 et 13) ou par le prolongeme des faces, à des OCTAÈDRES A BASE CARRÉE, qu peuvent être inscrits ou cir conscrits au prisme généra teur ; des modifications sy métriques sur les angle donnent lieu à un DIOC TAÈDRE, jamais comple dans la nature.

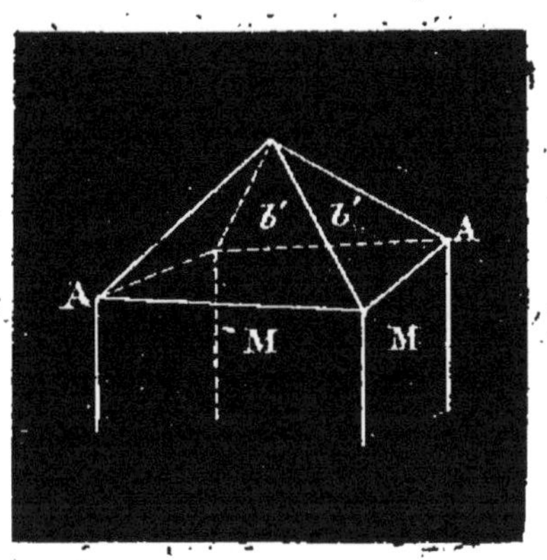

Fig. 13. — Pointement sur les arêtes de la base.

Les modifications de arêtes *H* du prisme don nent, si elles sont tangen tes, un autre PRISME A BASE CARRÉE, et si elles sont symétriques, des PRISMES DROITS à 4, 8, 12 et 16 pans. Ces prismes sont quelquefois pyramidés par les faces de l'octaèdre.

L'octaèdre à base carrée donne par hémiédrie des TÉTRAÈDRES symétriques (fig. 14).

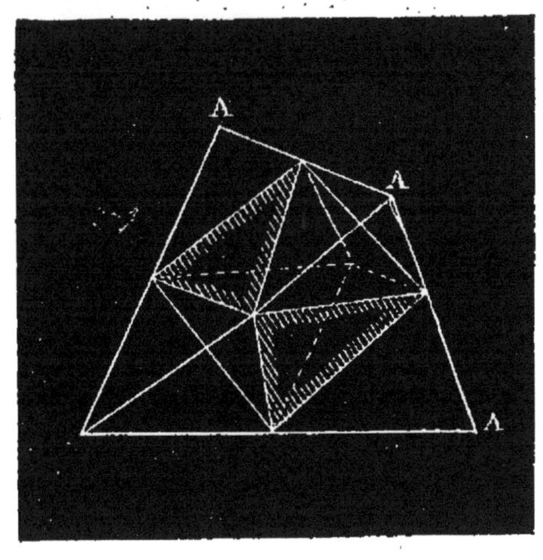

Fig. 14. — Tétraèdre.

Le second système se présente dans le zircon,

l'apophyllite et l'idocrase, qui cristallisent en prismes pyramidés, l'étain oxydé dont les prismes pyramidés sont souvent maclés, et la pyrite cuivreuse qui donne des tétraèdres symétriques.

Système du Prisme droit à base rectangle.

Le Prisme droit à base rectangle (fig. 15) offre quatre

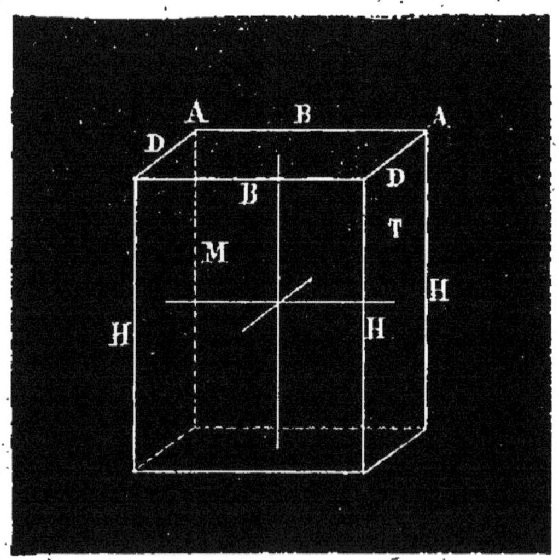

Fig. 15. — Prisme droit à base rectangle.

sortes d'éléments, une espèce d'angles et trois espèces d'arêtes : 2 bases P, 2 faces M, 2 faces T, 8 angles A, 4 arêtes longues des bases B, 4 arêtes courtes des bases D, et 4 arêtes du prisme H.

Les troncatures tangentes sur les angles A donnent des OCTAÈDRES A BASES RHOMBES (fig. 16), et les troncatures symétriques une autre série D'OCTAÈDRES RHOMBES.

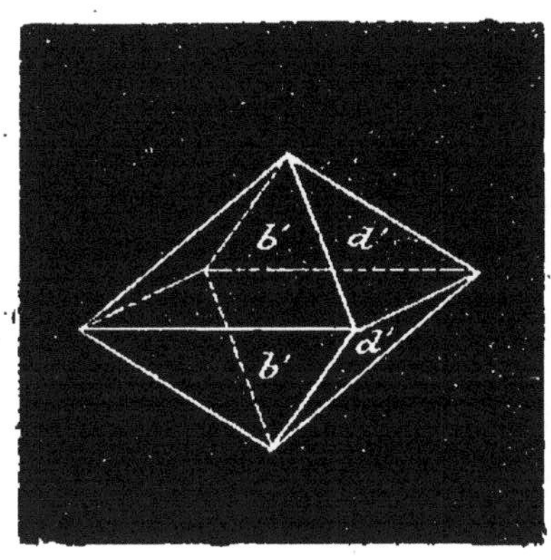

Fig. 16.
Octaèdre à base rhombe.

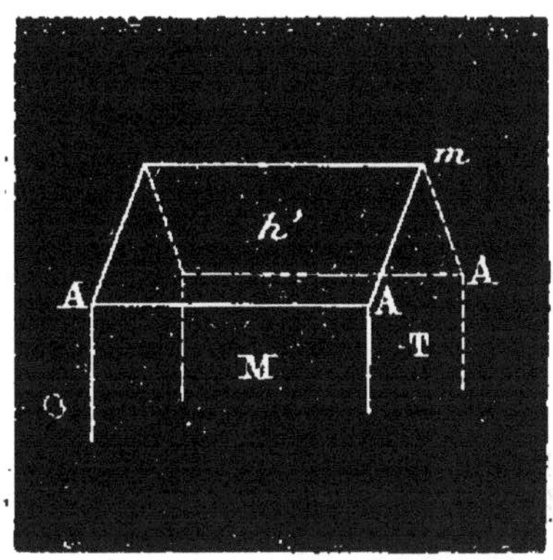

Fig. 17. — Biseau sur les arêtes longue de la base du prisme.

Les modifications des arêtes longues *B* de la base donnent un *biseau*, recouvrant la base, et par leur

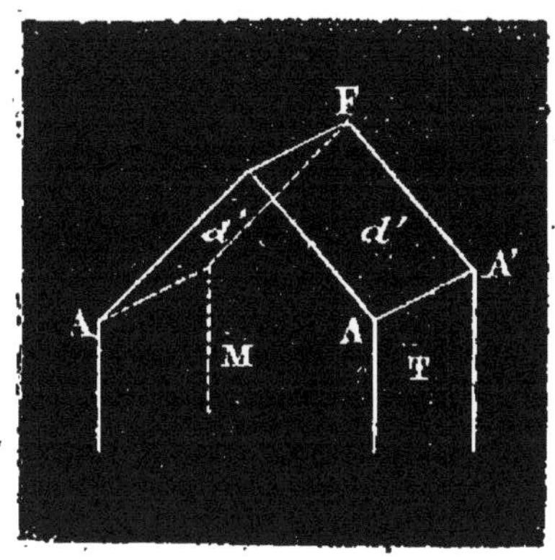

Fig. 18.
Modifications sur les arêtes courtes de la base du prisme

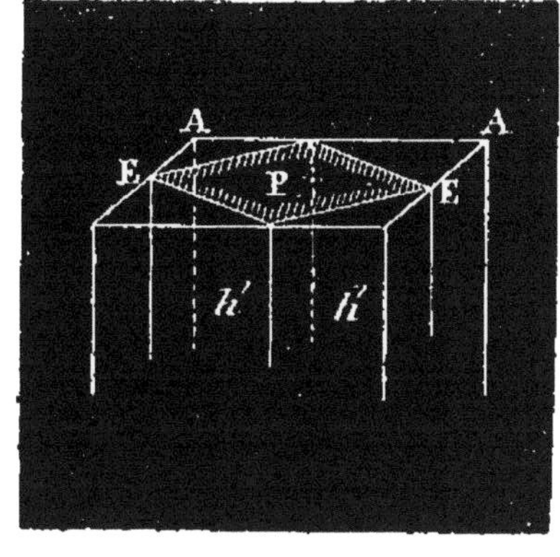

Fig. 19.
Prisme rhomboïdal droit.

prolongement des OCTAÈDRES A BASE RECTANGULAIRE (fig. 17). Les arêtes courtes *D* de la base présentent des modifications analogues (fig. 18).

Les arêtes du prisme *H* donnent par modifications tangentes un PRISME RHOMBOÏDAL DROIT (fig. 19) plus fréquent que le prisme générateur, et par des modifications non tangentes, qui ne sont pas forcément doubles puisque les faces *M* et *T* sont différentes, des PRISMES RHOMBOÏDAUX, peu communs, des PRISMES A 6 FACES avec deux faces du prisme générateur, et des PRISMES A 8 FACES avec les quatre faces du générateur.

Les cristaux hémièdres sont fort rares. Les cristaux composés sont communs, et on trouve surtout plusieurs octaèdres rhomboïdaux entés les uns sur les autres.

Le troisième système se trouve dans le soufre qui offre des octaèdres plus ou moins modifiés, la topaze en prismes modifiés et ayant 1 ou 2 clivages, la baryte et la strontiane sulfatées en prismes modifiés et à 3 clivages inégaux.

Système rhomboédrique.

Le Rhomboèdre (fig. 20) offre quatre sortes d'éléments, deux espèces d'angles, deux espèces d'arêtes :

6 faces P, 2 angles de sommet A, 6 angles $É$, 6 arêtes des sommets B et 6 arêtes en zig-zag D.

Sur les sommets A, une modification tangente petite donne un TRIANGLE ÉQUILATÉRAL (fig. 21) et plus prononcé, une BASE DE PRISME A 6 FACES; non tangente, mais à symétrie parallèle à la diagonale horizontale, elle donne un POINTEMENT

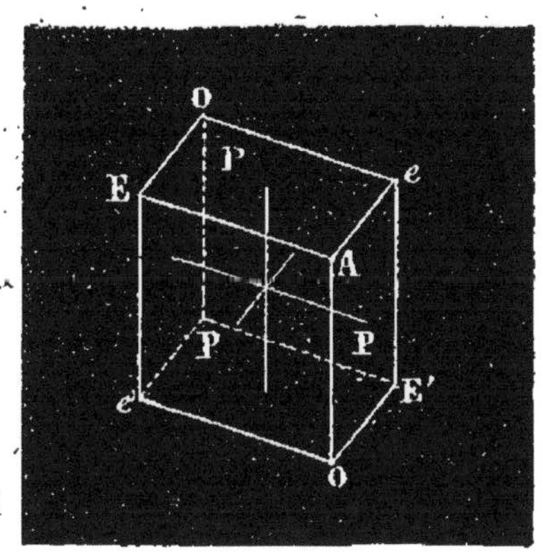

Fig. 20.
Rhomboèdre.

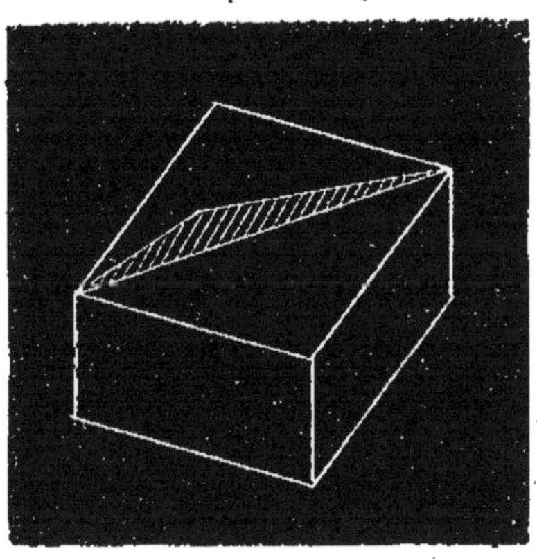

Fig. 21. — Triangle équilatéral par tangente sur sommet.

TRIÈDRE; non parallèle, un POINTEMENT HEXAÈDRE.

Sur les angles latéraux EE', une modification tangente donne un PRISME RÉGULIER A 6 FACES; des modifications non tangentes, mais parallèles à la diagonale $E'E$ donnent le RHOMBOÈDRE INVERSE dont les faces font un angle de 60° avec celles du primitif, ou un DODÉCAÈDRE SCALÈNE ISOSCÈLE par l'union des 6 faces du primitif aux 6 faces de l'inverse; non tangentes et irrégulières, les modifications donnent des DODÉCAÈDRES TRIANGULAIRES, SCALÈNES aigus ou obtus. Sur les arêtes des sommets *B*, une modification tangente donne une série de RHOMBOÈDRES ÉQUIAXES circonscrits et de plus en plus obtus, ou inscrits et de plus en plus aigus; symétriques, les modifications donnent des DODÉCAÈDRES TRIANGULAIRES SCALÈNES (*métastatiques* d'Haüy).

Sur les arêtes latérales *D*, une modification tangente donne un HEXAÈDRE RÉGULIER, surmonté d'un pointement triple (fig. 22), reste du rhomboèdre; des modifications symétriques donnent des DODÉCAÈDRES TRIANGULAIRES SCALÈNES (*métastatiques*).

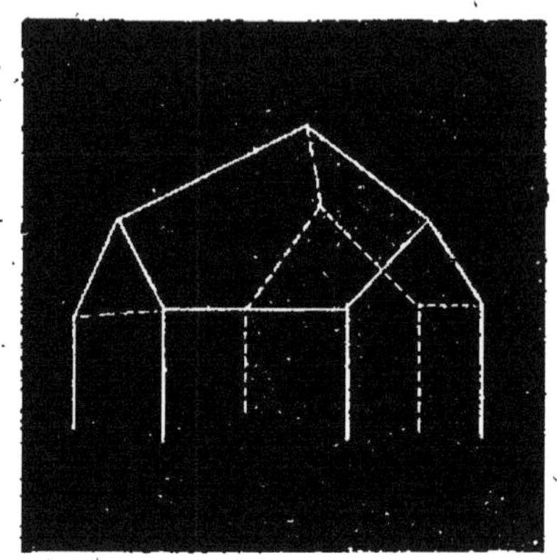

Fig. 22. — Pointement par tangente sur arêtes.

Les cristaux de quatrième système sont rarement simples, et sont alors des rhomboèdres ou des prismes à six faces; le plus souvent ce sont des cristaux composés; assez fréquemment ils sont hémièdres.

Parmi les minéraux cristallisant dans le système rhomboédrique, on trouve la chaux carbonatée, qui offre des rhomboèdres équiaxes et inverses, des métastatiques, des prismes, etc., la magnésie carbonatée, le fer carbonaté, le fer oligiste en rhomboèdres, le corindon, le quartz en prismes hexagonaux surmontés d'un pointement à 6 faces.

Système du Prisme rhomboïdal oblique.

Le Prisme rhomboïdal oblique offre sept sortes

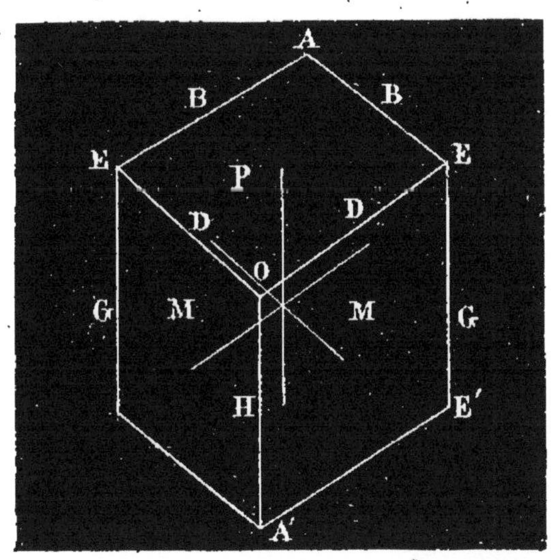

Fig. 23. — Prisme rhomboïdal oblique.

d'éléments, trois espèces d'angles et quatre espèces d'arêtes : 2 bases *P*, 4 faces du prisme *M*, 2 angles *A*, 2 angles *O*, 4 angles *E*, 4 arêtes *B*, 4 arêtes *D* contiguës, 2 à 2 sur chaque base du prisme et 2 arêtes *H* et 2 arêtes *G* opposées 2 à 2 (fig. 23).

Sur les angles *A*, la modification parallèle à la diagonale *EE* donne un BISEAU généralement simple (fig. 24), parallèle à la diagonale *AO* (fig. 25); elle

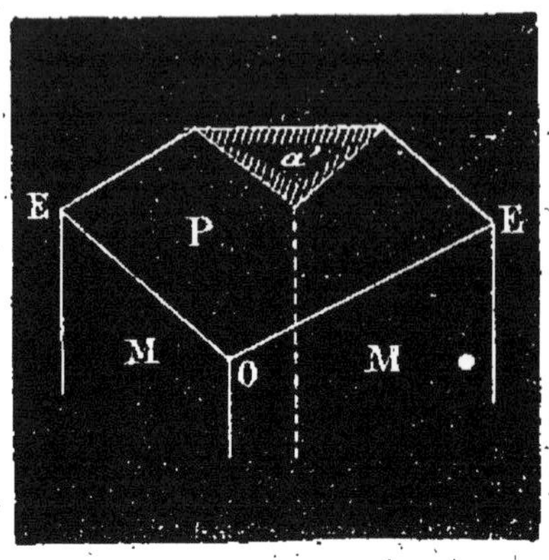

Fig. 24. — Troncature sur angle A.

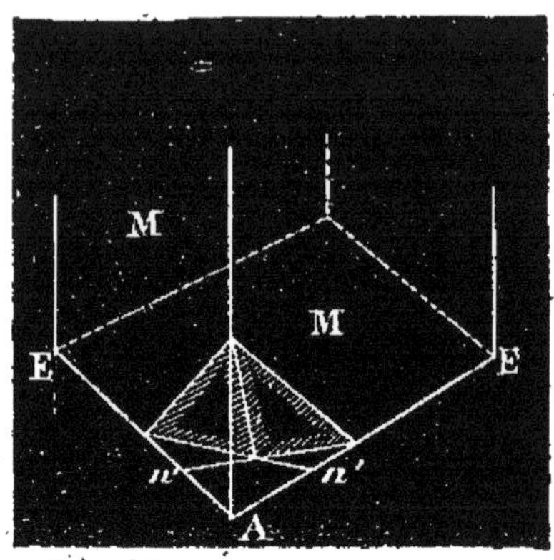

Fig. 25. — Biseau sur angle A.

donne un autre BISEAU régulier; ce biseau sur *AO* sera irrégulier si la modification n'est pas tangente.

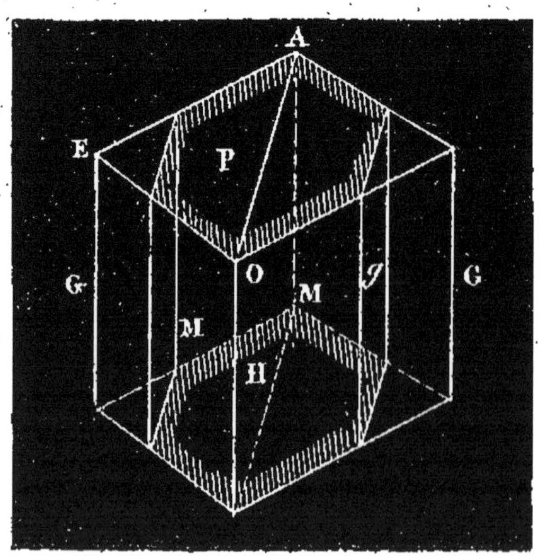

Fig. 26. — Prisme à quatre faces symétriques.

Des modifications analogues se feront sur les angles O. Sur les angles E et E', il se fera également des BISEAUX symétriques ou non.

Les arêtes G étant modifiées parallèlement au plan diagonal, il se fera un PRISME A SIX FACES SYMÉTRIQUES (fig. 26), ou un PRISME RECTANGULAIRE OBLIQUE; les modifications non parallèles feront un BISEAU et par suite amèneront à un PRISME A HUIT FACES. Sur les arêtes D ou B de la base, il se fera un BISEAU qui pourra faire disparaître la base, ou par des modifications simultanées sur les arêtes B et D, il se fera un POINTEMENT quadruple et par disparition du prisme des OCTAÈDRES SCALÈNES SYMÉTRIQUES (fig. 27).

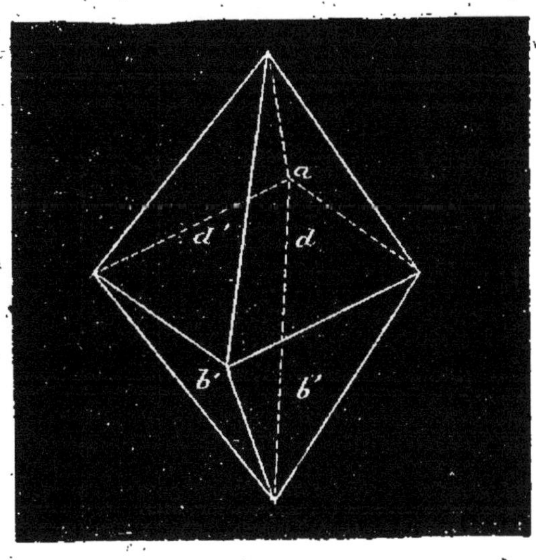

Fig. 27. — Octaèdre scalène symétrique.

Presque toujours les cristaux du cinquième système sont composés et la forme prismatique y domine ; quelquefois il y a hémitropie, sans que les cristaux présentent d'angles rentrants.

Au 5e système appartiennent le pyroxène, l'amphibole, le cuivre carbonaté bleu et le feldspath orthose (prismes rhomboïdaux obliques, hémitropes).

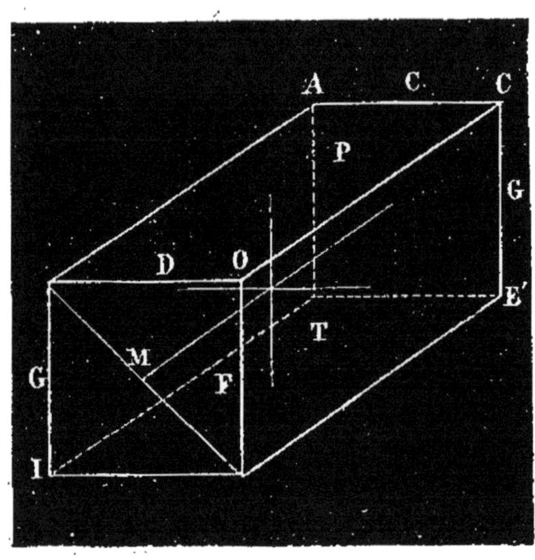

Fig. 28. — Prisme oblique non symétrique.

Système du Prisme oblique non symétrique.

Le prisme oblique non symétrique (fig. 28) offre les dix éléments distincts, quatre sortes d'angles, six sortes d'arêtes : 2 faces *P*, 2 faces *M*, 2 faces *T*, 2 angles *A*, 2 angles *E*, 2 angles *I*, 2 angles *O*, 2 arêtes *B*, 2 arêtes *C*, 2 arêtes *D*, 2 arêtes *F*, 2 arêtes *G* et 2 arêtes *H*.

Complètement asymétrique, le prisme oblique non symétrique est soumis à deux sortes de modifications qui ne donnent lieu qu'à des troncatures et amènent quelquefois à des OCTAÈDRES SCALÈNES ASYMÉTRIQUES. On observe quelques hémitropies diagonales ayant toujours des angles rentrants.

Au sixième système appartiennent les cristaux du cuivre sulfaté, de l'axinite, du disthène, de l'oligoclase et les cristaux hémitropes du feldspath albite.

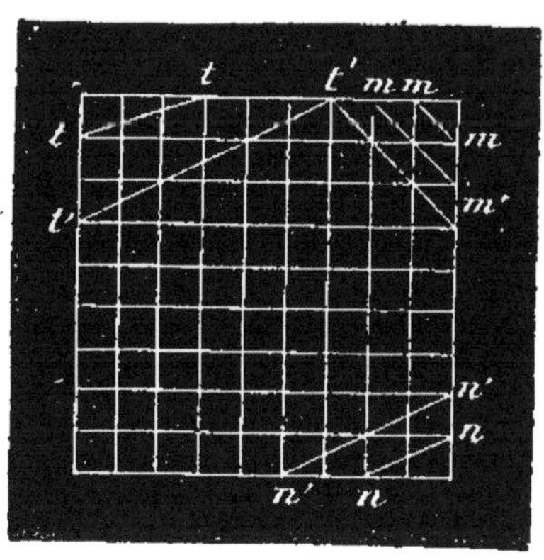

Fig. 29. Décroissement.

Théorie des décroissements.

Imaginée par Haüy, cette théorie suppose que les molécules des cristaux ont la forme des solides de clivages (il y en aurait donc six espèces) et que ces molécules sont déposées par juxtaposition régulière et symétrique. Si on suppose qu'il se fasse par les arêtes du cube le décroissement régulier d'une molécule par couche déposée, on arrivera à obtenir une pyramide sur chaque face et par suite un dodécaèdre rhomboïdal régulier (fig. 29). Le décroissement d'une molécule sur deux, ou sur trois, de deux sur trois, etc., donnera lieu à la production d'un biseau et par suite à un hexatétraèdre. Des décroissements analogues sur les angles du cube amèneront aux dérivés, octaèdre par le décroissement d'une seule molécule, trapézoèdres par celui de deux ou trois molécules qui mène à une pyramide.

L'Hémiédrie s'explique par le décroissement sur les angles du cube pris de deux en deux.

On explique aisément par cette théorie toutes les irrégularités des cristaux, dont les faces ont été gênées ou non dans le dépôt normal de leurs molécules.

L'état cristallisé, bien qu'il ne soit pas rare, est cependant l'exception dans les minéraux, et il peut donc fournir des éléments précieux pour la distinction de ces corps. Mais le plus souvent les cristaux sont incomplets sur les échantillons, ou ils ne montrent qu'une partie de leurs faces. La difficulté n'est cependant pas aussi grande qu'on pourrait le supposer au premier abord, parce qu'il suffit le plus souvent de voir une partie d'un cristal pour pouvoir le reconnaître (cube, prismes). L'inégal développement des faces peut gêner, mais une observation un peu attentive permet ordinairement de distinguer sur quelques points des petits cristaux à forme reconnaissable ; d'ailleurs par l'examen des clivages et la mensuration des angles on surmonte ces difficultés, d'autant plus que ces angles sont spéciaux pour chaque espèce minérale, et qu'on peut souvent les apprécier à la simple vue ; dans certains cas les différences d'angles ne peuvent être reconnues que par l'usage d'instruments auxquels on a donné le nom de GONIOMÈTRES. Le plus parfait de ces appareils est le GONIOMÈTRE A RÉFLECTION ; le plus commode dans la pratique est le GONIOMÈTRE D'APPLICATION. Ce dernier consiste en deux alidades (verticale et horizontale), mobiles l'une sur l'autre, et qu'on place de façon qu'elles s'appliquent sur les deux faces de l'angle du cristal dont on cherche la mesure, l'arête de ce cristal se trouvant à l'intersection des deux alidades. La valeur du degré que forme leur écartement se lit sur un demi-cercle gradué et donne l'angle du cristal.

CARACTÈRES PHYSIQUES PROPREMENT DITS.

1° **Pesanteur spécifique.** Pour l'obtenir, on fait usage de la balance hydrostatique, de l'aréomètre de Nicholson, et le plus souvent du flacon à volume constant.

2° **Électricité.** Quelques minéraux, en général lithoïdes, deviennent électriques sans être isolés, et quelques-uns même sont polaires (tourmaline), ce qui est en rapport avec leur cristallisation.

3° **Phosphorescence.** Lueurs qu'offrent les minéraux dans l'obscurité (chaux fluatée), et qui se manifestent par une élévation de température.

4° **Magnétisme.** Action sur le barreau aimanté; ce caractère, très-limité, permet de distinguer le fer oxydulé dans les sables titanifères.

5° **Double réfraction.** Ce phénomène, qu'on n'observe que dans les corps cristallisés, manque presque toujours pour les cristaux du système cubique, et peut servir à caractériser quelques espèces.

6° **Élasticité.** Caractère très-secondaire.

7° **Dilatation.** Caractère également très-secondaire.

CARACTÈRES CHIMIQUES.

Le minéralogiste doit avoir recours à la chimie, pour lui servir de vérification dans ses déterminations qui laissent quelque doute, et il doit, dans ce cas, n'être astreint qu'à des opérations simples, rapides, et qui ne demandent que l'emploi des fragments les plus menus de matière.

Après avoir vérifié si la substance est soluble dans l'eau, il l'attaquera par un acide, le plus souvent l'acide nitrique, et constatera si elle y est soluble ou non. Est-elle soluble, la production d'effervescence incolore lui indiquera l'acide carbonique; vive, elle annoncera la chaux carbonatée; lente, la dolomie; colorée, elle sera due à des métaux natifs, à du cuivre pyriteux, etc. Il faudra vérifier aussi s'il se fait quelque dépôt, et si celui-ci est gélatineux ou non.

Presque jamais le minéralogiste n'a recours à l'épreuve par les alcalis.

Le plus souvent c'est à la chaleur que le minéralogiste demandera la réponse à ses recherches, et en soumettant un fragment minuscule du minéral à la flamme de l'alcool, il constatera, s'il y a lieu, la fusion aqueuse, la fusion ignée (cryolite), le décrépitement (diaspore), le boursouflement (alun), la volatilisation (soufre, arsenic).

On peut substituer à la flamme de l'alcool toute autre flamme, pourvu qu'elle soit large et aussi exempte que possible de fumée, et pour lui donner une intensité plus grande, faire usage du CHALUMEAU (fig. 30).

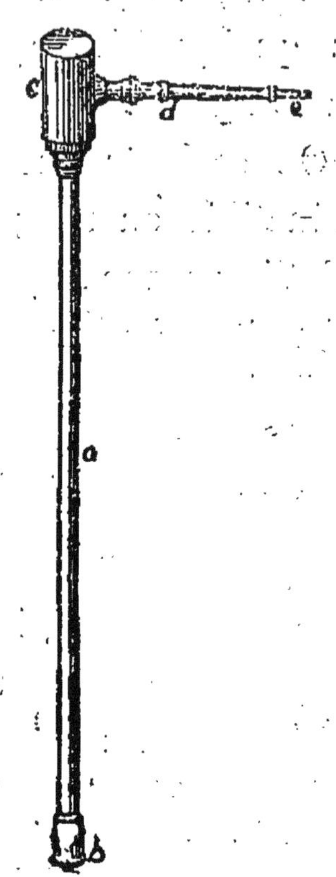

Fig. 30. — Chalumeau.

Le chalumeau, introduit dans la science vers 1728 par le Suédois Anton Swab, consiste en un tube métallique coudé dont on se sert pour diriger un jet d'air continu sur la flamme, de façon à ce que l'action de la chaleur soit non interrompue. La pointe du dard bleu de la flamme est surtout appliquée à la fusion des fragments de minerai, et a reçu le nom de *feu de réduction ;* la pointe de la flamme constitue le *feu d'oxydation.* Comme *supports* de la matière d'essai, qui est en petits fragments et quelquefois doit avoir été réduite en poudre, on emploie tantôt un morceau de *charbon* de bois creusé d'une petite fossette et qui agit comme réducteur, ou des *pinces* à bouts de platine, une petite lame de *platine*, un *fil* de platine bouclé à son extrémité, ou quelquefois de petites *capsules* de porcelaine, imaginées par Le Ballif et perfectionnées par Danger.

On constate successivement si la substance est réductible ou non; dans le second cas, si elle est volatile ou non, hydratée ou non (on fait usage d'un tube fermé); on détermine la fusibilité plus ou moins grande en un *verre transparent*, un *émail* ou une *scorie*, ou si le corps est infusible, on constate s'il éprouve quelque modification, s'il se fendille ou s'il se gonfle, comme le fait la tourmaline. On essaie ensuite l'action des FONDANTS, qui viennent quelquefois faciliter l'action du chalumeau. Les fondants sont :

1° Le BORAX; calciné et mélangé à la poudre du minerai, il fond en un verre diversement coloré.

2° Le SEL DE PHOSPHORE (phosphate double de soude et d'ammoniaque); il perd son ammoniaque par la chaleur, et son acide libre réagit alors.

3° Le SEL DE SOUDE (carbonate de soude), qui agit comme fondant et réducteur; il doit ne pas renfermer de sulfate.

4° NITRE; il sert surtout à favoriser des oxydations.

Composition des minéraux. Un certain nombre de corps simples se trouvent à l'état libre dans la nature, et constituent ce qu'on appelle des MINÉRAUX NATIFS (or, fer, argent); d'autres minéraux plus nombreux sont formés par la combinaison des corps simples; mais leur nombre est assez restreint et presque tous sont des composés binaires : quelques-uns sont ternaires, un très-petit nombre quaternaires.

Pour représenter la composition des minéraux, les minéralogistes, d'après la proposition de Berzélius, suppriment dans les formules les signes d'oxydation et indiquent la différence d'oxydation en employant une lettre capitale pour l'oxyde le plus élevé et une petite lettre pour le moins élevé. *F* signifiera le fer oxydé au maximum, et *f* le fer oxydé au minimum. Si nous comparons une formule minéralogique à une formule chimique, nous aurons donc les deux expressions suivantes :

$$\text{Alun} = KS^3 + 3\,AlS^3 + 24\,Aq.$$

$$\text{Alun} = \dot{K}\dddot{S}^3 + \dddot{Al}\,\dddot{S}^3 + 24\,HO,$$

de telle sorte que la formule minéralogique indiquera seulement le rapport entre la quantité d'oxygène de la base et la quantité d'oxygène de l'acide.

CLASSIFICATIONS.

La classification des minéraux est très-difficile, car chaque échantillon est pour ainsi dire un individu isolé, et les minéraux ne présentent en quelque sorte aucun caractère de transition; de telle sorte qu'on est obligé de fonder les méthodes sur un caractère unique; en général, c'est la combinaison chimique, qui a l'avantage de ne pas présenter d'anomalies.

La première classification minéralogique scientifique est celle de Werner, professeur à Freyberg, qui l'a basée sur les caractères extérieurs et a distribué les minéraux, d'après l'ensemble de leurs rapports, en quatre grandes classes :

1° Terres et pierres;

2° Sels;

3° Combustibles;

4° Métaux.

A la même époque que Werner, Haüy divisait les minéraux en cinq classes et un appendice :

1° Acides libres;

2° Substances métalliques hétéropsides;

3° Silicates;

4° Substances métalliques autopsides;

5° Substances combustibles;

6° Appendice.

Berzélius a fondé exclusivement sa classification sur les caractères chimiques et a formé deux grandes divisions : les métaux natifs, combinaison de deux substances sans oxygène, et les combinaisons oxydées, qui sont à oxydes électro-positifs ou à oxydes électro-négatifs. Complétement systématique, cette classification réunit beaucoup de corps analogues, en prenant comme union le corps électro-négatif (et les bases sont souvent isomorphes); mais elle dissocie beaucoup de substances très-voisines, ce qui est un grand défaut.

Plus tard, Beudant a imaginé une classification très-philosophique, mais qui rend les comparaisons très-difficiles, surtout pour les substances métalliques; il l'a basée sur l'adoption du principe électro-négatif comme fondement, par suite de l'isomorphisme de plusieurs bases et des relations de formes qui en résultent pour plusieurs minéraux. Beudant a établi trois classes :

1° Les Gazolytes, ayant pour principe électro-négatif des corps gazeux, liquides ou solides, pouvant donner des combinaisons solides permanentes avec l'oxygène, l'hydrogène ou l'acide fluorique.

2° Les LEUCOLYTES, ayant pour principe électro-négatif des solides donnant des solutions blanches avec les acides et ne se réduisant jamais en gaz permanents.

3° Les CHROIKOLYTES, donnant avec les acides des solutions colorées et ne se réduisant jamais en gaz permanent.

Dufrénoy, s'appuyant sur la composition chimique, très-importante surtout pour les espèces, a pris, excepté pour les silicates, la base comme type des genres et a groupé les minéraux en six classes :

1° CORPS SIMPLES, formant un des principes essentiels des minéraux composés, électro-négatifs, ne jouant jamais le rôle de base avec les corps des autres classes, formant toujours partie constituante des minéraux binaires, et formant des gaz permanents, soit seuls, soit combinés avec d'autres corps de la même classe.

Genres : Hydrogène.
Carbone.
Bore.
Chlore.
Silicium.
Soufre.
Arsenic.

2° SELS ALCALINS, solubles dans l'eau et ayant une saveur prononcée.

Genres : Ammoniaque.
Potasse.
Soude.

3° TERRES ALCALINES et TERRES. Substances ayant toutes l'aspect pierreux, généralement peu dures (le corindon seul raye le verre); la plupart infusibles au chalumeau : aucune n'est réductible par son action.

Genres : Baryte.
Strontiane.
Chaux.
Magnésie.
Yttria.
Alumine.

4° MÉTAUX. Comprend : 1° les métaux natifs et les combinaisons de plusieurs métaux entre eux à l'état métallique, ayant un éclat qui les distingue facilement ; 2° les combinaisons des métaux avec l'oxygène ou avec des acides, n'ayant pas l'éclat métallique, mais à pesanteur spécifique assez élevée et donnant par l'essai un régule ou une scorie métalloïde.

Genres : Cérium.
Manganèse.
Fer.

Cobalt.	Étain.
Nickel.	Bismuth.
Zinc.	Urane.
Tellure.	Cuivre.
Cadmium.	Argent.
Antimoine.	Or.
Mercure.	Platine.
Titane.	Molybdène.
Plomb.	Chrôme.

5e classe. SILICATES. Ayant tous l'aspect pierreux, les uns ANHYDRES, durs, insolubles dans les acides; les autres HYDRATÉS, tendres ou au moins rayés par une pointe d'acier et se dissolvant facilement dans les acides; ils sont presque tous cristallisés; quand ils sont amorphes, on est très-incertain pour leur classification.

Genres : Silicates alumineux Disthène.
Andalousite. Staurotide.

Silicates alumineux hydratés.

Argiles.
Kaolins.
Halloysites.

Silicates d'alumine, de chaux et de ses isomorphes.

Grenats.	Émeraude.
Idocrase.	Euclase.
Épidote.	Wernérite, etc.

Silicates alumineux et alcalins avec leurs isomorphes.

Amphigène. Feldspath ou orthose.

Silicates alumineux hydratés avec alcalis (chaux et ses isomorphes).

Mésotype. Analcime.
Phrénite. Agalmatolite.
Chabasie. Chlorite.

Silicates non alumineux :

Talc. Serpentine.
Stéatite. Péridot.

Silicates de fer :

Sidérochrysolite.

Silicates à base de zircon :

Zircon. Pyroxène.
Amphibole. Diallage.

Silico-fluates :

Topaze.
Mica.
Leucophane.

Silico-borates :

Tourmaline.
Axinite.

Silico-titanates :

Sphène.

Silicates sulfurifères :

Lapis-Lazuli.

Aluminates :

Spinelle.
Turnérite.

6e Classe. COMBUSTIBLES. Portant pour la plupart des traces de leur origine organique; ils brûlent tous à une température assez faible, avec flamme et odeur prononcée; très-tendres; pesanteur spécifique faible.

Genres. Combustibles :

Anthracite. Lignites.
Houilles. Tourbes.

Bitumes :

Naphte.
Asphalte.
Ozokérite

Résines :

Succin.
Copal fossile.

Nous suivrons dans cet ouvrage la classification de Dufrénoy, mais nous réunirons à l'histoire des corps simples la cinquième classe de cet auteur, en raison de la grande analogie que présentent les silicates avec la silice, surtout au point de vue géologique. Nous réunirons, pour la même raison, les combustibles à la suite de l'histoire du genre carbone.

DESCRIPTION DES ESPÈCES MINÉRALES

CORPS SIMPLES.

HYDROGÈNE.

HYDROGÈNE CARBONÉ. (Feu grisou, terrou, gaz incolore.) HC. Gaz qui s'enflamme à l'approche d'un corps en combustion et détonne facilement s'il est mêlé d'air atmosphérique.

Gisement : abondant quelquefois dans les mines de houille, où son inflammation détermine des accidents très-graves ; il est la cause des *salzes*, éruptions boueuses qui se font dans des terrains argilo-sulfureux, des *terrains ardents*, *fontaines ardentes*, *sources inflammables*, etc.

HYDROGÈNE SULFURÉ. (Air puant, gaz hépatique, acide sulfhydrique.) HSu. Caractérisé par son odeur d'œufs pourris, ce gaz se trouve fréquemment répandu dans la nature, surtout dans les éruptions volcaniques ; par sa facile décomposition, il donne lieu à des dépôts de soufre quelquefois considérables (Pouzzoles). On le trouve souvent à l'état de dissolution dans certaines eaux.

EAU. Aq. L'eau se présente sous trois états: 1° EAUX DOUCES, jamais pures, mais ne renfermant que de très-petites quantités de sels; 2° EAUX SALÉES, plus ou moins chargées de sels, et surtout de chlorure de sodium; 3° EAUX MINÉRALES, plus ou moins riches en principes minéralisateurs et dont un certain nombre sont THERMALES. (Voir plus loin, *Eaux minérales*.) L'eau se présente aussi à l'état solide, *neige*, *glace*.

CARBONE.

DIAMANT. C. Le plus dur de tous les corps connus; cristallisé, ou rarement concrétionné ou amorphe; incolore ou quelquefois teinté en vert, en jaune, en gris foncé ou en rose; réfraction simple mais très-prononcée, qui a fait annoncer par Newton qu'il était formé en partie d'un combustible, fait qu'avait deviné Boèce de Boot; éclat très-vif, adamantin; pesanteur spécifique 35,5; inaltérable au chalumeau, infusible; sa surface se dépolit au feu d'oxydation; il peut brûler avec une flamme bleue et sans résidu.

Cristallisé; forme primitive et la plus habituelle,

octaèdre régulier (fig. 31); formes ordinaires, *dodécaèdre rhomboïdal*, *cristaux à 48 faces* surtout, portant des faces du cube, de l'octaèdre et de dodécaèdre (fig. 32); cristaux souvent *maclés* ou hémitropes; presque toujours la surface des cristaux est arrondie par un grand nombre de facettes.

Concrétionné; en petites sphères hérissées de

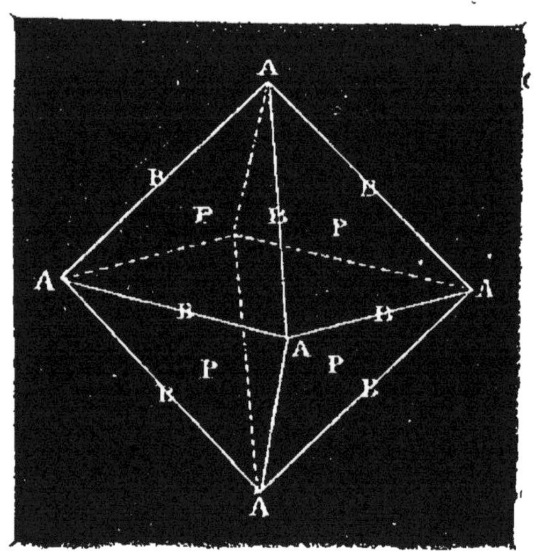

Fig. 31. — Diamant.

pointes de cristaux; sans clivages, cassure fibreuse ou radiée.

Amorphe; en masses irrégulières, ayant l'aspect de coke, brunes ou noires; densité variant entre 30 et 34.

Analogies; le caractère de la dureté est infaillible, mais comme il détériore les échantillons, on a plus souvent recours à la pesanteur spécifique pour distinguer le diamant de la topaze blanche, du saphir blanc et de l'émeraude blanche.

Gisement. Dans des sables ferrugineux provenant d'alluvions anciennes à Visapour et à Golconde ; mêlé à des cailloux roulés au Brésil ; la véritable gangue n'est pas encore connue d'une manière certaine.

Le diamant se vend au carat (4 grains = 0,212

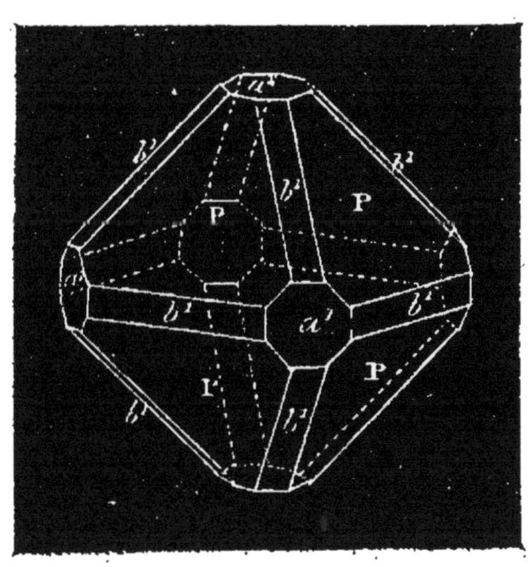

Fig. 32. — Diamant.

gr.) = 48 fr., mais au-dessus d'un carat la valeur est indiquée par le carré du poids multiplié par 48 ; un diamant de 2 carats vaudra 4×48 = 192 fr. Ce mode d'estimation n'est pas suivi pour les diamants d'un fort volume, non plus que pour ceux qui ont de belles couleurs.

La taille du diamant au moyen de sa poussière, *égrisée*, fut inventée par hasard, ou tout au moins perfectionnée en 1756 par Louis de Berquem, de Bruges. Le premier diamant taillé fut, dit-on, porté par Charles-le-Téméraire et fut perdu par lui à la bataille de Morat ; jusque-là on ne portait que des cristaux naturels. La taille en *brillants* (fig. 33), exécutée pour la première fois pour douze diamants de Mazarin, donne des pierres pyramidées à facette supérieure, *table*, assez large entourée de facettes

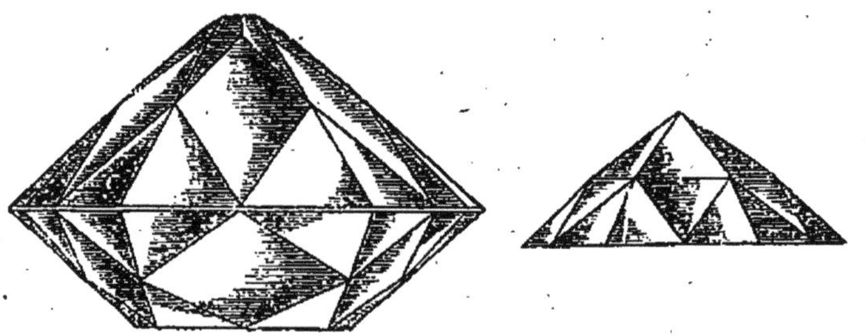

Fig. 33. — Diamant en brillant. Fig. 34. — Diamant en rose.

triangulaires et lozangiques, et terminées au sommet par une petite facette ; les brillants sont toujours montés à jour. La *taille en rose* (fig. 34) donne des cristaux beaucoup moins épais, à base large, plate, surmontée d'une pyramide à facettes triangulaires ; les *roses* ne sont jamais montées à jour.

ACIDE CARBONIQUE. C ^{2}. Abondant dans la nature, soit à l'état de liberté, soit dissous dans l'eau, (Voir *Eaux minérales*.)

Gisement ; en rapport avec les phénomènes volcaniques.

Combustibles.

Bien qu'ils ne soient pas des minéraux proprement dits et qu'on doive les regarder comme de véritables fossiles dont l'état de conservation est d'autant plus parfait qu'ils sont plus récents, les Combustibles se rattachent au genre Carbone et ne peuvent guère en être séparés. Ces corps, dont la distinction n'est pas toujours aisée, car ils passent par leurs caractères les uns dans les autres, renferment souvent, à l'état de mélange, des pyrites de fer en rognons, en cristaux ou en paillettes, ou quelquefois du fer phosphaté, et alors leurs cendres exercent une action fâcheuse sur les produits des opérations métallurgiques.

On peut distinguer les combustibles d'après leur âge géologique, ce qui donnerait, en partant des terrains les plus anciens, le graphite, l'anthracite, les houilles, les lignites et les tourbes ; on peut aussi les différencier en se basant sur les phénomènes que présente leur combustion :

- COMBUSTIBLES Brûlant . .
  - difficilement.
    - sans flamme . . . . GRAPHITE.
    - avec flamme; seulement à une température élevée; décrépite d'abord. ANTHRACITE.
  - facilement . .
    - cessant de brûler quand on ne souffle plus. . . . . HOUILLES.
    - continuant à brûler avec cendres . . . . .
      - structure fibreuse ... LIGNITE.
      - plantes peu altérées. TOURBES.

Graphite. (Plombagine, mine de plomb, fer carburé). Couleur gris métallique; toujours cristallisé, lamellaire ou grenu, doux et onctueux au toucher, il tache les doigts et le papier; pesanteur spécifique 20 à 22; infusible, inattaquable par les flux, il brûle difficilement à la flamme extérieure du chalumeau. Il contient environ 95 p. 100 de charbon, souvent un peu de fer et d'argile, quelquefois des fragments plus ou moins anguleux de silice.

Analogies; avec le molybdène sulfuré, qui est gris d'acier, se décompose au chalumeau, et donne par l'acide nitrique de l'acide molybdique jaune.

Gisement; très-fréquent dans les terrains de transition (gneiss, micaschistes, calcaires), dont il colore les roches et où il se trouve en masses ou en veines intercalées dans la stratification, étant contemporaines par conséquent à ces roches; mais rarement ces masses sont assez volumineuses pour être exploitées; il passe quelquefois à l'anthracite et peut être considéré comme ce combustible qui aurait perdu, par une action postérieure, ses matières volatiles propres. Dans le lias des Alpes il est certainement un produit de métamorphisme.

Employé pour faire des crayons et des creusets réfractaires très-recherchés, surtout des fondeurs de cuivre.

ANTHRACITE. Noir-grisâtre, avec un éclat demi-métallique très-prononcé, quelquefois irisé à la surface; pesanteur spécifique 16 à 20, d'autant plus grande qu'il est plus impur; très-difficile à enflammer en raison de sa grande compacité, il décrépite à la première impression de chaleur, ce qui est un obstacle à son emploi dans les hauts-fourneaux, dont il obstrue les tuyères ; il brûle seulement en grande masse, sans flamme ni fumée, et sans s'agglutiner.

Vitreux; homogène, à cassure conchoïde, très-dur, à reflet demi-métallique prononcé ; pesanteur spécifique 16.

Commun; souvent impur, plus foncé, écailleux, lamelleux; pesanteur spécifique variable. Il est *schistoïde*, *compacte* ou *terreux* (des terrains silurien, dévonien et carbonifère).

Gisement ; dans les terrains de transition en masses ou en filons au milieu de grauwackes, de porphyres et de schistes ; quelquefois accompagné de fossiles (*Equisetum*, *Fougères*, *Graminées*) formés par du talc, mais ne renfermant jamais d'anthracite. L'anthracite se trouve aussi quelquefois dans les failles qui traversent les couches de houille.

HOUILLE. Couleur d'un beau noir, passant quelquefois au gris de fer, rarement irisée ; cassure schisteuse, pouvant donner des fragments assez réguliers de forme ; fragile, peu dure, mais non rayée par l'ongle ; très-peu hygrométrique, mais quand elle se mouille, elle absorbe 10 à 60 p. 100 d'eau en augmentant de 1/4 à 1/6 de volume ; par la distillation elle donne des gaz combustibles, des produits ammoniacaux, et laisse un charbon dur, gris d'acier, le *coke ;* un morceau incandescent se couvre, quand la flamme cesse, de cendre blanche et s'éteint.

D'après M. Leplay on distingue :

1° Les *Houilles sèches*, à couleur gris d'acier, à cassure conchoïdale plutôt que feuilletée ; brûlant avec difficulté sans se gonfler, en s'agglutinant peu et avec un résidu abondant de coke fritté ; elles renferment souvent des pyrites, ce qui les rend impropres au travail des hauts-fourneaux (Pays de Galles, Mons, Anzin, etc.).

2° Les *Houilles maréchales*, ayant un éclat particulier, qu'on nomme *œil de perdrix* ; les fragments se soudent par la combustion, forment la *voûte* et donnent un coke boursouflé ; elles fournissent par distillation une huile bitumineuse, *coaltar*, qui remplace le goudron (Newcastle, Saint-Etienne, Alais).

3° Les *Houilles grasses*, généralement feuilletées, formées de petites couches, les unes éclatantes, spéculaires et brûlant avec une belle flamme et une grande chaleur; les autres ternes, schisteuses, tachant les doigts et brûlant avec une petite flamme ; la proportion de ces parties influe sur la qualité des houilles (Flence de Mons, Staffordshire).

4o Les *Houilles maigres*, d'un moins beau noir que les grasses, plus légères, s'allumant très-facilement et donnant une flamme très-longue, sans s'agglutiner ni changer de forme ; elles donnent beaucoup de gaz à la distillation, mais leur coke noir n'est pas cohérent ; elles sont utilisées surtout comme générateur de vapeurs et aux usages de grille qui exigent de la flamme (Blanzy, Lancashire).

On distingue quelquefois la houille, d'après sa structure, en *schistoïde* et *compacte*.

Gisement (fig. 35) ; dans le terrain dit *carbonifère* surtout, où les couches sont en général très-bien stratifiées et parallèles avec les lits pierreux qui les accompagnent. Horizontales ou fortement inclinées à l'horizon, les couches de houille sont le plus souvent en *bateau* ou *cul de chaudron* ; elles forment quelquefois des zigzags ou crochets réguliers (Mons, Valenciennes), ou sont coupées par des failles, remplies de matières étrangères ; la houille se retrouve au delà, mais toujours plus bas du côté où plonge la couche. La houille se rencontre au pied des chaînes de montagnes primitives, où elle suit la direction d'anciennes vallées et de leurs ramifications adjacentes ; elle y est en contact avec le *grès*

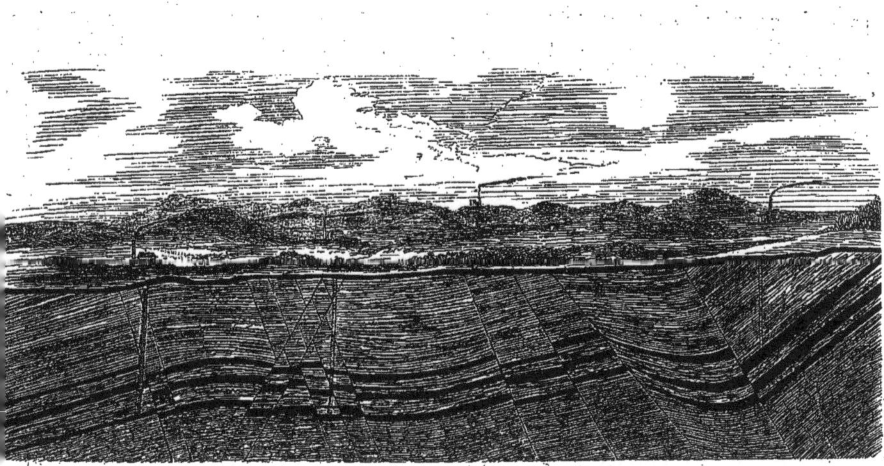

Fig. 35. — Disposition des failles dans les terrains houillers.

houiller, résultat de dépôts arénacés, quartzeux, feldspathiques et micacés et d'*argiles schisteuses* (*schistes bitumineux*) qui servent de toit et de murs aux couches de houille, dont le nombre varie dans les diverses exploitations, et peut arriver à soixante. La houille renferme de nombreux fossiles. (Voir *terrain carbonifère*.)

Les diverses variétés de Houille ne se trouvent pas confondues ; les houilles sèches se rencontrent dans la partie inférieure du terrain ; les houilles grasses, généralement plus développées, sont immédiatement au-dessus des houilles sèches (Mons, Anzin) ; les Houilles maigres se rencontrent à la partie tout à fait supérieure du terrain, plus haut que les houilles grasses (Blanzy, Épinac).

Lignites. (*Bois bitumineux.*) Ils conservent ordinairement des traces de leur origine végétale et sont à peine des minerais ; mais leurs rapports avec les autres combustibles sont démontrés par leur gisement, leur emploi et leur composition ; leurs caractères sont très-variables ; couleur allant du brun au noir ; densité 15,5 au plus ; ils brûlent avec une flamme longue, fumeuse, odorante, désagréable par la formation d'acide pyroligneux : un morceau incandescent continue à brûler en se couvrant d'une cendre blanche (Cordier) ; souvent pyriteux.

1° *Fibreux compacte* (*Jayet, Jais*) ; noir de velours, dur, à cassure conchoïdale. Dans un grès du terrain crétacé supérieur (Pyrénées).

2° *Fibreux noir* (*bois fossile*) ; à éclat moindre, à cassure non conchoïdale, à tissu ligneux plus ou moins apparent.

3° *Fibreux brun* (*bois bitumineux*) ; jamais noir, à tissu ligneux très-distinct.

4° *Piciforme* ou *commun* ; noir, s'exfoliant à l'air ; intercalé dans les calcaires d'eau douce.

5° *Terreux* ; sans éclat, souvent schisteux et pyriteux, se décomposant à l'air et brûlant avec une odeur sulfureuse et des cendres abondantes.

Gisement ; toujours de formation postérieure au terrain carbonifère, depuis le trias jusque dans le terrain tertiaire, où ils abondent surtout.

TOURBES. Substances plus ou moins colorées en brun, formées de débris de végétaux à peine décomposés, les tourbes se produisent de nos jours dans les eaux stagnantes et, paraît-il, en plus grande quantité dans les pays du Nord que dans le Midi ; elles sont formées presque toujours de plantes d'eau douce.

Elles servent de combustible, soit directement, soit après avoir été carbonisées ; on en amende les terres sableuses et crayeuses, et leurs cendres surtout sont usitées pour fertiliser les prairies.

Bitumes.

ASPHALTES. Purs, ils sont noirs, compactes à cassure conchoïde; mélangés de naphte, ils sont plus ou moins visqueux (*malthe*, *pissalphate*, *poix minérale*) ; un peu plus pesants que l'eau ; fusibles à + 100°, ils brûlent avec une flamme épaisse et une odeur fort spéciale ; ils distillent en donnant de l'huile bitumineuse, des gaz combustibles et un résidu charbonneux.

Gisement ; en rapport avec le terrain carbonifère et certains phénomènes éruptifs, ils exsudent quelquefois de diverses roches.

NAPHTE. Très-rare dans la nature, mais quelquefois très-abondant ; liquide diaphane, jaunâtre ; il se colore et s'épaissit avec le temps ; peu odorant quand il est pur, il prend de l'odeur et de la couleur par son mélange avec du bitume ; facilement inflammable.

PÉTROLE. Moins liquide que le naphte, brun noirâtre, presque opaque ; odeur tenace ; plus léger que l'eau. *Gisement ;* il forme des sources abondantes en Amérique et en Asie.

Résines fossiles.

COPAL FOSSILE. (Résine de Highgate.) Rare.

SUCCIN. (Ambre jaune.) Couleur jaune ou brun rougeâtre suivant la proportion d'acide succinique; pesanteur spécifique 10,81 ; fragile, à cassure conchoïdale; éclat résineux; brûle avec flamme jaune, odeur agréable, ne se boursouflant pas, mais sans couler.

Gisement; associé aux lignites dans la partie inférieure des terrains crétacés et dans les terrains d'argile plastique, le succin, qui renferme souvent des insectes et des fleurs différents de ceux de l'époque actuelle, paraît avoir été fourni par l'arbre qui l'accompagne et sur l'écorce duquel il a coulé.

SUIFS DE MONTAGNES. Produits de corps organiques, ayant l'aspect gras ou cireux, non saponifiés par les alcalis, observés dans plusieurs localités et gisements. Le plus important est l'*Ozokérite*, qu'on trouve abondamment en Moldavie, où il sert à l'éclairage.

BORE.

ACIDE BORIQUE. (Acide boracique, Sassoline) Bo-Aq. Presque toujours en dissolution dans les eaux, l'acide borique se trouve quelquefois solide, dans l'intérieur des volcans, sous forme de masses lamellaires blanchâtres, nacrées, analogues à des paillettes informes de talc; très-friable, il s'écrase sous les doigts. Pesanteur spécifique 1,48; soluble dans l'eau et dans l'alcool, il donne à ce dernier la propriété de brûler avec une flamme verte; il se liquéfie à une chaleur faible dans son eau de cristallisation, donne beaucoup d'eau par la calcination et se fond en un verre incolore et transparent.

Gisement; il est apporté dans des flaques d'eau, *Lagonis*, à l'état de vapeurs par des *Fumaroles*, qui sortent violemment de terre et forment de hautes colonnes blanches, visibles de distances plus ou moins grandes, suivant l'état hygrométrique de l'atmosphère. Les fumaroles qui ne débouchent pas dans des flaques d'eau, *Soffionis*, laissent déposer dans le sable ou dans les fissures des rochers l'acide concret qu'on en retire par des lavages. Les Lagonis de la Toscane, placés sur une ligne droite, paraissent dus à une faille de 30 à 40 kilomètres de longueur; ils sortent au milieu des formations crétacées et tertiaires; la chaleur des fumaroles, qui peut s'élever à $+140^{\circ}$, est utilisée pour l'évaporation des eaux chargées d'acide borique.

CHLORE.

Acide chlorhydrique. (Acide muriatique.) Cl-H. Fréquent dans les terrains volcaniques, où il réagit sur les roches et les modifie.

SILICIUM.

QUARTZ. Si. (fig. 36). Composé exclusivement de silice, il offre des variétés dont la composition est presque identique, mais dont les caractères extérieurs sont très-distincts. Dureté 7, il fait feu au briquet, raye le verre et le plus grand nombre des minéraux,

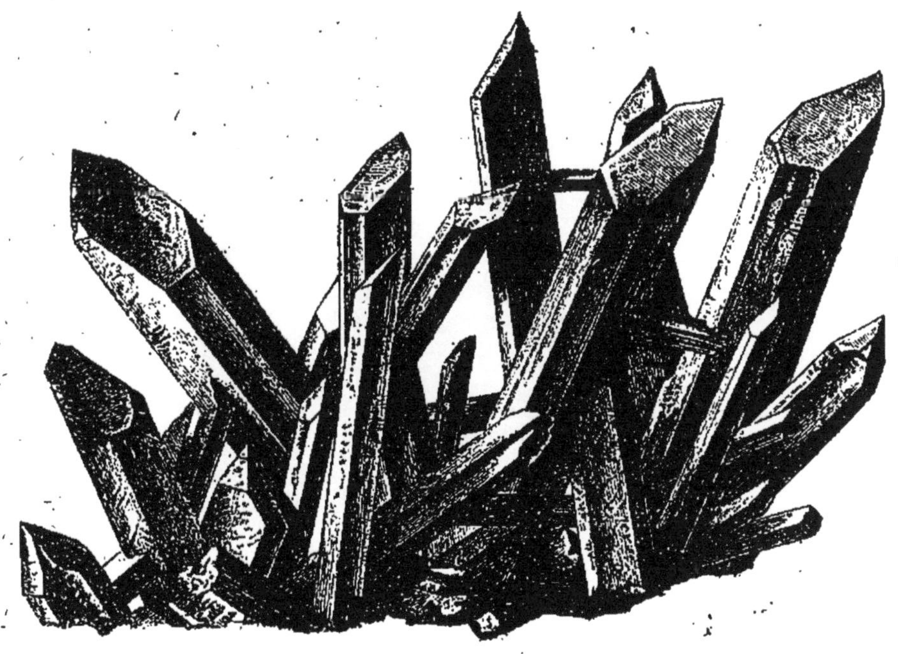

Fig. 36. — Quartz hyalin.

excepté douze, qui sont pour la plupart des pierres fines; pesanteur spécifique 26,50 à 28; infusible au chalumeau; insoluble dans les acides; il jouit de la double réfraction.

1° QUARTZ HYALIN; toujours cristallisé, ou en

fragments qui paraissent être des morceaux de verre, mais reconnaissables à leurs propriétés optiques; incolore et diaphane (*cristal de roche*), il peut être laiteux, rose par de l'oxyde de manganèse, violet par le même oxyde (*Quartz améthyste*), rouge par du fer peroxydé (*Quartz hématoïde*, ou *Hyacinthe de Compostelle*), jaune par du fer hydroxydé, enfumé

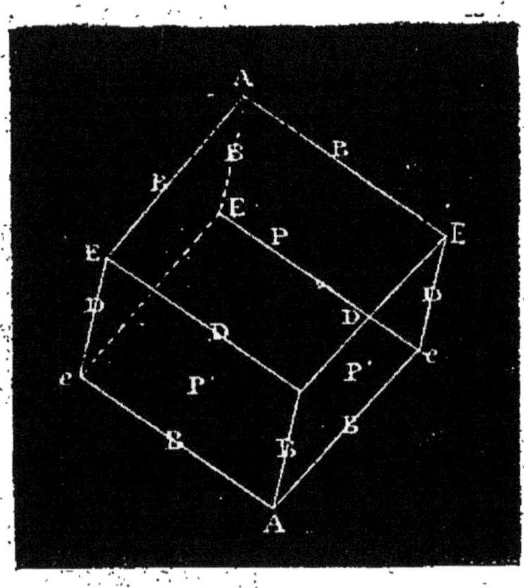

Fig. 37. — Quartz (forme primitive).

par interposition d'un peu de bitume (*Quartz enfumé*), etc; pesanteur spécifique 26,64; cassure vitreuse conchoïde, éclat vitreux, assez vif; quelquefois phosphorescent par frottement, quand il est blanchâtre.

Cristallisé; sa forme primitive est un *rhomboèdre* très-rare (fig. 37); sa forme dominante est un *prisme régulier à 6 faces* avec un pointement à 6 faces (fig. 38) dont trois en général prédominent (fig. 39) ; le sommet du prisme peut être remplacé par une arête dans les cristaux aplatis (fig. 40) ; quelquefois le prisme disparaît et les

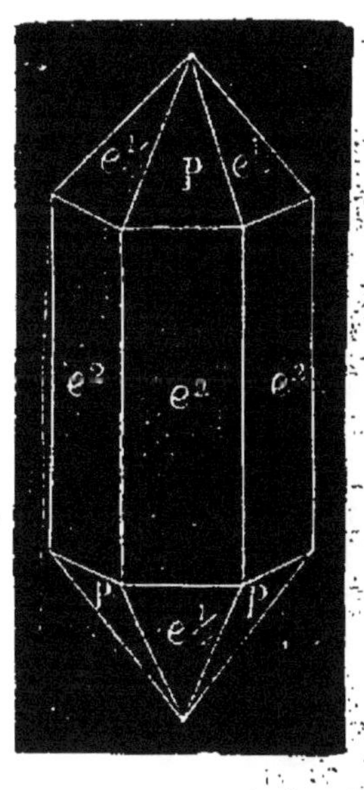

Fig. 38. — Quartz, prisme à 6 faces avec pointement.

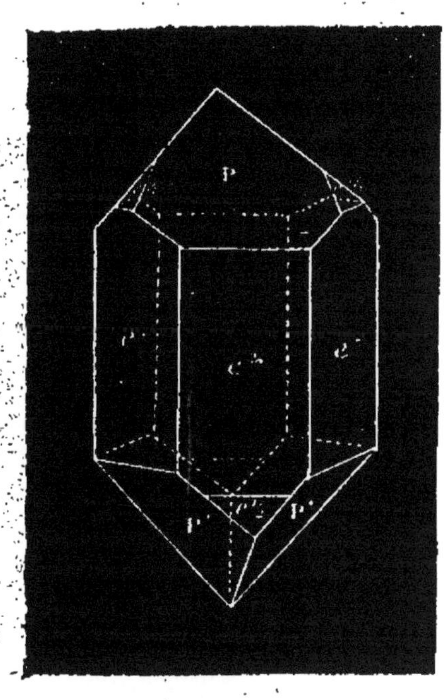

Fig. 39. — Quartz.

pointements persistants donnent des *dodécaèdres triangulaires* scalènes isoscèles (fig. 41) (Hyacinthe de Compostelle); cristaux souvent *maclés*. Les clivages ne sont pas sensibles et ne sont rendus manifestes que quand on *étonne* le cristal en le plongeant brusquement dans l'eau, après l'avoir chauffé.

Le prisme porte sur ses faces des stries horizontales caractéristiques[1].

Les cristaux de Quartz renferment quelquefois des matières étrangères, telles que des aiguilles nombreuses de titane, de l'asbeste qui leur donne une texture fibreuse et les rend chatoyants (*œils de*

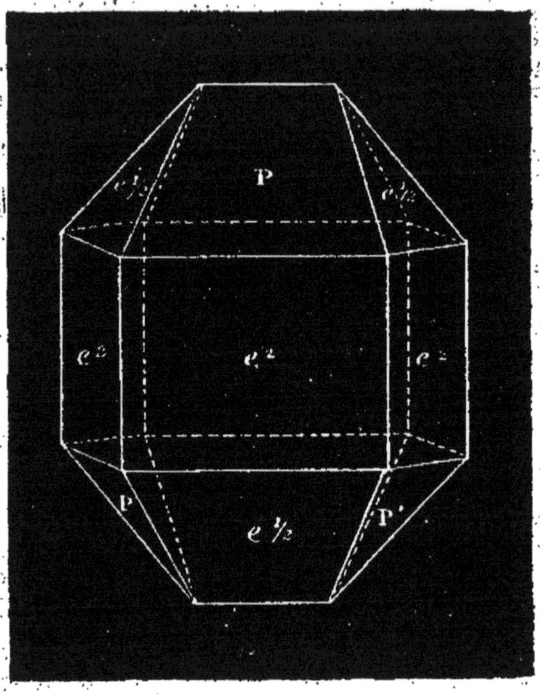

Fig. 40. — Quartz.

[1] D'après Gustave Roze, les cristaux de quartz sont formés de deux cristaux, un prisme à 3 faces, à stries très-éloignées et un autre prisme à 3 faces alternes et à stries plus serrées; l'éclat des deux prismes est différent; le pointement est dû à deux rhomboèdres croisés et offre trois faces plus brillantes et trois légèrement mates.

chat), du mica qui leur donne du scintillement par la réflection de la lumière (*Aventurine*); quelquefois ils offrent des cavités tubulées, plus ou moins nombreuses (*Quartz aéroïde*), remplies d'air et de liquides de densités différentes.

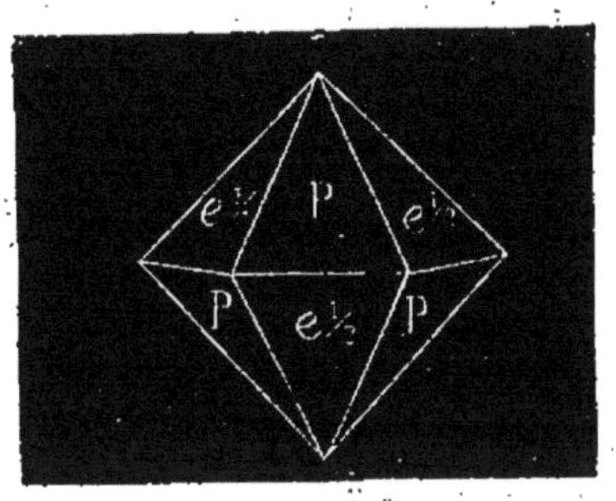

Fig. 41. — Quartz en dodécaèdre triangulaire.

Analogies; cristallisé, avec l'émeraude blanche, dont les cristaux sont ordinairement basés; taillé, avec le diamant qui

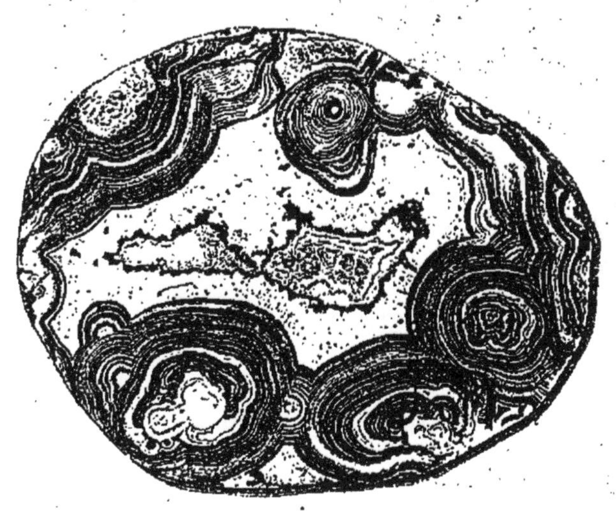

Fig. 42. — Agate polie.

est plus dur, a une densité 35, et offre la réfraction simple; le corindon hyalin, qui a densité 39; le spinelle blanc, plus dur, à réfraction simple, à densité 35; la topaze blanche ou jaune, plus dure, à éclat plus vif, à densité 35.

Gisement; dans tous les terrains, même dans les calcaires, à l'état de géodes; fréquent surtout dans les filons qui traversent les terrains anciens et qu'il forme, soit en entier, soit en servant de gangue à des minerais métallifères; on le trouve aussi dans des *poches* ou *fours à cristaux*, dus à des cavités un peu considérables; il est surtout fréquent dans les roches cristallines, où ses cristaux sont rarement bien définis.

2° Le QUARTZ AGATE, ou QUARTZ CONCRÉTIONNÉ (fig. 42); en général en concrétions marquées par la disposition mamelonnée ou par des couches concentriques de coulenrs variées et vives, ou indiquées par des nuages, le Quartz agate forme des nodules plus ou moins volumineux, postérieurs aux terrains; il s'y est moulé sur une cavité ovale et s'y est étendu exactement en couches minces, et au centre il offre des cristaux de Quartz hyalin, ce qui indique ses rapports avec la sous-espèce précédente; quelquefois en stalactites (Sources des geysers); pesanteur spécifique 26 à 27; cassure à esquilles assez larges et mal déterminées; demi-transparent ou très-translucide, toujours nuageux.

Ses couleurs sont extrêmement variées et en général plus tranchées quand elles sont peu nombreuses : on distingue les agates *rubanées* à bandes ondulées concentriques de couleurs distinctes ; *onyx*, à bandes peu nombreuses et très-tranchées ; *jaspées* ou *mousseuses*, à bandes irrégulièrement mêlées. Les agates *calcédoines* sont gris perle, ou gris de fumée, claires et translucides ; les *cornalines*, rouge de sang ou brun-jaunâtre clair ; les *sardoines*, rouge-brun foncé ou rouge orangé ; les *chrysoprases*, vert-pomme vif, égal et translucide ; les *œils de chat*, qui ne sont pas du Quartz hyalin asbestifère, sont du Quartz agate rubané taillé.

Grossier (*néopètre*, de Werner) ; ce quartz-agate est toujours de couleur blanchâtre sans traces de concrétion, mais due aux mêmes causes que l'agate concrétionnée ; il est à cassure esquilleuse, à esquilles nombreuses et fines, transparent sur les bords ; infusible au chalumeau (*Hornstein infusible*), caractère qui le distingue du feldspath compacte (*Hornstein fusible*), qui donne un émail blanc ; il forme souvent la gangue de filons.

Gisement ; évidemment postérieur aux terrains qui le renferment, il se trouve surtout dans le grès rouge.

3° Le QUARTZ SILEX se présente sous deux formes :

a) En rognons (*Silex, pierre à fusil*), ou masses

tuberculeuses irrégulières, aplaties, quelquefois ramifiées, jamais très-grosses; cassure conchoïdale avec quelques esquilles larges, rares, mal déterminées, et des fragments très-aigus; transparence moindre que dans les agates; éclat nul, presque mat; noir, gris foncé, ou blond, à surface généralement blanche par un mélange de craie et de Quartz terreux.

Gisement; en rognons postérieurs dans les terrains calcaires : le terrain jurassique, où ils abondent à la partie inférieure et où ils sont très-mélangés de calcaire, mais plus durs et plus foncés que la roche; la craie, où ils sont isolés, mais où ils forment des bandes qui, de loin, paraissent continues; purs, excepté à la surface qui est mélangée de calcaire; les rognons de la craie sont pour la plupart dus à des Rayonnés inférieurs silicifiés.

b) A tissu lâche ou carié (SILEX MEULIÈRE); il forme dans les roches argileuses ou calcaires des couches ou amas postérieurs dont la surface est ondulée et comme mamelonnée; il offre des cavités qui lui donnent l'aspect carié, et qui sont tantôt grandes, tantôt petites, tantôt rapprochées ou espacées, vides ou remplies d'une sorte d'argile dense (une bonne meulière, propre à faire des meules à farine, doit offrir des vides nombreux mais peu étendus); il est d'un blanc laiteux opaque, et sans éclat, excepté sur les points où la cristallisation commence à se développer.

Gisement; généralement dans les terrains tertiaires, au milieu des argiles et des calcaires; le terrain parisien en présente deux étages, un plus estimé, peu riche en fossiles et qui sert à faire des meules; l'autre qui renferme des planorbes, des lymnées et beaucoup de graines de *Chara*, et qu'on emploie principalement pour les constructions.

3° Le QUARTZ RÉSINITE, luisant, à cassure conchoïde, presque opaque quand il est foncé, translucide et même transparent quand il est clair; pesanteur spécifique 21,10 à 23,50; il ne présente jamais trace de cristallisation; il renferme 5 à 12 p. 100 d'eau, que quelques minéralogistes pensent être combinée; mais cela n'est pas probable, car il est aussi dur que les autres Quartz et est également inattaquable aux acides.

L'*Hydrophane, oculus mundi* des anciens minéralogistes, est un Quartz résinite blanc ou jaunâtre, qui, plongé dans l'eau, devient transparent en laissant échapper des bulles d'air.

Gisement; constamment associé aux terrains volcaniques et à ceux de porphyre, où il forme de petits nids ou des veines peu puissantes.

4° Le QUARTZ JASPE, de couleur rouge brune ou verte avec des zônes irrégulières; cassure unie, presque conchoïde; complétement opaque, même en plaques minces.

Jaspes rubanés; durs, rayant le verre; offrant de larges bandes rouges et vertes; fusibles au chalumeau en un émail grisâtre; paraissant dus à des schistes argileux durcis postérieurement. Le plus intéressant est le (*Jaspe lydien*), *pierre de touche*, noirci par beaucoup de charbon; il agit comme une lime sur les métaux et en retient une trace qu'on traite par l'acide nitrique ou par l'eau régale.

Gisement; surtout dans les terrains de transition, avec l'agate, le silex et le quartz résinite.

5° Le QUARTZ GÉLATINEUX est en amas pulvérulents, solubles dans la lessive de potasse caustique.

L'*Opale*, bien que non pulvérulent, appartient à cette sous-espèce.

Gisement; dans les dépôts de beaucoup de sources thermales, et en mélange dans quelques roches. (Randanne, Puy-de-Dôme).

6° Le QUARTZ COMPACTE (Quartzite) est une roche en couches assez compactes; à cassure quelquefois pseudo-régulière et rhomboïdale (Alpes); de teinte claire, grise ou jaunâtre; quelquefois schisteux par interposition de mica ou de talc, et passant aux micaschistes; translucide sur les bords, il est formé de grains siliceux soudés entre eux.

Gisement; dans les terrains métamorphiques de transition (Bretagne, Alpes), où il s'est formé par voie sédimentaire; il passe au grès et est associé fréquemment à des couches fossilifères.

Les GRÈS sont formés de grains de quartz engagés dans un ciment de calcaire ou de silice, résultant de roches quartzeuses plus anciennes, détruites par des causes anciennes ou modernes. Ils appartiennent à des époques géologiques très-différentes.

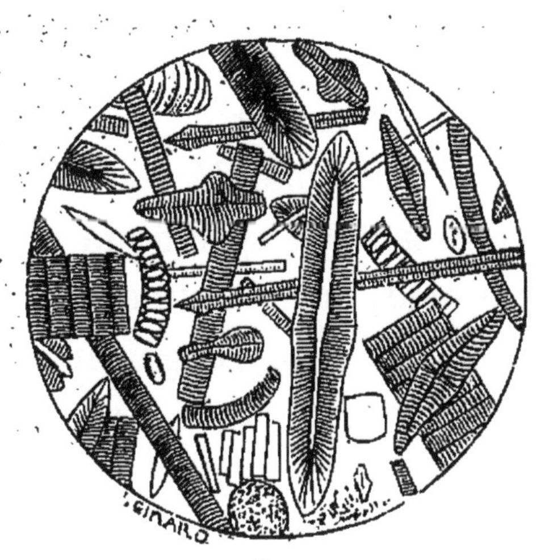

Fig. 43. — Tripoli.

Les PSAMMITES sont des grès argileux, micacés, friables ou non, de couleurs variées, et dues à des minerais de fer, de cuivre ou à des particules de charbon.

La MOLASSE est un grès marneux, peu dur, comme l'indique son nom. On peut en rapprocher le *Macigno*, qui est plutôt argileux.

Les TRIPOLIS, schisteux, mats et terreux, sont formés de couches minces réunies par la pression, et composées par les carapaces siliceuses d'infusoires (fig. 43).

Gisement du Quartz; il forme surtout des filons où il se trouve à l'état compacte, vitreux, et quelquefois caverneux, et où il est souvent accompagné de beaucoup d'autres substances, et surtout de minerais métalliques.

Silicates.

ZIRCON. Zr Si. Couleur rouge brun, orangée, jaune verdâtre, ou brune; translucide ou opaque; éclat un peu résineux; cassure ondulée, conchoïde, brillante; dureté 7,5; pesanteur spécifique 45,05; double réfraction très-forte; au chalumeau, il est infusible, mais il se décolore au rouge vif en devenant phosphorescent; inattaquable aux acides.

Cristallisé; sa forme primitive est un *prisme à base carrée*, qui est ordinairement pyramidé ou modifié sur les arètes (fig. 44).

Analogies; avec le grenat, qui cristallise dans le système régulier; avec l'idocrase, dont les cristaux sont toujours basés; avec l'étain oxydé transparent, qui a une pesanteur spécifique de 66.

Gisement; exclusivement des terrains anciens, le Zircon se trouve dans les basaltes, les granites (Tulle, Corrèze), et dans des roches volcaniques (Expailly, Haute.Loire).

DISTHÈNE (Cyanite). Al^3 Si^2 . Toujours cristallin; souvent coloré en bleu ou quelquefois incolore; éclat vitreux assez vif; transparent ou translucide; dureté 6, raie difficilement le verre: les lames parallèles à la face M se raient facilement et sont flexibles; pesanteur spécifique 35,7; infusible au chalumeau, il blanchit seulement à un feu très-ardent; il est fusible lentement avec le borax en un verre incolore transparent.

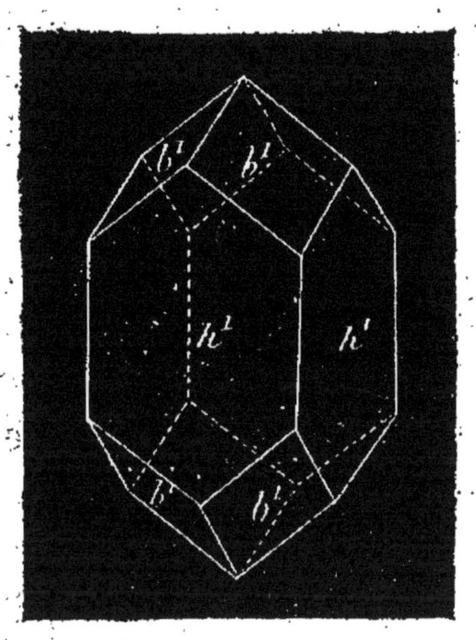

Fig. 44. — Zircon.

Cristallisé (fig. 45); sa forme primitive est un *prisme oblique non symétrique;* ses cristaux, toujours allongés, sont souvent hémitropes et offrent un clivage facile, les deux autres difficiles.

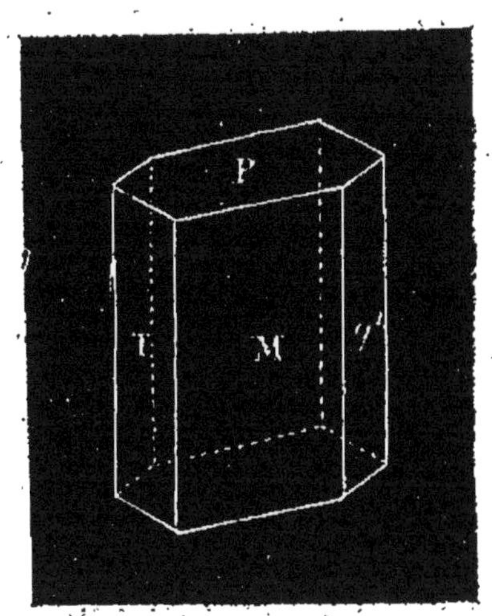

Fig. 45. — Disthène.

Analogies; avec l'amphibole, dont il se distingue par son infusibilité.

Gisement; il appartient exclusivement aux terrains de schiste talqueux micacé. Assez abondant, il n'entre dans aucune roche comme partie constitutive essentielle.

ANDALOUSITE. $Al^3 Si^2$. Cristallisée ou bacillaire; surface presque toujours recouverte d'un enduit de mica; transparente, vert clair ou rouge-sang foncé par dichroïsme; ordinairement rouge de chair ou grisâtre, et translucide; clivages peu nets parallèlement aux faces M; dureté 7,5; infusible au

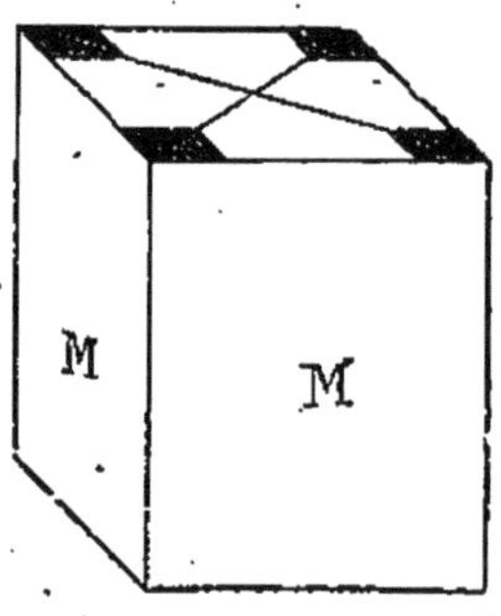

Fig. 46. — Macle.

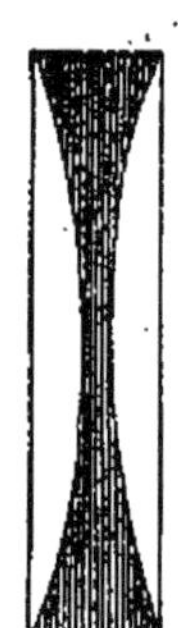
Fig. 47. — Macle.

chalumeau en lames minces ou en poudre; avec le borax, elle donne un verre transparent un peu verdâtre; inaltérable aux acides.

Cristallisée; sa forme primitive est un *prisme rhomboïdal droit* de 91°,20; ses cristaux sont toujours simples, souvent *maclés*, *bacillaires* quelquefois, et alors en baguettes anguleuses, radiées, roses.

Gisement; au milieu des roches granitiques.

Les MACLES doivent être réunies à l'Andalousite, dont elles ont la composition. Ces cristaux, dont la forme primitive est un *prisme rhomboïdal droit* de 91°, sont prismatiques, presque carrés et offrent deux parties distinctes, l'une blanc grisâtre, l'autre noire, disposées symétriquement (fig. 46 et 47); on les trouve toujours adhérentes aux schistes; elles sont dues à une action postérieure qui a rendu la roche cristallisable, car les terrains où on les rencontre renferment des fossiles; elles sont très-fréquentes dans les terrains où il y a réunion des terrains granitiques à ceux de transition.

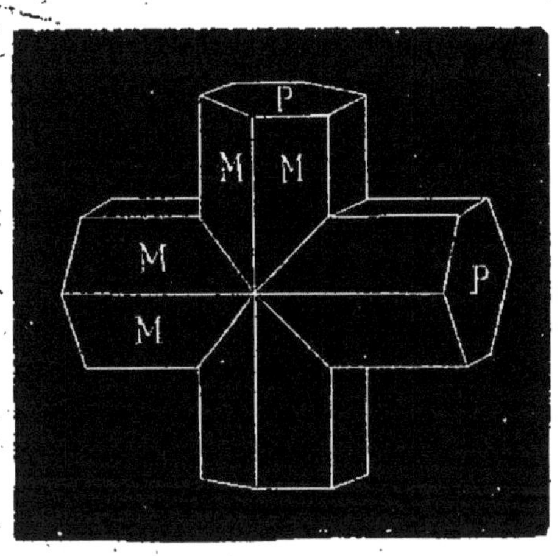

Fig. 48. — Staurotide.

STAUROTIDE. (Al Fe)² Si. Couleur brun rougeâtre; opaque, mais translucide sur les bords; à éclat vitreux ou résineux; cassure inégale et conchoïde; dureté 6,75; infusible

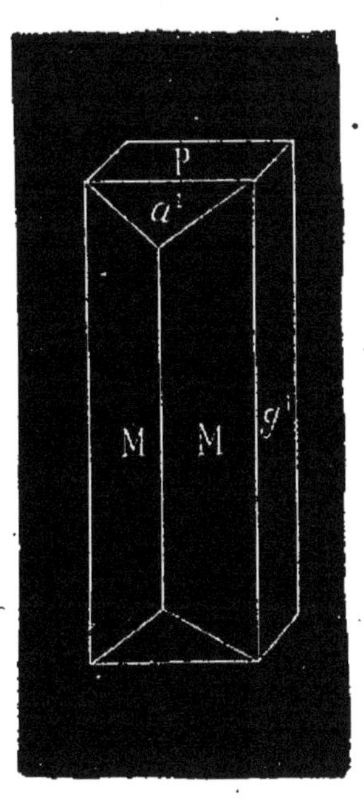

Fig. 49. — Staurotide.

au chalumeau, ou difficilement fusible en une scorie noirâtre ; elle contient toujours une assez forte proportion d'oxyde ferrique.

Cristallisée ; la forme primitive est un *prisme rhomboïdal droit* sous l'angle 129°,30 ; ses cristaux rarement simples, souvent croisés deux à deux sous l'angle droit ou l'angle de 120°, sont presque toujours transformés en prismes à six faces symétriques (fig. 48 et 49).

Gisement ; dans les schistes talqueux et micacés.

AMPHIBOLE. L'Amphibole pourrait être considérée comme un genre composé de plusieurs espèces très-voisines, dans lesquelles la chaux, la magnésie, les protoxydes de fer et de manganèse se remplacent les uns les autres. Ses colorations varient du blanc incolore au vert, au violet et au noir.

AMPHIBOLE BLANCHE. (Trémolite, Grammatite) $Ca\ Si^3 + Si^2\ (fe)\ Mg$. Blanche ou hyaline ; toujours cristalline, en cristaux bien déterminés, ou en masses fibreuses ; éclat toujours soyeux ; dureté plus grande que celle du spath calcaire, mais difficile à constater par suite de sa cassure facile et lamelleuse dans le sens des clivages ; pesanteur spécifique 29,31 ; fusible au chalumeau en un verre ou un émail blanc.

Cristallisée ; sa forme primitive, qui est dominante, est un *prisme rhomboïdal oblique*. Ses cristaux sont plus ou moins déformés et rarement terminés ; leurs faces M sont fibreuses et leurs faces e^1 *P* sont criblées de petits pores (fig. 50).

Fibreuse ; à fibres droites accolées ou rayonnées, à éclat soyeux.

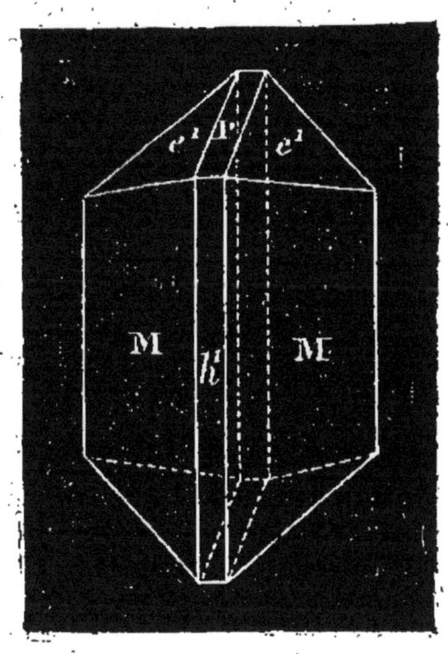

Fig. 50. — Amphibole.

Gisement ; dans des gangues calcaires ou dolomitiques.

Amphibole compacte (Jade oriental), Ca Si^3 + 3 Mg Si^2 ; elle offre toujours des teintes très-claires ; très-tenace ; éclat gras ; cassure compacte et esquilleuse ; dureté 5 à 6, raye le verre ; pesanteur spécifique 29,70. Au chalumeau, elle bouillonne et fond lentement en émail blanc.

AMPHIBOLE VERTE. (Actinote.) Ca Si^3 + 3 (fe Mg) Si^2 ; Couleur vert clair, plus ou moins foncée suivant la proportion de fer, et devenant noire quand il y a 20 p. 100 de fer ; transparente, très-lamelleuse ; dureté, 3 à 3,2, elle raye le spath calcaire ; pesanteur spécifique 30,50 ; cassure lamelleuse et facile suivant 2 clivages, déchirée transversalement. Fusible au chalumeau en un verre très-peu coloré en vert.

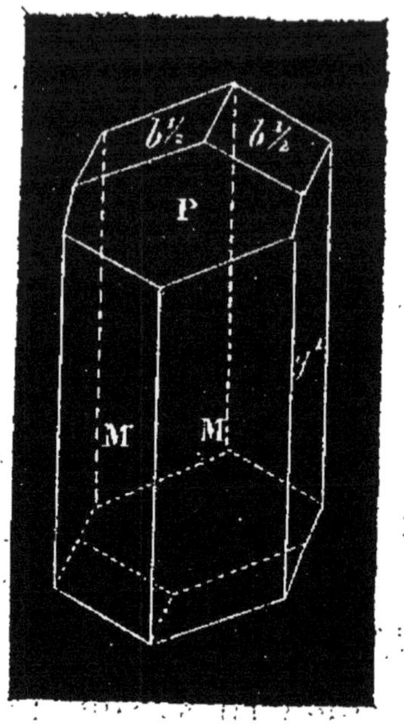

Fig. 51. — Hornblende.

Cristallisée; sa forme primitive est un *prisme rhomboïdal oblique;* elle se présente ordinairement en cristaux bacillaires allongés, sans aucune terminaison.

Gisement; dans des gangues talqueuses.

Amphibole noire. (Hornblende); couleur noire, opaque, toujours cristallisée, et très-lamelleuse; pesanteur spécifique 31,67; au chalumeau, facilement fusible en un émail noir; difficilement attaquable par les acides.

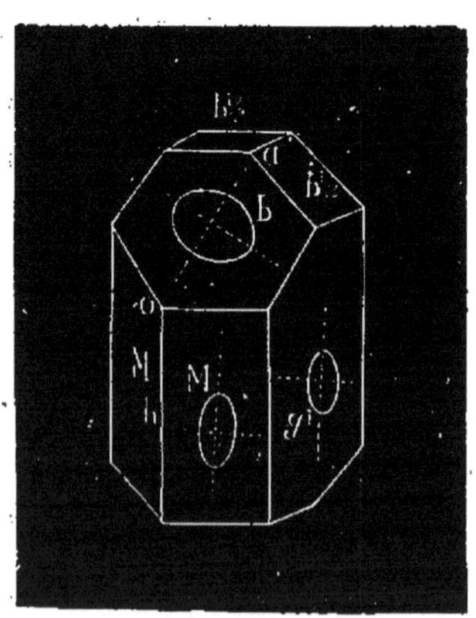

Fig. 52. — Hornblende.

Sa forme primitive est un *prisme rhomboïdal oblique* (sans clivage) (fig. 51 et 52).

Aciculaire; quelquefois par allongement des cristaux qui sont ordinairement soudés ensemble.

Gisement ; dans des roches volcaniques le plus souvent.

Gisement de l'Amphibole ; on la trouve dans les schistes micacés, dans les gneiss, dans la syénite (granite amphibolique), dans les diorites, qui en sont le gisement essentiel (actinote) et les ophites (actinote).

L'Amphibole unie avec l'albite constitue l'AMPHIBOLITE (Grünstein des Allemands).

L'Amphibole est aussi un produit volcanique, *Hornblende*, qu'on trouve dans les laves anciennes et modernes, sous forme de cristaux isolés dans les cendres et lapillis, et de noyaux cristallins. Elle abonde aussi dans les Trachytes.

DIORITES ; ce sont des roches granitoïdes composées d'orthose (souvent albite, quelquefois labrador ou oligoclase blanc ou verdâtre) et d'amphibole noire (Hornblende), en proportions variables ; elles sont très-tenaces quand elles ne sont pas altérées. Leur couleur verte est d'autant plus foncée que la quantité de feldspath est moindre, et elle devient vert olive, quand ils sont pénétrés de chlorite.

Ils renferment quelquefois du quartz, du mica, ou un mélange de mica et de pinite (KERSANTON).

Les diorites forment des filons et des amas à

texture granitoïde, porphyroïde ou schistoïde, quelquefois orbiculaire (Corse).

Sous le nom d'APHANITE on désigne le diorite compacte, gris, rougeâtre, verdâtre ou noirâtre. Elle est très-tenace, quelquefois sonore, et contient de l'Epidote et des pyrites.

SYÉNITE; roche formée d'amphibole et d'orthose, souvent mélangée de quartz et de mica, qui se rencontre en enclaves puissantes dans le terrain primitif et les sédiments les plus anciens.

TRAPPS (Grünstein); ce sont des diorites où les deux éléments, orthose et amphibole, cessent d'être distincts à la loupe ; en général, ils sont compactes, verts ou noirs, durs et très-tenaces quand ils ne sont pas altérés. D'origine éruptive, indiquée par leur injection au milieu des roches et surtout des roches serpentineuses, ils sont en général accompagnés de roches métamorphiques plus développées qu'eux-mêmes et riches en peroxyde de fer.

CORNÉENNE (amphibole en masse); ce sont des roches noirâtres, verdâtres ou violacées, jamais blanches, que leur composition, assez variable du reste, rapproche de l'amphibole. Leur cassure est compacte, irrégulière, quelquefois grenue; très-tenaces, elles offrent sous le marteau la résistance de la corne ; quelques-unes (variétés claires) sont remarquables par leur sonorité.

PYROXÈNE. Le Pyroxène, comme l'amphibole, offre des caractères extrêmement variés et a reçu, par suite, divers noms des minéralogistes; mais comme malgré la diversité de sa composition et la variété de ses formes, il offre une organisation cristallographique pour ainsi dire constante, il faut, avec Haüy, le considérer comme une seule espèce.

Sous le nom de PYROXÈNE DIOPSIDE Ca Si^2 + fe Si^2, on désigne les minerais vert clair ou foncé, quelquefois blancs, mais jamais noirs, qui sont composés de chaux et de fer combinés à la silice ; dureté 6 ; cassure lamelleuse dans le sens de l'axe, conchoïde et inégale en travers ; les clivages sont d'autant plus faciles et nombreux qu'il y a plus de chaux ; pesanteur spécifique 32,3 à 33,49 ; réfraction double très-marquée ; fusible au chalumeau en un verre incolore ou peu coloré ; inattaquable aux acides.

Cristallisé (fig. 53 et 54) ; sa forme primitive est un *prisme rhomboïdal oblique* à angle voisin de l'angle droit, ce qui le distingue de l'amphibole qui a un angle très-aigu ou très-obtus. Cristaux généralement cannelés.

Bacillaire (Mussite) ; en grandes baguettes plates, ou en lames accolées, quelquefois contournées et d'un gris verdâtre.

Granuliforme (Coccolite) ; en grains de grosseur

variable, peu adhérents, vert noirâtre ou vert clair ; souvent associé au talc, à l'amphibole, à l'apatite, etc. ; en rognons ou amas dans le granite, le gneiss et les micaschistes.

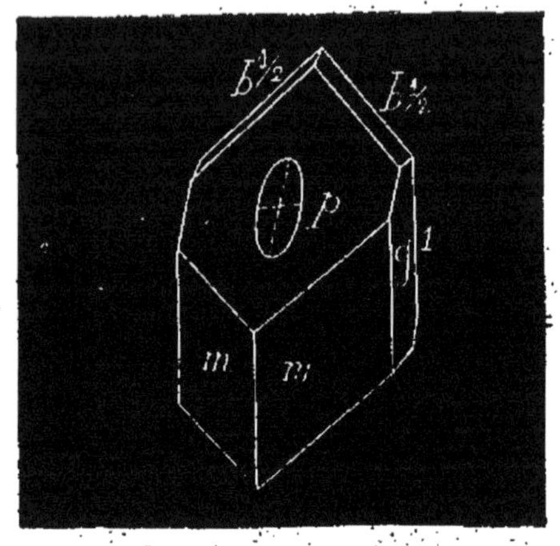

Fig. 53. — Pyroxène.

Compacte (Lherzolite) ; roche vert olive, noir, ou brun très-foncé, compacte, grenue ou finement lamelleuse ; cassure extrêmement esquilleuse, résistant moins sous le marteau que les cornéennes ; elle offre dans ses cavités des cristaux de pyroxène.

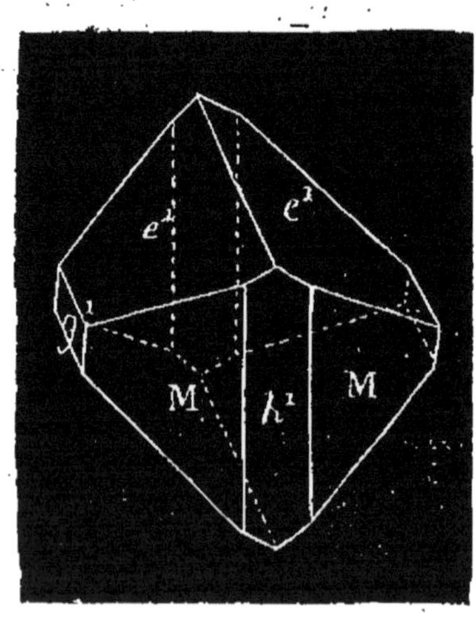

Fig. 54. — Pyroxène.

En petites enclaves dans les terrains jurassiques (Pyrénées).

Asbeste (Amiante, carton de montagne), à tissu fibreux, à filaments droits, plus ou moins déliés, presque toujours conjoints, mais faiblement adhérents (*asbeste*) ; à filaments enlacés, commefeutrés et formant un minéral mou (*carton* ou *papier de montagne*) ; à filaments très-déliés, non adhérents, libres ou plus ou moins facilement séparables, doux, flexibles, soyeux, clairs (*amiante*). La pesanteur spécifique moyenne est de 27 à 29.

Le Pyroxène augite ou Pyroxène noir, $Ca Si^2 + fe Mg Si^2$, est toujours de couleur très-foncée et opaque même en lames minces ; dureté, presque 6, raie difficilement le verre; poussière brune. Il offre un clivage facile, parallèle à la base, et difficile dans les autres sens ; sa cassure est inégale et grenue; pesanteur spécifique 33 à 33,60 ; au chalumeau, il est fusible en un émail noir ; il est difficilement attaquable par les acides.

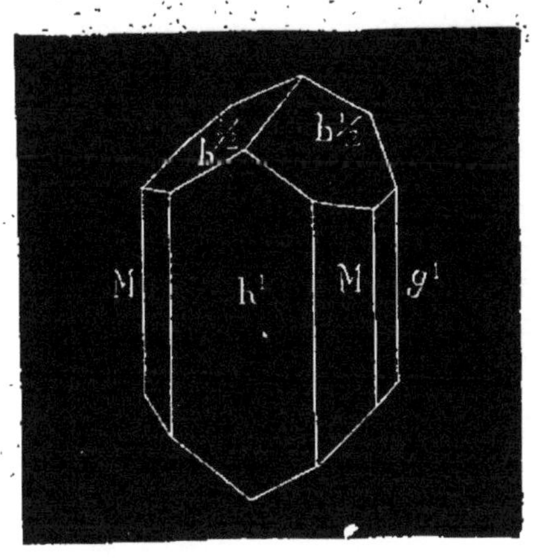

Fig. 55. — Augite.

Cristallisé, sa forme primitive est un *prisme rhomboïdal oblique;* il offre le plus souvent des *prismes à 8 faces* et à sommet biselé (fig. 55) et quelquefois très-volumineux et réunis *en masses cristallines*.

Analogies: avec l'amphibole, qui est vert bleuâtre

et fond facilement en un verre coloré; avec l'épidote, qui est vert pistache et qui donne difficilement une scorie ramifiée; avec l'idocrase, qui est vert jaunâtre et fond avec ébullition.

Gisement des Pyroxènes. Les diopsides sont en

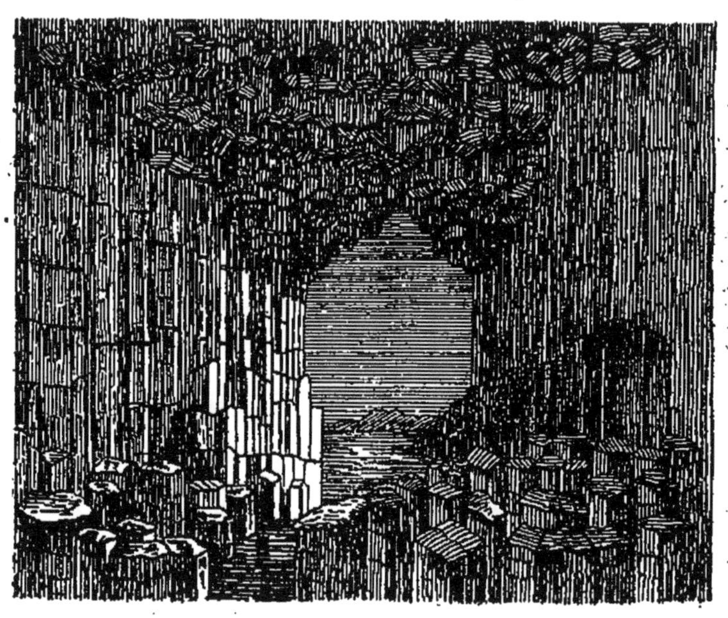

Fig. 56. — Basaltes; grotte de Staffa.

filons dans divers terrains, mais la lherzolite seule forme roche; l'augite appartient essentiellement à certains porphyres : elle se trouve dans les terrains volcaniques et dans les laves : elle fait partie essentielle des basaltes, des mélaphyres, des dolérites.

Une partie des Trapps est probablement pyroxé-

7

nique. Le pyroxène n'est pas toujours l'élément le plus abondant des roches pyroxéniques, mais il leur imprime toujours des caractères particuliers. Le BASALTE, formé par un mélange de deux parties distinctes, qui tantôt sont visibles à l'œil nu, tantôt, au contraire, sont fondues de manière à donner l'aspect d'une roche homogène, est une roche dure, tenace, noir bleuâtre, formant des filons, des coulées, souvent prismatique (fig. 56), qu'on trouve épanchée dans les terrains crétacés et surtout tertiaires. Il a déterminé souvent la cristallisation des calcaires qui se trouvent en contact avec lui et les a rendues *métamorphiques*. Il peut être compacte, vitreux, amygdaloïde, congloméré ou pulvérulent; quelquefois il ressemble à des scories.

Il renferme souvent du péridot, du zircon, du corindon, du soufre, du quartz, des zéolites.

WACKE. On donne ce nom au produit de la décomposition des basaltes en matière argileuse ; il forme des masses compactes, terreuses, de couleur brun noirâtre, ternes ; la Wacke est fusible en un émail noir.

Gisement; en masses terreuses dans les terrains de trapps.

PÉPÉRINE ou POUZZOLANE est une wacke se conglomérant, solide ou pulvérulente, tendre, fusible et de couleur variable.

DOLÉRITES; ce sont des roches essentiellement volcaniques, qui se produisent même à l'époque actuelle, formées d'augite et de pyroxène, grenues ou porphyroïdes, à cassure très-brillante, et d'un aspect noir ou plutôt tigré.

Le MIMOSITE est une dolérite à grains fins, à cassure cristalline brillante, d'âge en général ancien, qu'on trouve abondamment dans le terrain carbonifère et les terrains tertiaires.

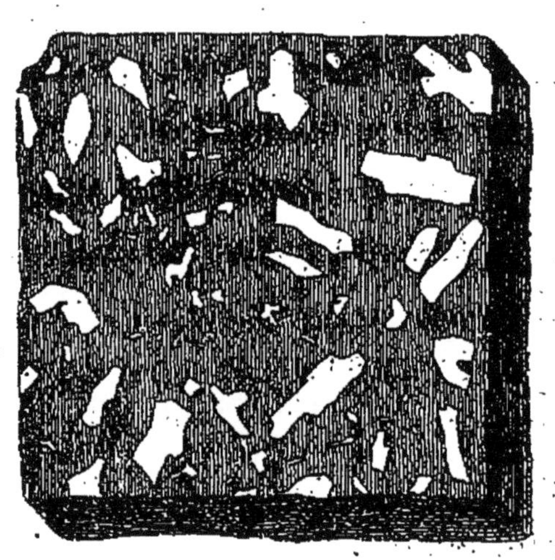

Fig. 57. — Plaque de Mélaphyre.

Les MÉLAPHYRES peuvent aussi être rapprochées des dolérites; elles sont formées d'une pâte de pyroxène et de feldspath vert, contenant des cristaux de ces minerais, verts pour le pyroxène, blancs ou rougeâtres pour le feldspath; elles sont souvent noires, quelquefois vertes (fig. 57). On y trouve souvent associés du mica, du quartz, du fer oxydulé, du chlorite et du fer sulfuré arsenical.

L'OPHITE est une roche verte, formée d'amphibole ou plutôt de pyroxène avec des cristaux peu distincts de feldspath ; elle est tenace et peut prendre le poli.

DIALLAGE (Mg Ca, fe) Si^2; couleur vert bronzé, vert olive ou noirâtre ; dure, rayée par l'hypersthène; cassure lamelleuse, un clivage diagonal facile, deux autres moins faciles ; pesanteur spécifique 31 ; infusible au chalumeau, il se décolore ; inattaquable par les acides.

Cristallisé, sa forme primitive est un *prisme rhomboïdal droit* de 87°.

Grenu ou *compacte.*

Gisement; en petits lits ou amas, dans les talschistes, ou en veinules et filons dans les serpentines.

HYPERSTHÈNE (Mg fe) Si^2. Couleur noir bronzé, quelquefois avec des reflets ; dureté 6; pesanteur spécifique 33,5 ; fusible au chalumeau, inattaquable aux acides.

Cristallisée; en cristaux qui ne sont jamais nets; sa forme primitive est un *prisme rhomboïdal oblique.*

Gisement; elle forme des roches grenues, des divers étages du terrain primitif, ou y constitue des dykes; quelquefois associée au mica, au diallage, au quartz; avec le labrador, elle forme alors les SÉLAGITES.

EUPHOTIDES. Roches constituées par l'association du diallage et du labrador, accompagnant presque toujours la serpentine. On leur donne quelquefois le nom de VARIOLITE, surtout quand elles ont la structure globulaire (*variolite de la Durance*). Elles sont souvent mélangées de talc, d'amphibole, de grenat et de serpentine.

PÉRIDOT (chrysolite, olivine) (Mg fe) 3 Si. Couleur verdâtre, ou vert olive clair ou foncé; transparent, translucide ou opaque; dureté 6,5 variable suivant les nuances; pesanteur spécifique 33,5, assez variable. Cassure vitreuse avec des indices de clivage; infusible au chalumeau quand il est clair, difficilement fusible quand il est foncé; soluble en gelée dans l'acide chlorhydrique; il ne contient jamais d'alumine.

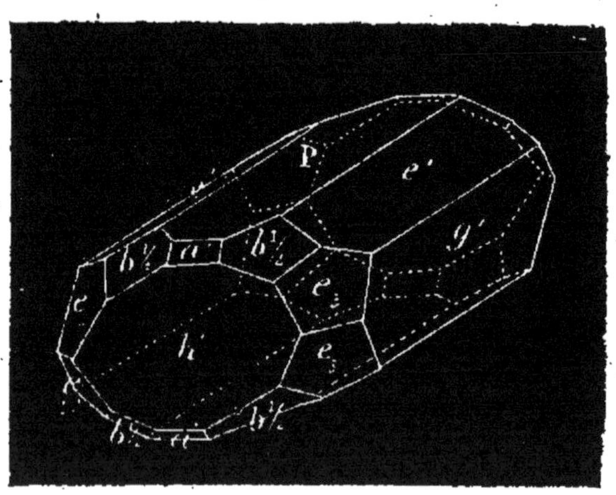

Fig. 58. — Péridot.

Cristallisé (fig. 58); sa forme primitive est un *prisme rhomboïdal droit* sous l'angle 120, très-voisin du prisme hexagonal régulier ; souvent en petits cristaux plus ou moins altérés.

Granuliforme (Olivine) en nodules granuleux, vert bouteille, opaques, tantôt décomposés en partie et à surface irisée, tantôt décomposés en entier et de couleur rouge. Quand l'olivine est associée à du pyroxène augite, en cristaux bien nets, elle constitue l'*hyalosidérite*.

Gisement ; le plus fréquent et le plus abondant est dans les roches basaltiques auxquelles le péridot donne, par sa dissémination, l'aspect porphyroïde.

Les terrains volcaniques brûlants et les laves en offrent aussi beaucoup.

Les cristaux de péridot du commerce, à angles arrondis, proviennent d'un gisement inconnu qui paraît être de l'alluvion de roches feldspathiques ?

La PÉRIDOTITE grise ou brune renferme surtout du fer oxydulé titanifère. Elle forme des couches et des dykes dans les terrains tertiaires supérieurs et dans les terrains volcaniques de l'époque actuelle.

FELDSPATH. Les Feldspaths peuvent être considérés comme un genre dont les diverses espèces se différencient par leurs caractères cristallographiques et chimiques. On distingue les feldspaths potassique, *orthose*, sodiques, *albite*, et *oligoclase*, lithiniques, *pétalite*, *triphane* et calciques, *labradorite et anorthite*.

FELDSPATH-ORTHOSE, $3 Al Si^3 + (K, Na, Ca, Mg) Si^3$. Blanc de lait, grisâtre, verdâtre ou rougeâtre, presque toujours de teintes claires, rarement rouge ou rosée; dureté 6, elle fait feu au briquet quand on la frappe perpendiculairement aux clivages; cassures, transversales aux clivages, esquilleuses, clivages deux faciles perpendiculaires entre eux; pesanteur spécifique moyenne 25,30; — au chalumeau, fusible sur les bords des éclats minces en un verre bulleux, demi-

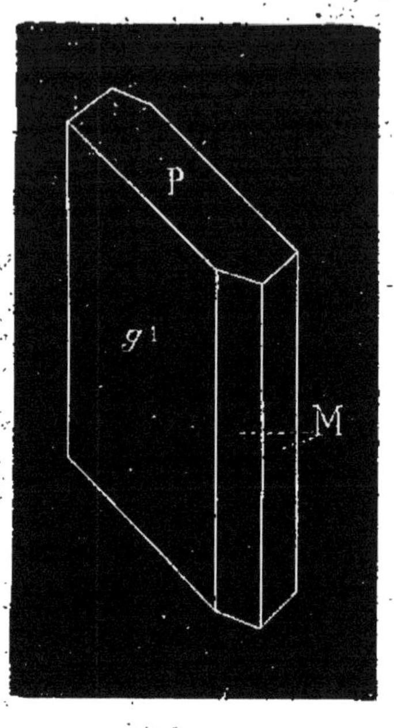

Fig. 59. — Orthose.

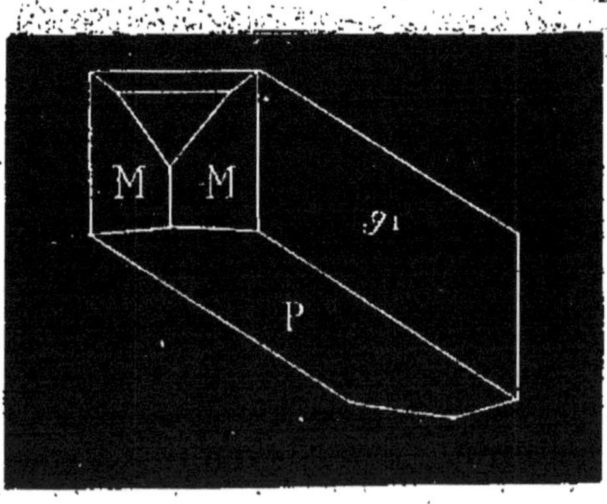

Fig. 60. — Orthose.

transparent, inattaquable par les acides; composition

indiquant toujours une quantité très-notable de potasse.

Cristallisé; sa forme primitive est un *prisme rhomboïdal oblique*, et ses cristaux ordinaires sont des *prismes rhomboïdaux obliques* plus ou moins

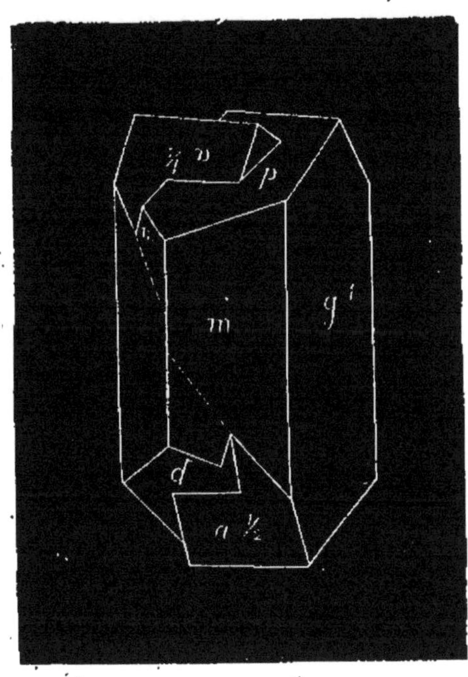

Fig. 61. — Orthose en cristaux groupés avec pénétration.

modifiés ; il offre souvent des cristaux hémitropes (fig. 59 à 61).

Lamelleux, *lamellaire*, *grenu* ; il forme des veines et des filons dans les roches de granite et de porphyre ; sa cassure est très-lamelleuse dans deux directions perpendiculaires ; il est blanc laiteux, grisâtre ou rouge rosé, quelquefois avec des reflets nacrés, chatoyants ou irisés.

Terreux ; il est du feldspath ayant subi un commencement de décomposition, mais ayant conservé la forme des cristaux originels ; quand la décomposition est complète, on a le *kaolin*.

Compacte (Petrosilex, Hornstein fusible) ; gris verdâtre, rougeâtre ou rouge de sang ; éclat mat, ou un peu luisant, comme gras ; jamais amygdaloïde ; cassure esquilleuse plus ou moins distincte, un peu translucide sur les bords ; il raye le verre ; fusible au chalumeau en un émail blanc, il forme des nœuds, des veines, des amas dans les terrains de granite et sert de base aux porphyres associés à ces terrains ; il se trouve aussi dans les terrains houillers.

Les EURITES sont des roches formées par l'orthose compacte.

EISSPATH ; en cristaux limpides et brillants, comme de la glace ; de la Somma du Vésuve.

PHONOLITE (Feldspath sonore, leucostine), roche gris verdâtre ou noirâtre, devenant plus claire par altération ; — cassure esquilleuse et schisteuse irrégulièrement ; — fusible en un émail blanc grisâtre. Elle contient souvent de petits cristaux de labrador, et offre deux parties, une soluble dans les acides, due à la présence de Zéolite, et une insoluble.

Elle appartient au terrain trachytique : elle forme des filons, des amas, et peut-être des couches.

RÉTINITE (Résinite) ; couleur vert-bouteille ou

vert noirâtre ; éclat gras, résineux ; cassure conchoïde et vitreuse ; fusible avec boursouflement en émail blanc ou grisâtre.

Elle se trouve dans les terrains de porphyre, de trachyte et les grès rouges.

OBSIDIENNE ; en grains, boules ou sphères de couleur verte foncée ou noire, quelquefois zônée de gris et de noir ; elle offre quelquefois des nœuds cristallins, de couleur plus claire et se détachant sur le fond ; pesanteur spécifique 24,7 ; cassure vitreuse, éclatante, parfaitement conchoïde ; aspect soyeux dû à une multitude de bulles de gaz ; fusible au chalumeau en un verre blanchâtre, même quand elle est de couleur foncée.

Elle appartient essentiellement aux terrains volcaniques, brûlants ou éteints.

PONCE ; en fragments légers spongieux, pouvant surnager l'eau, criblés de pores arrondis ou allongés, de couleurs claires, rudes au toucher, faciles à briser, mais assez durs pour rayer l'acier et le verre le plus dur ; texture fibreuse, à fibres quelquefois soyeuses ; facilement fusible au chalumeau en émail blanc ; elle renferme quelquefois des cristaux de feldspath et des lames de mica.

Elle appartient aux terrains volcaniques, et forme des fragments plus ou moins volumineux isolés, ou réunis en couches bréchiformes (*conglomérats pon-*

ceux) ou des dépôts graveleux et arénacés (*Lapilli*, *Pépérine ponceuse*).

FELDSPATH-ALBITE. $3Al\ Si^3 + Na\ Si^3$. Blanc de lait, ou grisâtre, rougeâtre ou verdâtre ; très-rarement transparent, mais assez souvent translucide ; éclat vitreux ; dureté 6, égale à celle de l'orthose ; au chalumeau, elle se conduit comme l'orthose ; inattaquable aux acides ; pesanteur spécifique 26,1 à 26,3 ; composition indiquant une forte proportion de soude ; clivage de la base plus facile que le diagonal ;

Cristallisé ; sa forme primitive est un *prisme oblique non symétrique*. Ses cristaux sont généralement plus plats que ceux de l'orthose ; ils sont très-fréquemment *hémitropes* (fig. 62).

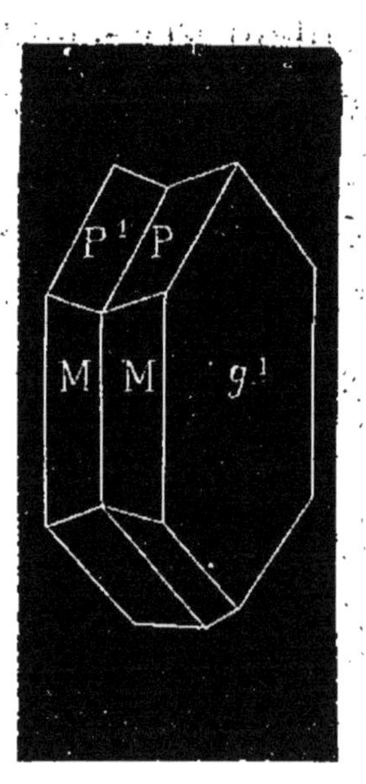

Fig. 62. — Albite.

Lamelleux ; ressemblant beaucoup à l'orthose.

Grenu, blanc, presque saccharoïde, et passant quelquefois au fibreux.

Terreux ; par décomposition ; il constitue sans doute l'origine de certains kaolins sodiques.

Compacte ; il forme certains *Pétrosilex* à base de soude.

Gisement ; en petits filons dans les granites des

Alpes ; en petits cristaux dans le granite moderne, quelquefois très-abondants (Bretagne, Massif central), mais n'y étant jamais l'élément dominant.

L'albite abonde aussi dans les *diorites* où elle est associée à l'amphibole, et dans les *porphyres* où ses cristaux très-petits et hémitropes sont noyés dans la pâte et ne sont guère visibles qu'en mouillant la roche.

FELDSPATH-OLIGOCLASE. $3Al\ Si^3 + Na\ Si^3$. Couleur gris-clair, verdâtre ou jaunâtre ; translucide, rarement demi-transparent ; éclat vitreux et perlé sur les faces, gras sur les cassures ; dureté 6, raye le verre ; pesanteur spécifique 26,40 à 26,60 ; fusible au chalumeau en un émail blanc ; inattaquable aux acides ; un seul clivage facile, celui de la base, le diagonal faiblement indiqué ;

Cristallisé ; ses cristaux, rarement nets, ressemblent beaucoup à ceux de l'albite, mais ils sont généralement très-aplatis.

Lamelleux ; le plus ordinairement ; strié par des lignes fines, formées par les gouttières des macles.

Gisement ; ordinairement associé à l'orthose, on le trouve dans les granites modernes, surtout ceux à gros grains ; on le rencontre aussi dans les gneiss et micaschistes.

FELDSPATH-LABRADOR. (Labradorite.) $3Al\ Si^3 + (Ca, Na)\ Si^3$. Couleur grise avec des reflets rouges, bleus, jaunes ou verts ; dureté, raye le verre ;

pesanteur spécifique 27,10 ; fusible au chalumeau avec difficulté ; soluble lentement dans l'acide chlorhydrique ; un seul clivage.

Cristallisé ; mais cristaux peu nets.

Lamelleux ; le plus ordinairement.

Gisement ; il forme des roches cristallines dans lesquelles il n'entre pas de quartz.

Il est fréquemment associé au diallage pour former l'*euphotide* , mais plus souvent au pyroxène pour former des *basaltes,* des *laves* ou des *mélaphyres.*

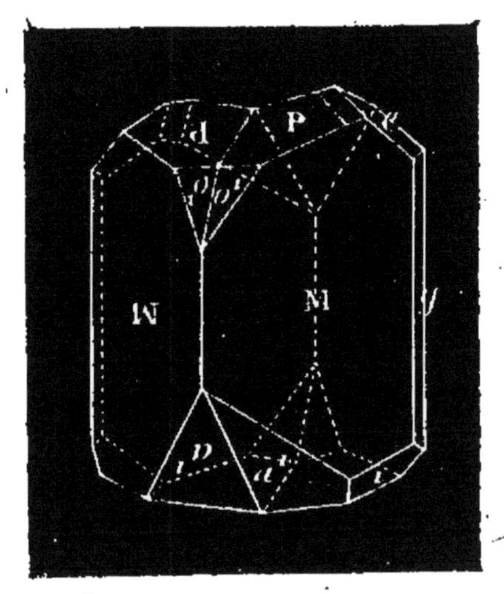

Fig. 63. — Anorthite.

ANORTHITE 3Al Si + Ca Si. Cristaux limpides vitreux ou perlés; durs, non friables ; pesanteur spécifique 27,60 à 27,63; fusible en un émail blanc; soluble par digestion dans l'acide chlorhydrique.

Cristallisée (fig. 63) ; sa forme primitive est un *prisme oblique non symétrique* : ses cristaux sont fréquemment maclés.

Gisement ; dans les blocs dolomitiques de la Somma et dans des roches, composées de mica et de pyroxène vert, adhérentes à cette dolomie.

Analogies. Les minerais feldspathiques ne se distinguent que cristallisés ou lamelleux : 1° Le prisme rhomboïdal oblique caractérise l'orthose : le prisme oblique non symétrique indique l'albite, l'oligoclase et la labradorite ; ces deux dernières sont rares; 2° les clivages peuvent aussi servir à la distinction ; l'orthose en offre 2 perpendiculaires : l'albite 2 non perpendiculaires (93°) : l'oligoclase et la labradorite 1 seul facile, celui de la base ; 3° le quartz ne se trouve jamais avec la labradorite ; 4° la pesanteur spécifique est 25,60 orthose, 26,04 oligoclase, 26,10 albite et 27,10 labradorite ; 5° la labradorite est seule attaquable par l'acide chlorhydrique ; 6° la composition enfin est différente.

FELDSPATH VOSGIEN. Ce minérai, qui est la base de porphyres où il est accompagné du pyroxène d'un beau vert, est blanc verdâtre et offre un éclat gras particulier. Il est en partie décomposé par les acides : il diffère de l'albite par une proportion trop forte d'alumine, et de la labradorite par une proportion trop faible de silice.

En *prismes* terminés par un biseau.

Dans les roches feldspathiques, le feldspath est presque toujours prédominant et associé à des éléments distincts qui sont le quartz ou des silicates tels que le mica, le pyroxène ou l'amphibole : ce sont des GRANITES, des GNEISS, des PORPHYRES, des TRACHYTES.

GRANITES. Roches composées en général d'éléments petits, cristallins, enchevêtrés, qui sont du feldspath, du quartz et du mica. Le feldspath est toujours l'élément dominant, à lamelles quelquefois très-marquées (granite porphyroïde) : c'est le plus souvent de l'orthose rougeâtre ou jaune, qui donne la teinte générale au granite; quelquefois l'orthose y est remplacée par de l'albite ou de l'oligoclase, blancs tous deux, et quand c'est l'albite, le granite devient plus facilement altérable.

Le quartz, reconnaissable à son éclat vitreux, n'est pas cristallisé, mais est moulé sur les autres éléments ; il est hyalin ou enfumé, très-souvent blanc laiteux; quand il est prédominant, il mène à l'ARKOSE.

Le mica est toujours le moins abondant des trois éléments du granite et est caractérisé par son éclat dans la cassure : on en trouve quelquefois deux variétés, une potassique blanche, ou une magnésienne et ferrifère brune ou noire. Le mica est-il remplacé par de l'amphibole, caractérisée par sa couleur, son éclat moindre que le mica et ses cristaux allongés, on a une SYÉNITE. Le mica est-il remplacé par du talc, à couleur verte et non clivable, le granite deviendra une PROTOGYNE ; le mica vient-il à manquer, on a une PEGMATITE, roche ayant tendance à offrir de gros cristaux.

Le granite peut s'altérer, et surtout l'élément

feldspathique, ce qui établit le passage aux KAOLINS, par des roches arénacées qui offrent les éléments du granite empâtés dans une roche terreuse feldspathique.

Le granite offre un grand nombre de variétés, dues à son mélange avec des minerais nombreux; il est souvent associé à des minerais accidentels, tels que grenats, zircon, sphène, tourmaline, pinite, fer oxydulé, etc.

Abondamment répandu à la surface du globe, il forme souvent l'axe minéralogique des montagnes.

Les granites sont accompagnés de roches métamorphiques qui enveloppent leur base et dépendent de leur nature.

Ce sont des GNEISS où le feldspath et le mica prédominent, ou des MICASCHISTES, renfermant les éléments du granite remaniés.

PROTOGYNE (granite talqueux). Roche toujours un peu schisteuse, formée de *quartz* en petits grains, de *feldspath* (orthose et oligoclase), de *mica* vert foncé et brunissant par le feu, et de *talc* souvent vert mais ne brunissant pas par le feu, moins abondant que le mica, mais donnant un toucher doux et gras.

La protogyne passe facilement au GNEISS TALQUEUX, mais elle contient alors moins de quartz et présente souvent des baguettes de tourmaline.

Les protogynes offrent souvent disséminés dans

leur masse du fer oligiste, de la chaux fluatée, du rutile, de l'épidote, etc. Elles existent en puissantes assises stratiformes dans les talschistes cristallifères.

PEGMATITE (Granite graphique). Roche formée de quartz et de feldspath blanc grisâtre, à clivages très-larges et très brillants, dans laquelle on trouve quelquefois le mica disséminé ; elle contient de l'émeraude, la tourmaline, du rutile, de l'étain oxydé.

C'est par sa décomposition, plutôt que par celle du granite, que se forme le kaolin pur. La pegmatite, non décomposée en entier et grenue, constitue le *pétunzé*, qui sert à faire la couverte des porcelaines.

L'ARKOSE est une roche composée de quartz et de feldspath, remarquable par le grand nombre des minerais qu'elle contient, feldspath, mica, quartz, fluorine, barytine, galène, pyrite, etc. Il est commun dans l'infralias.

GNEISS. Roches de deux classes ; les unes sont le résultat de modifications des granites et sont composées de *mica* prédominant, à paillettes superposées parallèlement et contenant entre leurs lits sans épaisseur du *feldspath* grisâtre (orthose ou oligoclase) et du *quartz* grenu.

Les gneiss contiennent souvent les minerais du granite, du talc, de l'amphibole, etc.

Une partie des roches désignées sous le nom de

gneiss, sont des roches sédimentaires métamorphiques.

Très-abondants dans la nature, les gneiss y forment des masses extrêmement puissantes.

On en distingue : 1° la LEPTINITE, le plus souvent schistoïde et tabulaire, presque toujours accompagnée de macles, de pyrite ou de graphite.

2° le KERSANTON, des terrains primitifs où il forme des enclaves ou des dykes ; roche foncée, grise ou peu noirâtre, peu dure, très-tenace, à grains fins ou moyens. Abondant en Bretagne.

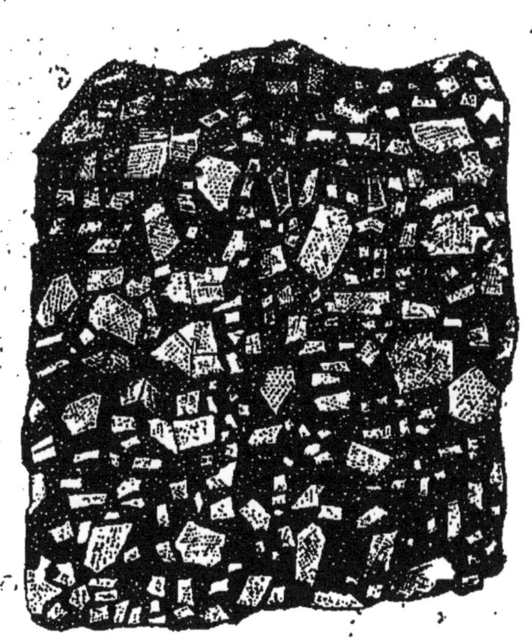

Fig. 64. — Plaque de Porphyre.

PORPHYRES. Roches composées des mêmes éléments que les granites, mais en proportions différentes et de texture dissemblable : elles sont postérieures aux granites et sont d'autant plus riches en quartz qu'elles sont plus anciennes (fig. 64). Le plus ordinairement les porphyres sont riches en feldspath (orthose, oligoclase).

Les Porphyres à pâte compacte sans cristaux, durs, homogènes, scintillants, à cassure conchoïdale, ont reçu les noms d'EURITE ou de PETROSILEX et sont plus compactes que les granites.

Les Porphyres, qui au milieu de leur pâte compacte montrent des cristaux de feldspath (albite, oligoclase ou labrador), constituent l'EURITE PORPHYROÏDE des Vosges.

On donne le nom de PORPHYRES QUARTZIFÈRES à ceux qui offrent des cristaux de quartz se détachant en clair sur la pâte, qui est rouge, grise ou brune. Ils se kaolinisent facilement et renferment du mica, du chlorite, du grenat, du fer oxydulé, du fer oligiste, de la tourmaline, du talc, de l'épidote, du spath-fluor, de la baryte sulfatée, etc.

Les Porphyres sont accompagnés de roches métamorphiques terreuses, à cassure compacte, ARGILOPHYRES ou fragmentées, PORPHYRES BRÉCHIFORMES. Les argilophyres ont l'aspect terreux et poreux, par de nombreuses petites cavités ; leur structure est massive ou schistoïde.

Les porphyres bréchiformes offrent une pâte plus ou moins abondante, d'un brun rouge ou bleuâtre, ou verdâtre.

TRACHYTES. Ce sont des roches rudes au toucher, de couleurs claires, blanches ou grises, à moins qu'elles ne renferment de l'amphibole; le feldspath en est l'élément dominant, orthose (Mont-Dore), albite et oligoclase (Drachenfeld), ou labradorite (Guadeloupe) et forme une pâte moins consistante que le feldspath isolé et ne faisant pas feu au marteau; on y trouve disséminés des cristaux, quelquefois très-beaux, et remarquables par leur éclat vitreux, fusibles au chalumeau en un verre blanc piqueté de noir.

De compacité très-variable, les Trachytes peuvent être vitrifiés en boule et passer à l'OBSIDIENNE ou aux RÉTINITES ou PERLITES, blanches, grisâtres ou verdâtres, à pâte compacte, à éclat nacré vitreux ou terne; peu fusibles avec boursouflement en fritte blanche; inattaquables par les acides; les perlites, qui forment des amas ou des filons, renferment des cristaux de mica, d'amphibole, de quartz, d'opale et de petits cristaux de feldspath.

Les Trachytes terreux constituent la DOMITE; ils sont âpres au toucher, contiennent souvent des cristaux de feldspath très-vitreux et très-fendillés, ainsi que des cristaux noirs de mica et d'amphibole, et quelquefois aussi du fer oligiste en grande quantité; ils forment des amas, des filons et peut-être des couches.

Poreux, les Trachytes forment les TUFS TRACHYTIQUES et peuvent passer à la PONCE.

Schisteux, ils constituent la PHONOLITE souvent attaquable par les acides, et qui contiendrait donc de la labradorite. Les masses de phonolite se distinguent des masses trachytiques par leurs pics plus isolés et plus escarpés.

On doit aussi rattacher aux Trachytes les LAVES ou produits des volcans.

Quelquefois les Trachytes renferment du pyroxène, et alors le quartz manque et le feldspath y est représenté par la labradorite.

Quand ils sont quartzifères, les Trachytes ne renferment ni pyroxène, ni péridot, ni fer oxydulé, ni sphène.

PRODUITS DE LA DÉCOMPOSITION DES SILICATES. Les Silicates peuvent, sous l'influence d'agents extérieurs, subir des modifications qui donnent lieu à des produits nouveaux. L'eau pure, ou chargée d'acide carbonique, peut amener l'enlèvement des alcalis, de la chaux, de la magnésie, et même dans quelques cas d'une partie de la silice; dans certains cas, la décomposition se sera faite sous l'influence d'émanations acides (acides chlorhydrique, sulfureux ou sulfhydrique, dont la présence est indiquée dans le sol par des chlorures abondants ou des sulfures); souvent ce sera à l'air humide ou à l'eau chargée de principes actifs, comme dans les eaux minérales, que sera due l'altération des Silicates.

Les roches feldspathiques sont particulièrement sujettes à ces altérations plus ou moins profondes, conservant quelquefois au minerai la structure et les clivages du feldspath, et d'autres fois l'ayant réduit à un état plus ou moins terreux, de façon à ne plus offrir dans sa composition que de l'alumine, de la silice et de l'eau. Ces éléments chimiques ne s'y trouvent pas en proportions nettement définies, mais il n'y a pas là seulement de simples mélanges, et la difficulté qu'on éprouve à dissoudre soit la silice, soit l'alumine, et même simplement à expulser l'eau, prouve bien qu'on a affaire dans ce cas à des mélanges de combinaisons définies.

Ces matières sont des masses terreuses, plus ou moins endurcies, qui happent à la langue, absorbent l'eau pour faire avec elle une pâte plus ou moins plastique, mais en général courte ou peu susceptible d'être étirée. Elles sont en général infusibles, à moins qu'elles ne soient mélangées d'oxydes métalliques, tels que ceux de fer ou de manganèse.

Certains éléments des roches peuvent échapper à la décomposition, le quartz, par exemple, de certains granites à gros grains, ou des pegmatites.

Nous rangerons dans ces derniers produits de décomposition les kaolins, les argiles, les terres à foulon, les halloysites.

KAOLINS. Ces roches, qui paraissent résulter de la décomposition du feldspath (M. Salvétat émet cependant des doutes à ce sujet), sont d'un blanc parfait ou légèrement teintées en rose ou en jaune, et ont une texture lâche, terreuse, grenue, les grains étant formés par du quartz, du mica et du feldspath. La partie terreuse, qu'on en sépare par le lavage, constitue le vrai Kaolin, à composition très-variable, mais qu'on peut ramener à la formule générale $Al^2 Si^3 + 2 Aq$; il est attaqué en partie par les acides, il éprouve au feu un retrait et prend une grande dureté ; mais il n'est pas fusible, même au chalumeau.

Gisement. En veines réticulées, filons, dykes et amas dans des masses de pegmatite, de granit et de porphyre.

5. ARGILES. On donne le nom d'Argiles à des masses terreuses, quelquefois feuilletées, plus ou moins endurcies, généralement onctueuses, qui absorbent l'eau et font pâte avec elle, qui happent à la langue et qui donnent, sous l'haleine, une odeur désagréable dite *argileuse ;* elles sont susceptibles de durcir au feu.

D'une composition variable qui n'a pas permis de leur assigner une formule, les Argiles sont des combinaisons de silice, d'alumine et d'eau, plus ou moins mélangées de carbonates de chaux et de magnésie, de silicate de chaux, d'oxyde de fer, etc.

Les Argiles proprement dites sont des combinaisons de silice et d'alumine avec 10 à 12 p. 100

d'eau : elles sont inattaquables ou à peine attaquables par les acides; elles forment avec l'eau une pâte ductile. Ce sont des roches arénacées formées d'éléments très-ténus, qui ont été entraînés par lévigation et se sont déposés en couches dans les terrains stratifiés, à la base des formations, entre les grès qui en forment la base et les calcaires qui les terminent.

On les distingue en :

1° *Argiles plastiques*, qui se prêtent aisément au travail des potiers; elles s'imbibent difficilement aussi d'eau et la perdent difficilement; pures, elles ne fondent pas à 129° du pyromètre de Wegwood. De couleur claire, blanc sale ou gris clair, elles sont quelquefois colorées en noir par du bitume ou en jaune par du fer hydraté oxydé. Une calcination modérée favorise leur dissolution dans les acides. Leur composition très-variable a été ramenée par M. Brongniart à la formule $Al^2 Si^3$.

Gisement; à la base des terrains tertiaires au-dessus de la craie; mais on leur substitue souvent des argiles de terrains plus inférieurs, du néocomien, par exemple.

2° *Argiles figulines*; liantes, mais moins tenaces que les argiles plastiques, elles renferment toujours 5 à 6 p. 100 de calcaire et un peu de fer; à une haute température, elles rougissent ou jaunissent, et se couvrent d'une sorte de vernis sans se fondre.

3º *Argiles calcaires* ou *marnes;* elles renferment toujours des proportions plus ou moins considérables de calcaire, et constituent une marne excellente, si le calcaire et l'Argile sont à peu près en quantité égale.

4º *Argiles schisteuses;* ordinairement très-siliceuses et faisant difficilement pâte avec l'eau.

5º *Argiles à polir;* presque entièrement siliceuses.

6º *Argiles légères;* ce sont des silicates de magnésie alumineux qui font difficilement pâte avec l'eau, et dont on fabrique des briques très-légères.

7º *Argiles ocreuses et ferrugineuses;* elles renferment une proportion plus ou moins considérable de fer, soit à l'état d'hydrate, soit à celui d'oxyde rouge. Quand le fer y est abondant, elles sont dites *ocres.*

8º *Argiles bitumineuses et plombaginées;* elles sont recherchées, quand l'Argile est infusible, pour faire des creusets propres à fondre l'acier.

TERRES A FOULONS ou ARGILES SMECTIQUES. Savonneuses et onctueuses au toucher; cassure inégale et passant à la cassure esquilleuse; souvent translucides sur les bords; très-tendres, elles se coupent comme de la cire; elles happent à la langue; mises dans l'eau, elles tombent en morceaux et y forment une pâte peu liante, où l'eau est à l'état de combinaison. Leur composition est très-variable; elles sont cependant plus riches en alumine que les Argiles plastiques; elles sont souvent altérées par du silicate de fer ; elles renferment 22 à 25 p. 100 d'eau. Elles sont facilement fusibles au feu en un émail gris verdâtre. Elles sont solubles ou au moins attaquables par les acides et les alcalis; elles forment, même à froid, un savon terreux avec les graisses; aussi sont-elles utilisées pour le nettoyage des draps.

Gisement; en couches résultant d'un dépôt chimique, au milieu du calcaire.

HALLOYSITES. Plus riches en alumine que les terres à foulon, les Halloysites ne forment pas des espèces déterminées, car la proportion de leurs éléments est assez variable; elles contiennent 24 à 25 p. 100 d'eau. Fusibles au chalumeau, attaquables en entier par les acides. Pures, elles sont d'un blanc laiteux ou opalin; mais elles sont souvent colorées par des oxydes métalliques; fortement translucides sur les bords, elles deviennent opaques à l'air; leur cassure est esquilleuse; elles happent à la langue; dans l'eau, avec laquelle elles font difficilement pâte, elles deviennent transparentes et laissent dégager des bulles d'air; très-tendres, elles se coupent au couteau en donnant des copeaux; elles sont onctueuses au toucher et comme savonneuses. *Gisement;* fréquentes dans les filons et surtout dans les gites de contact.

Les LITHOMARGES sont des Halloysites à structure schisteuse, ou formant les salbandes de certains filons métalliques.

ROCHES ARGILEUSES. Ce sont des mélanges d'argile avec diverses substances qui forment des roches alternant avec les autres roches sédimentaires. On distingue :

1° Les SCHISTES ARGILEUX, à texture serrée, foliacée, de couleur très-variable, ne se délayant jamais; on les trouve dans les terrains de transition en alternance avec les micaschistes, les grès et les quartzites.

2° Les SCHISTES ARDOISIERS, durs, sonores, d'un gris bleuâtre foncé; ils offrent des STRATES dus à leur disposition fibreuse intime et oblique à la direction de leurs couches, et sont parcourus par des FISSURES, les unes perpendiculaires aux plans des feuillets, les autres obliques et irrégulières. Formés par un dépôt de limon fin, qui est devenu postérieurement fissile, ils sont d'autant meilleurs qu'ils sont pris plus profondément dans une exploitation; la partie supérieure des veines est toujours altérée (*Cosse*) et est quelquefois entièrement décomposée, surtout dans les exploitations à ciel ouvert. Leur fissilité, qu'on ne doit pas confondre avec la stratification, n'est pas parallèle à la direction des veines et est plus facile quand la roche vient d'être extraite ; elle donne alors moins de déchets.

3° Les SCHISTES ARGILEUX, roches schis-

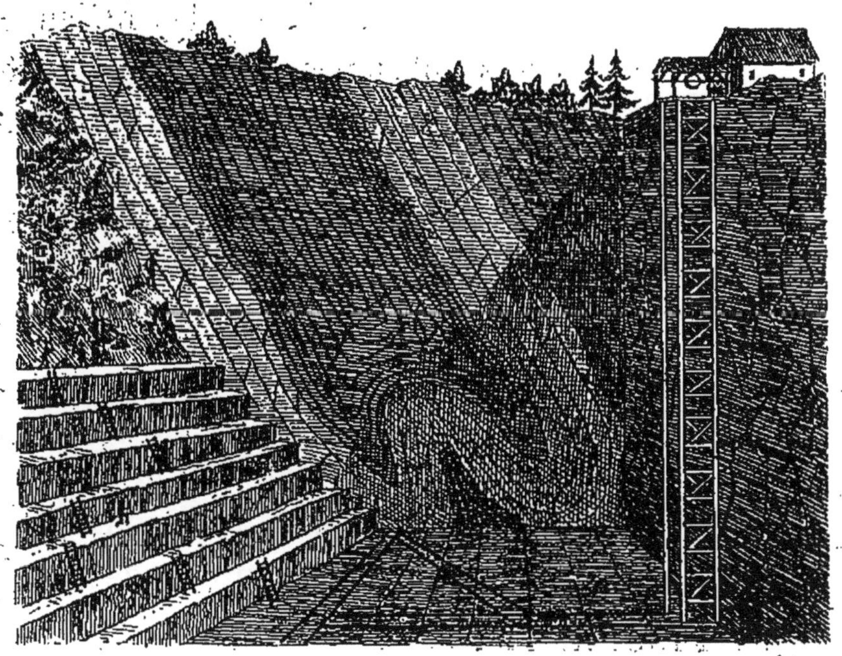

Fig. 65. — Carrière d'ardoises.

toïdes, qui perdent leur cohérence à l'air et se transforment ainsi en Argile pouvant faire pâte avec l'eau, sont généralement tendres. Les variétés à grain fin sont nommées NOVACULITE et font d'excellentes pierres à rasoir ; des terrains anciens et surtout du silurien.

4° Les PHYLLADES (ardoise) (fig. 65) sont des roches schistoïdes de couleur variable, souvent gris noirâtre, des terrains cambrien et silurien, des terrains nummulitiques, etc.

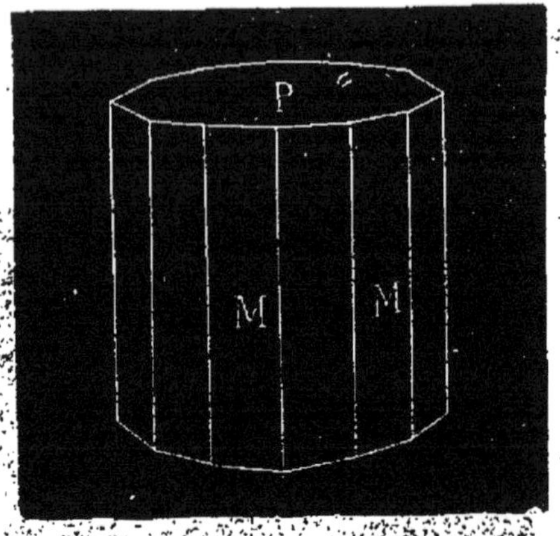

Fig. 66. — Pinite.

5° Les GRAUWACKES, grenues, plus ou moins fines, grises ou verdâtres, sont composées de fragments anguleux ou roulés de phyllade, de quartz et de feldspath. Très-anciennes, elles forment une des premières roches sédimentaires et constituent des masses puissantes, que leurs fossiles rattachent à l'époque silurienne.

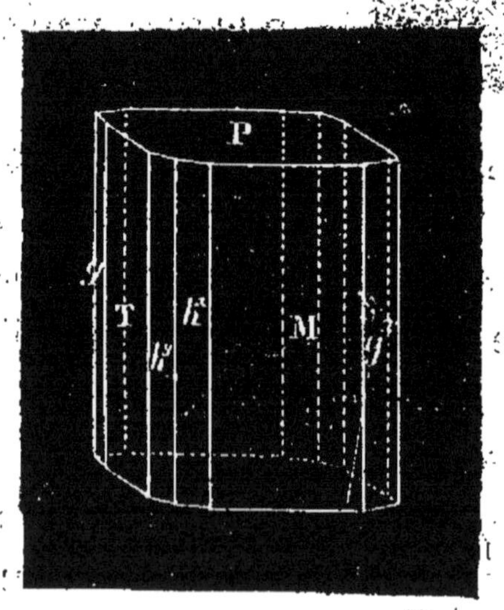

Fig. 67. — Pinite.

Les MACIGNOS sont des grès à base d'argile, formant des assises puissantes et étendues ; provenant des terrains à nummulites.

PINITE. 3 Al Si^2 + (K, Mg, fe,) Si; gris cendré ou rougeâtre; opaque, sans éclat; cassure inégale; dureté faible; au chalumeau elle blanchit et fond sur les bords en donnant un verre blanc et bulleux.

Cristallisée toujours (fig. 66 et 67); sa forme primitive est un *prisme droit non symétrique* sous l'angle 91°, 20.

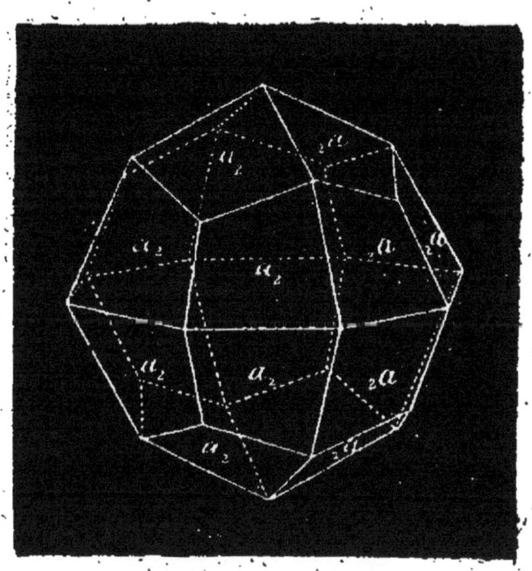

Fig. 68. — Amphigène.

Gisement; dans le granite, auquel elle est contemporaine.

AMPHIGÈNE. 3 Al Si + K^2Si^2; couleur blanc opaque, jaunâtre et rougeâtre; dureté 6; elle raye difficilement le verre; pesanteur spécifique 24,3; cassure conchoïdale, sans clivages.

Cristallisée, ses cristaux sont presque toujours des *trapézoèdres* (fig. 68).

Gisement; dans les laves, généralement antérieures à l'époque actuelle.

L'AMPHIGÉNITE est une roche qui offre des

mélanges de quartz, de péridot, de mica. Elle se trouve dans les terrains volcaniques de la formation pliocène et de la période actuelle.

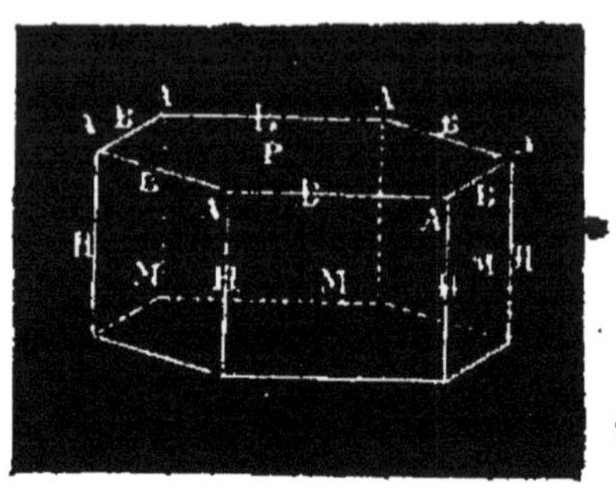

Fig. 69. — Néphéline.

SODALITE. $3\ Al\ Si + Na^3 + Na\ Cl^2\ Si$. Dans les roches de la Somma (Vésuve) et dans une roche micacée du Grœnland.

NÉPHÉLINE (Schorl blanc). $3\ Al\ Si^2 + (Na, K)\ Si^2$. Couleur blanche hyaline ou grise ; éclat vitreux, fragile ; dureté 6 ; elle raye le verre : poussière blanche ; cassure conchoïde, inégale, avec des indices de clivage ; pesanteur spécifique 23,60 ; au chalumeau, fusible en un verre blanc bulleux ; soluble en gelée dans les acides.

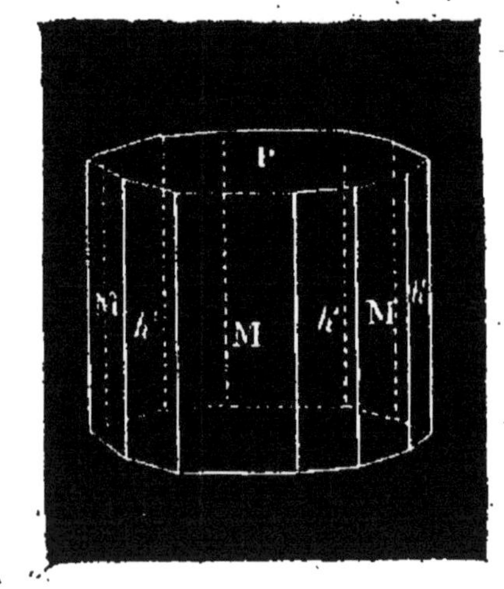

Fig. 70. — Néphéline.

Cristallisée ; sa forme primitive est un *prisme à 6 faces* (fig. 69) qui est souvent modifié sur ses arêtes longitudinales (fig. 70) ou sur les arêtes de la base (fig. 71).

Gisement ; disséminée dans les basaltes (Heidelberg) et dans les roches dolomitiques de la Somma (Vésuve).

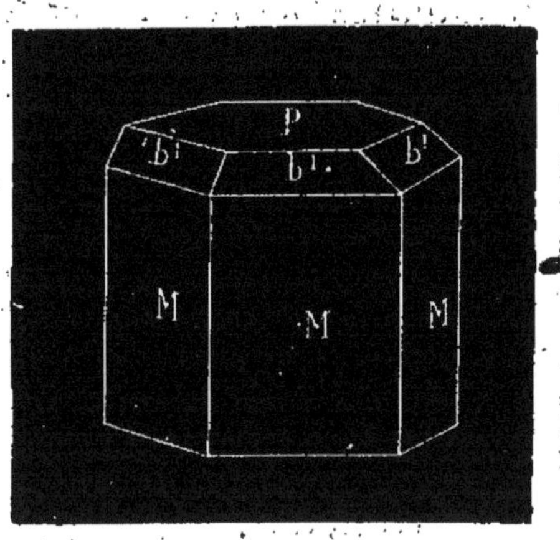

Fig. 71. — Néphéline.

La Néphélinite est une roche volcanique assez rare qui renferme accidentellement du fer titané et du mica. Elle forme de grandes assises stratiformes et quelquefois des dykes, dans les terrains volcaniques du terrain pliocène et de l'époque actuelle.

Wernérite. $2\,Al\,Si + Ca^3, Si$. Couleur blanche, grisâtre ou verte ; dureté 5,5 ; pesanteur spécifique 26,12 à 27,70 ; fusible au chalumeau en un verre blanc ou verdâtre.

Cristallisée ; sa forme primitive est un *prisme à base carrée*, qu'on trouve presque toujours

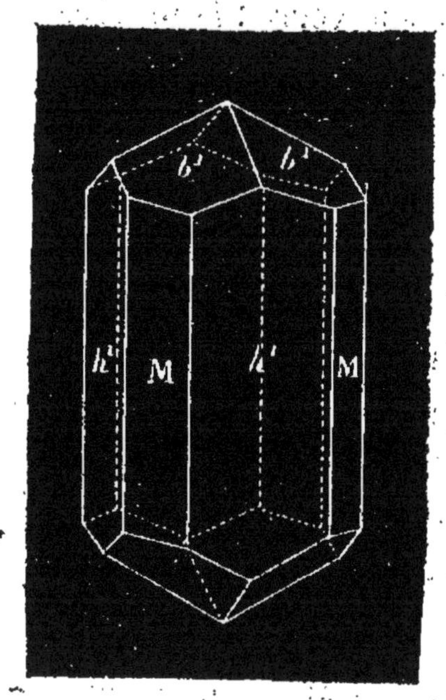

Fig. 72. — Wernérite.

modifié sur les arêtes longitudinales et de la base.

Gisement; dans les terrains de cristallisation.

DIPYRE, $9 Al Si + 2 Ca Si^3 + 2 Na Si^3$; transparent ou blanc mat, dur, raye le verre; cassure à éclat vitreux; au chalumeau il perd sa transparence et fond avec bouillonnement léger en un verre blanc et bulleux; difficilement attaquable aux acides.

Cristallisé en *prismes quadrangulaires à base carrée*, ou en *prismes octogones.*

Gisement. Dans un calcaire argileux à Libarens (Basses-Pyrénées); dans une argile brune ou jaune à Mauléon et à Lès (Ariége).

COUZERANITE, $6 Al Si + 2 (Ca, Mg) Si^3 + (K, Na) Si^3$; grise ou noire, ou d'un blanc laiteux; cassure conchoïde et inégale ou lamelleuse; éclat vif, un peu résineux; opaque ou translucide dans les fragments minces; raye le verre, pas le quartz; pesanteur spécifique 26,90; fusible au chalumeau en un émail blanc; inattaquable par les acides.

Cristallisée; sa forme primitive est un *prisme rhomboïdal oblique;* ses cristaux sont simples.

Gisement; dans les calcaires de transition des Pyrénées.

Ce minerai est réuni au Dipyre par quelques minéralogistes.

ÉPIDOTE, $2 (Al, Fe) Si + (Ca, fe) Si$. Couleur vert pistache, gris verdâtre ou violette; rarement transparente; dureté 6,5; cassure inégale, un peu céroïde, sans clivage; pesanteur spécifique 32,60 à 34,50; au chalumeau, elle se boursouffle, se tuméfie et fond sur les bords.

Cristallisée (fig. 73); sa forme primitive est un *prisme rectangle irrégulier;* ses cristaux sont souvent *maclés*.

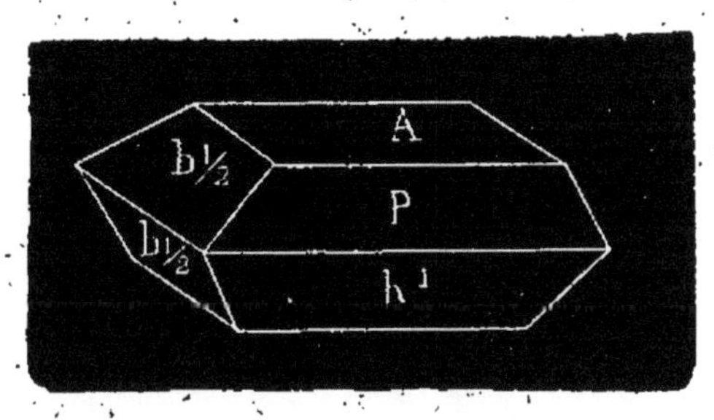

Fig. 73. — Épidote.

Bacillaire; en cristaux prismatiques très-allongés, cannelés, réunis ensemble et terminés par une face plane très-brillante.

Granulaire ou *arénacée;* sables formés de grains peu brillants et fusibles en une scorie noire irréductible.

Compacte; quelquefois dans les roches feldspathiques quartzeuses.

Les Épidotites, grenues ou compactes, sont stratiformes, en lits minces ou en rognons; elles sont de couleur verte, renferment souvent du grenat, de l'amphibole, du quartz, du talc; elles appartiennent aux terrains primitifs stratifiés.

Idocrase, $3\,Al\,Si + (Ca, Mg, Mn, fe)\,Si$. Couleur rouge brun ou vert jaunâtre; éclat vitreux ou résineux; souvent translucide; cassure inégale, ondulée, sans clivage; dureté 6,5; pesanteur spécifique 32,28 à 33,99; au chalumeau, fusible avec ébullition en un verre jaunâtre translucide; inattaquable aux acides.

Cristallisée; sa forme primitive et dominante est un *prisme droit à base carrée:* ses cristaux sont ordinairement très-éclatants et offrent des faces verticales striées (fig. 74).

Gisement; dans les roches talqueuses et les calcaires des terrains métamorphiques; dans les roches calcaires intercalées au tuf ponceux de la Somma (Vésuve).

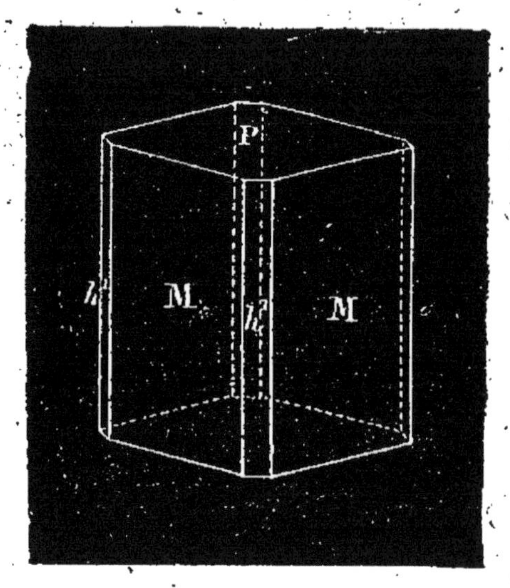

Fig. 74. — Idoçrase.

Grenats. Ils présentent une grande variété de couleurs et des pesanteurs spécifiques qui varient de 36,55 à 42,36 ; composition presque toujours identique, (Al. Fe) Si + (Ca. K. N. Mq) Si., mais quelquefois voilée par des isomorphes qui se remplacent; fusibles au chalumeau, quelques-uns cependant résistent complétement. Ils sont insolubles ou attaquables dans les acides.

Cristallisés; leur forme primitive est un *cube;* les cristaux peu variables, mais à facettes souvent multiples (fig. 75 et 76), ils se rapportent presque toujours au *dodécaèdre rhomboïdal* ou au *trapézoèdre:* ils sont isolés ou unis. On distingue plusieurs sortes de grenats :

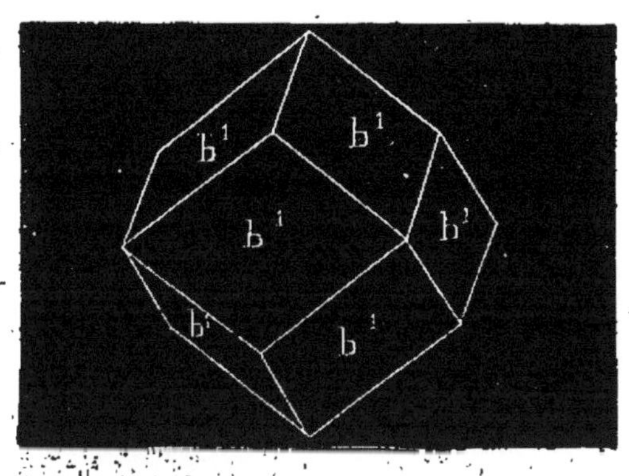

Fig. 75. — Grenat.

1° *Grenat grossulaire;* Al Si + Ca Si; rarement incolore et transparent, ordinairement verdâtre ou jaune orangé; pesanteur spécifique 35,50 à 37,30; fusible en un verre peu coloré vert; sa poussière est soluble dans l'acide chlorhydrique concentré.

2° *Grenat almandin;* Al Si + fe Si; rouge violet, brun foncé ou noir; dureté 7, raye le quartz; pesanteur spécifique 39 à 42,36 ; fusible au chalumeau en un globule noir, souvent attirable à l'aimant; insoluble dans les acides. Quelquefois le fer est remplacé par de la magnésie (Arendal, Norwége).

3° *Grenat mélanite;* Fe Si + Ca Si; noir ou brun noirâtre quelquefois jaune ou vert; dureté moyenne 6, 5, rayé par le quartz ou le rayant très-difficilement;

pesanteur spécifique 36,50 à 40; fusible au chalumeau en un verre noir; soluble en grande partie dans l'acide chlorhydrique; il contient presque toujours de la magnésie et du protoxyde de manganèse.

4° *Grenat spessartine;* Al Si + Mn Si; rouge violet ou brun rouge, jamais noir; dureté 7, raye le quartz; pesanteur spécifique 37 à 41.

5° *Grenat Ouwarovite;* Cr Si + Ca Si; vert d'émeraude par l'oxyde de chrôme; dureté 7, raye le quartz; au chalumeau il ne perd ni sa couleur, ni sa transparence, (de l'Oural).

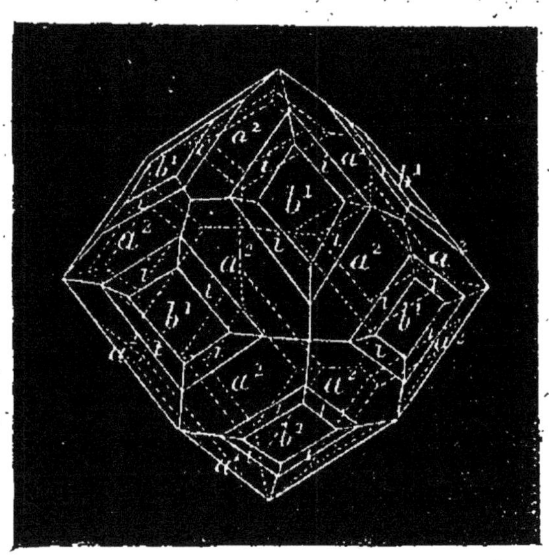

Fig. 76. — Grenat.

Les *Grenats granuliformes* sont en grains plus ou moins accolés et ont presque toujours une cassure résineuse.

Les *Grenats compactes* constituent des roches à cassure compacte analogues aux grenats par leur aspect et par leur formule; ces roches renferment des cristaux bien définis, ce qui confirme leur réunion aux grenats.

Gisement; abondants dans les terrains de transition, les grenats se rencontrent quelquefois dans les terrains volcaniques. Leur nature est toujours en rapport avec celle des roches qui les enclavent ; ainsi les grenats calcaires sont dans les roches calcaires. Les grenats forment des cristaux disséminés dans la plupart des roches cristallines, les granites, les schistes micacés, etc.

La GRENATITE est une roche pesante, constituée principalement par du grenat, souvent associé

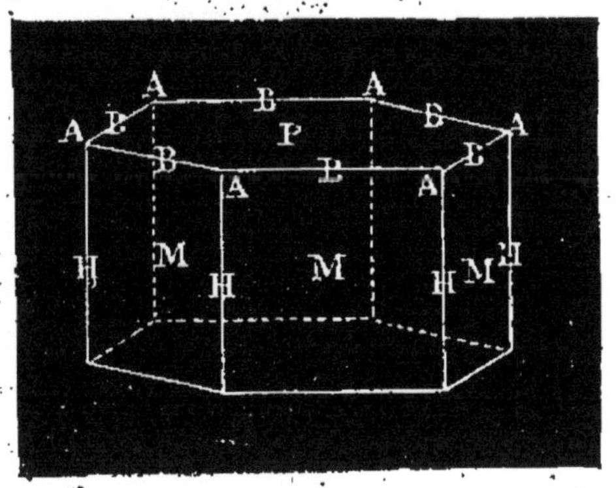

Fig. 77. — Émeraude.

avec de l'épidote[1], du quartz, de l'idocrase, du talc, du mica, etc., et qu'on trouve le plus souvent dans les gneiss et micaschistes.

ÉMERAUDE, 3 Al Si, + Gl Si. Couleur verte ou incolore; quand elle est incolore ou vert d'eau, elle porte les noms d'*Aigue marine* ou de *Béryl;* éclat vitreux; cassure conchoïdale, avec un clivage difficile ; dureté 7,5 à 8 ; pesanteur spécifique 26,78 à 27,32; au chalumeau, elle est infusible, mais blanchit et devient opaque sur les bords des fragments aigus; inattaquable par les acides.

Cristallisée ; sa forme primitive et dominante est un *prisme hexagonal régulier*, à clivage facile parallèle à la base (fig. 77 et 78).

Lithoïde ; opaque et volumineuse (Limoges).

Gisement ; dans toutes les contrées à sol granitique.

PHÉNAKITE, Gl Si. Minerai rare, de l'Oural et de Framont (Vosges); en cristaux rhomboïdaux.

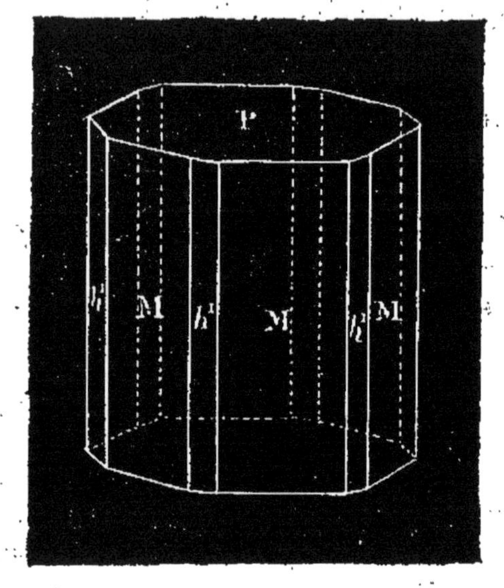

Fig. 78. — Émeraude.

EUCLASE, Al^2 Si + 2 Gl Si. Hyaline, vert d'eau ou bleuâtre; éclat vitreux; dureté 7,5; cassure conchoïdale et vitreuse; réfraction double très-forte; électrique par simple pression; pesanteur spécifique 30,98; au chalumeau fusible sur les bords en un émail blanc.

Cristallisée; sa forme primitive est un *prisme rhomboïdal oblique*.

Gisement; les alluvions diamantifères du Brésil.

TOPAZE, 3 Al. Si. + Al. Fl. Couleur jaune de

teintes variables, quelquefois incolore bleuâtre ou verdâtre; deux axes de double réfraction; dureté 8; pesanteur spécifique 34,99 à 35,4; infusible au chalumeau, elle donne avec le borax un verre transparent; chauffée dans un creuset, sa couleur devient rouge ou violacée et donne la *topaze brûlée.*

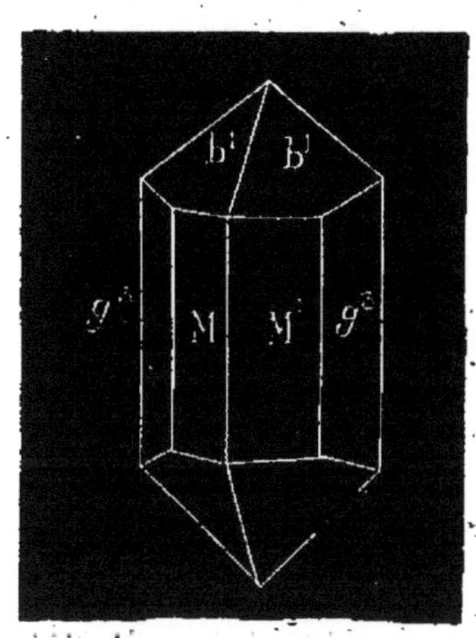

Fig. 79. — Topaze.

Cristallisée; toujours; sa forme primitive est un *prisme rhomboïdal droit* sous l'angle 124°,20'; ses formes dominantes sont des *prismes rhomboïdaux* (fig. 79 et 80) dont les modifications peuvent servir à distinguer les gisements; ces cristaux offrent tous un clivage très-facile suivant la base du prisme.

Roulée; en galets blanc verdâtre; dans les alluvions du Brésil.

Gisement; le même

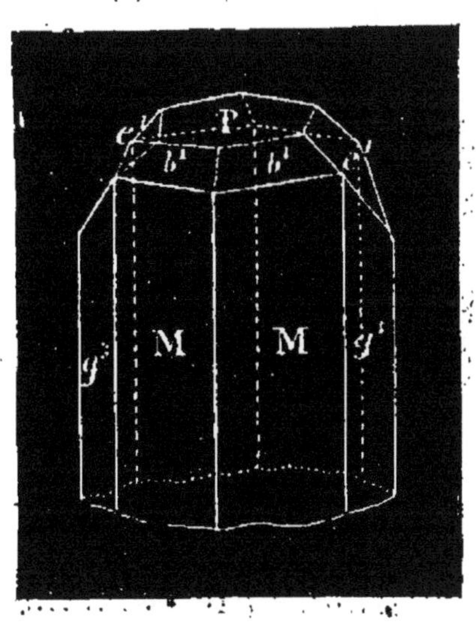

Fig. 80. — Topaze.

que l'émeraude; moins fréquente, mais plus abondante.

TOURMALINE, (Schorl électrique) (Al, Fe. Si, Bo, + (Ca, Mg, Li, K, Na.) Si. Bo? Couleur claire, verte, rose, translucide et même transparente, ou foncée brune ou noire et opaque; éclat vitreux; cassure vitreuse, inégale, souvent résineuse, sans clivages; dureté 7,5, raye facilement le quartz; pesanteur spécifique 30,5; au chalumeau, les variétés claires sont infusibles, les variétés foncées sont fusibles; inattaquable aux acides; elle offre des propriétés optiques remarquables: les plaques parallèles à l'axe éteignent les rayons polarisés.

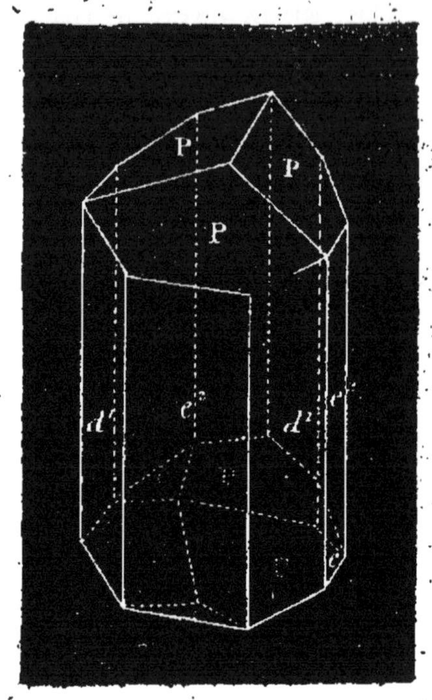

Fig. 81. — Tourmaline.

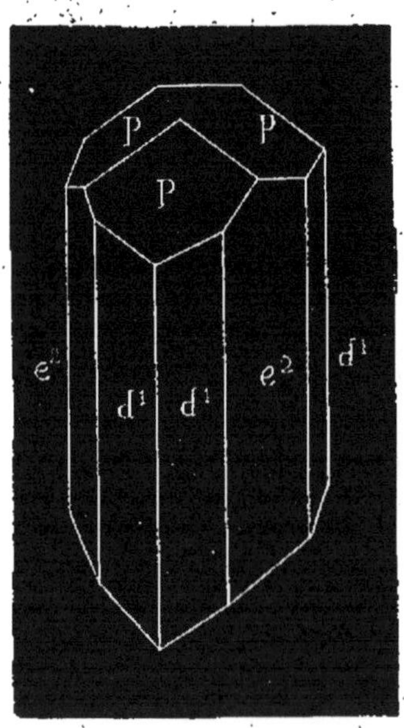

Fig. 82. — Tourmaline.

Cristallisée; sa forme primitive appartient au système rhomboédrique; ses cristaux sont des *prismes* à faces multiples de 3, souvent cannelés et très-allongés (fig. 81 et 82).

Bacillaire; en cristaux prismatiques allongés; quelquefois ses aiguilles sont cylindroïdes par l'arrondissement de leurs faces et par de nombreuses cannelures.

Aciculaire radiée; aiguilles devenant plus grosses en divergeant, souvent terminées par le rhomboèdre primitif.

Analogies; avec l'amphibole, le pyroxène, l'épidote, l'émeraude, le péridot; mais elle offre une coupe triangulaire.

Gisement; abondante dans les terrains anciens, granite, gneiss et surtout micaschiste; elle se trouve aussi dans la dolomie saccharoïde de Saint-Gothard (terrain jurassique).

Axinite, $2\,(Al, fe, Mn)^2\,Si^3 + (Ca, Mg, K)^2$, Si; hyaline et violette, quelquefois verdâtre; éclat vitreux; dureté 6,5; pesanteur spécifique 32,71; au chalumeau, elle fond avec bouillonnement en un verre vert foncé et avec une flamme verte; avec le borax, elle donne un verre violet; inattaquable par les acides.

Cristallisée. Sa forme primitive est un *prisme oblique non symétrique* qu'on trouve ordinairement modifié sur quelque arête ou angle (fig. 83).

Gisement; dans les filons quartzeux, qui traversent les roches amphiboliques.

Sphène, Ca Si + Ti² Si. Couleur gris-verdâtre ou jaune orangé ; translucide, ou bien opaque ; cassure inégale et conchoïde ; clivages difficiles parallèles aux faces primitives ; dureté 5,5 ; pesanteur spécifique 34,68 à 36 ; au chalumeau, un peu fusible sur les bords en un verre foncé ; attaquable par l'acide chlorhydrique.

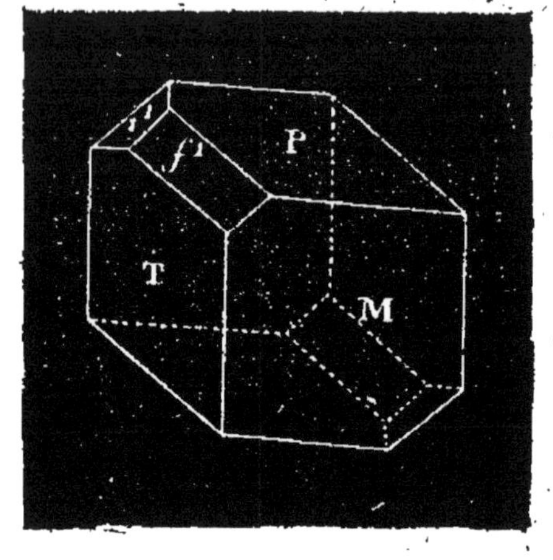

Fig. 83. — Axinite.

Cristallisé (fig. 84). Sa forme primitive est un *prisme rhomboïdal*

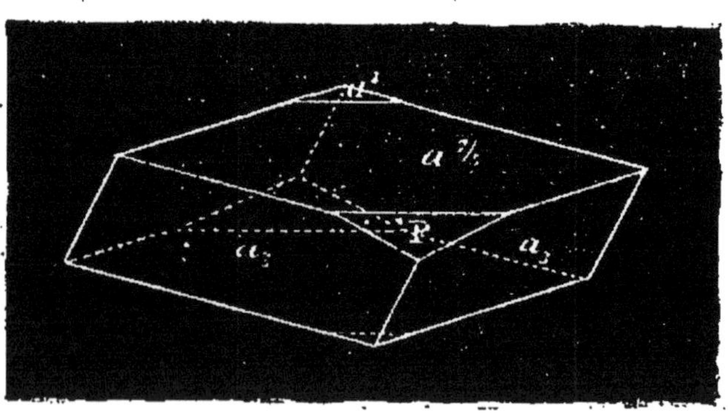

Fig. 84. — Sphène.

oblique ; ses cristaux, extrêmement variés, sont souvent *maclés*.

Analogies ; avec le feldspath, mais son éclat est

plus vif ; il est moins fusible et n'est pas lamelleux.

Gisement; fréquent dans les roches granitiques (granits de Normandie), la syénite d'Egypte, la phonolite du Mont Dore.

LAPIS-LAZULI, Na, Ca, Al, Si, Su. Couleur bleue très-riche; cassure grenue et ayant toujours une disposition cristalline; dureté 5,5; soluble en gelée dans les acides; au chalumeau, il fond difficilement en un globule d'abord bleuâtre, puis blanc; avec le borax, il fait effervescence et donne un verre transparent.

Gisement; en filon avec de la chaux carbonatée et de la pyrite de fer (Perse).

HAÜYNE, K, Cu, Al, Si, Su. En grains cristallins bleus ou verdâtres, formant des *dodécaèdres réguliers;* dureté 6; pesanteur spécifique 26 à 33; soluble en gelée dans les acides; au chalumeau elle perd sa couleur et donne un verre bulleux; avec le borax, elle fait effervescence et forme un verre transparent qui devient jaune par le refroidissement.

Gisement; dans les roches volcaniques.

MICA. Al Si+fe (Ca, Li), K, Si, Fl. Les Micas, d'une structure éminemment lamelleuse, sont de couleurs très-variées ; éclat demi-métallique très-vif; dureté 2,5, moindre que le spath calcaire. Pesanteur spécifique 26 à 29,49; un clivage extrêmement net et facile, parallèle à la base des cristaux et donnant des feuilles flexibles et élastiques; solubles dans le borax avec ou sans effervescence, les uns sont fusibles au chalumeau, les autres non. Leur composition, qui est variable, peut être rapportée à la formule générale Al Si+fe(Ca, Li), K, Si, Fl, et influe sur quelques-unes de leurs propriétés; c'est ainsi que ceux qui renferment une forte proportion de magnésie, cristallisent en *prisme hexagonal régulier* et ont un seul axe de double réfraction ré-

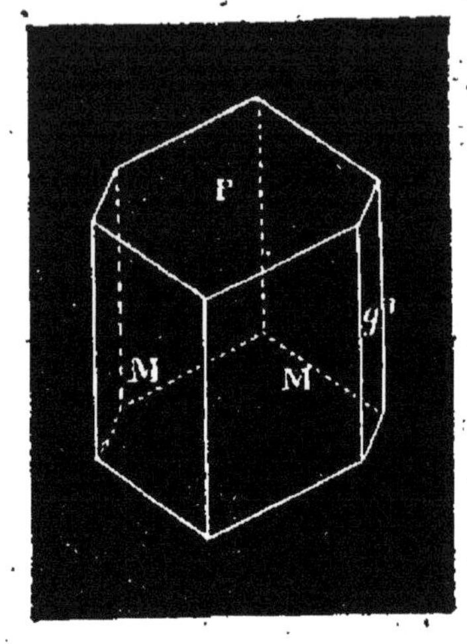

Fig. 85. — Mica.

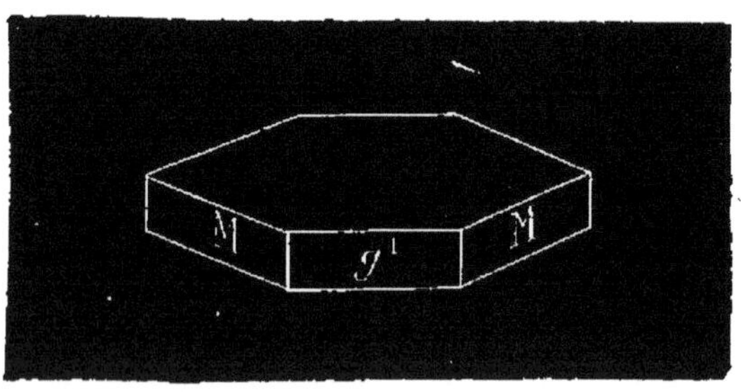

Fig. 86. — Mica.

pulsif; que ceux qui ne renferment pas de magnésie, ont deux axes de réfraction double répulsifs, et que leur cristallisation est un *prisme rhomboïdal droit*, s'ils sont potassiques, et un *prisme rhomboïdal oblique* (fig. 85 à 86), s'ils sont à base de lithine.

Mica hémisphérique; en lames convexes et concaves, d'un blanc argentin, placées les unes sur les autres en augmentant d'étendue et en formant une ou plusieurs pyramides renversées ou convergentes.

Mica palmé; en lames d'un blanc d'argent, groupées de manière à simuler des feuilles ondulées et portant une nervure centrale.

Mica lépidolithe; de couleur rose-lilas, blanc argentin ou vert; ne renfermant pas de magnésie, mais contenant 3 à 5 p. 100 de lithine et 3 à 8 p. 100 d'acide fluorhydrique.

Gisement; les micas appartiennent aux terrains anciens et font partie intégrante des granites, des gneiss et des schistes micacés; on les trouve accidentellement dans les terrains volcaniques et ils sont très-fréquents dans les terrains neptuniens.

MICASCHISTES, Roches à base de quartz, mais où le mica prédomine, *grenues* ou *schistoïdes*. Ils forment des couches puissantes, souvent contournées, à texture schistoïde, et dans lesquelles on trouve beaucoup de minéraux, tels que du feldspath, du grenat, du talc, etc.

TALC, $3\,Mg^2\,Si^3 + 2\,Aq$. Couleur blanc-verdâtre très-clair et argentin; éclat nacré, gras; onctueux au toucher; dureté très-faible, rayé par l'ongle; poussière blanche, comme savonneuse; pesanteur spécifique 25,65 à 25,80; infusible au chalumeau; inattaquable aux acides.

Lamelleux; en lamelles facilement séparables, flexibles, non élastiques; quelques-unes ont un clivage indiqué, qui paraît amener à un *prisme rhomboïdal* sous l'angle 113°.

Fibreux; à fibres larges, se séparant facilement..

Gisement; minerai accidentel, qu'on trouve pur en veinules et nodules, et fréquemment impur dans les protogynes et les stéachistes. Il accompagne souvent les roches trappéennes, et y annonce l'absence d'alumine et la prédominance de la magnésie.

STÉATITE, $3 Mg^2 Si^3 + 2 Aq$. Couleur blanc de lait; éclat nacré; onctueuse au toucher; légèrement schisteuse à feuillets indistincts, n'offant jamais de clivage; dureté très-faible, rayée par l'ongle; pesanteur spécifique 26,50 à 28; au chalumeau, elle se gonfle, s'exfolie, devient plus mate, et se fritte un peu sur les bords minces; elle est décomposée par une longue ébullition dans l'acide sulfurique; elle paraît un peu plus riche en silice que le talc.

En masses, quelquefois assez considérables (*craie de Briançon*).

Fibreuse; quelquefois.

Gisement; elle accompagne, comme le talc, les

roches trappéennes et y annonce aussi l'absence d'alumine et la prédominance de la magnésie.

PIERRE OLLAIRE. Roche gris-verdâtre, à poussière blanche, composée de grains ou de lamelles cristallines; onctueuse, se taillant au couteau; résistant au feu, ce qui l'a fait employer quelquefois à la fabrication des vases de cuisine.

SCHISTE TALQUEUX (Stéachiste). Roche vert clair, à éclat argentin, onctueuse au toucher, infusible au chalumeau. On y trouve souvent associés du fer oligiste, du fer carbonaté, du fer oxydulé, de l'amphibole, du disthène, du corindon, de l'asbeste, des macles, du chlorite.

SERPENTINE. Couleur vert clair ou foncé, homogène ou avec des nuances variées; toujours très-tendre, elle peut se tailler au couteau; tenace, elle reçoit l'empreinte du marteau; éclat gras, cireux; cassure inégale, souvent très-esquilleuse, sans clivages; douce au toucher, mais non savonneuse; pesanteur spécifique 25 à 26,80; infusible au chalumeau, elle durcit en donnant de l'eau; attaquable en partie par les acides.

SERPENTINE EN ROCHE; plus chargée de fer, tenace mais tendre, d'un vert foncé, souvent bigarrée; elle est associée au grenat, au diallage, au fer chromé, au quartz, etc.

Gisement; elle constitue des roches éruptives,

formant des montagnes et des pitons (ce qui indique qu'elles sont sorties solides ou à peine pâteuses), et ayant exercé des actions métamorphiques, preuve de leur température élevée. Elle infiltre quelquefois les fissures des calcaires pour former les *marbres serpentineux* (Pyrénées, Italie).

Elle renferme souvent du diallage lamelleux, de la stéatite en nodules, plus rarement des grenats ou du chlorite.

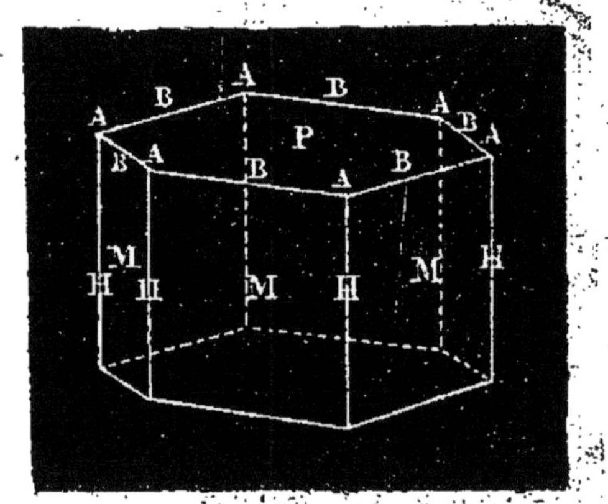

Fig. 87. Chlorite hexagonale.

CHLORITE. $2 Al^2 Mg + 4 Mg^2 (Fe^2) Si^2 Aq^2$. De couleur vert foncé, translucide et même transparent, tendre et onctueux au toucher; flexible, mais non élastique; pesanteur spécifique 26,73; difficilement fusible au chalumeau en un verre noir.

Cristallisé; sa forme primitive est un *prisme régulier à 6 faces* (fig. 87). Ses cristaux sont des *dodécaèdres bipyramidés.*

Schisteux ou *écailleux;* dans les roches métamorphiques des Alpes.

Grenu; dans les roches métamorphiques des Alpes.

Souvent mélangé aux SABLES VERTS de la craie inférieure, le chlorite constitue alors la GLAUCONIE. On le trouve aussi mélangé au calcaire grossier inférieur (Paris).

TERRES VERTES ALUMINEUSES. Elles offrent des points d'analogie avec le chlorite, et ont des variations qui ne permettent pas d'en former des espèces distinctes. Elles ont pour caractère commun de donner de l'eau par la calcination, d'être attaquables par les acides, et de fondre au chalumeau en un émail noir ou en une scorie vert-bouteille.

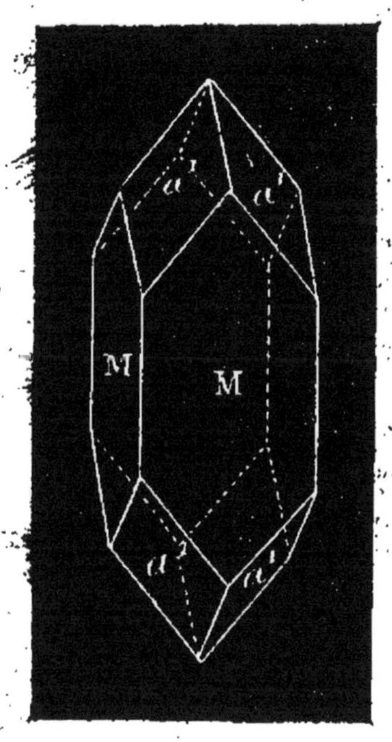

Fig. 88. — Apophyllite.

ZÉOLITHES. Groupe de minéraux à caractères très-rapprochés : tous hyalins ou blanc laiteux, peu durs ; au chalumeau ils donnent de l'eau ; solubles dans les acides.

APOPHYLLITE, $8 \, Ca \, Si^3 + K \, Si^6 + 16 \, Aq$. Couleur blanche, grisâtre, bleuâtre ou rougeâtre ; éclat nacré, translucide ; dureté 4,5 ; pesanteur spécifique 23,35 ; au chalumeau, elle se fendille, s'exfolie, se boursouffle et fond en un verre bulleux et incolore ; double réfraction à un axe.

Cristallisée; sa forme primitive est un *prisme à base carrée,* souvent modifié sur les angles (fig. 88); les cristaux ont un clivage très-net parallèle à la base et indiqué par des anneaux colorés.

Gisement; dans des roches amphiboliques (Suède); dans des roches volcaniques (Islande); dans le calcaire d'eau douce à friganes de Clermont (Puy-de-Dôme).

LAUMONITE. 3 Al Si^3 + Ca Si^2 + 4 Aq. Couleur blanc laiteux ou jaunâtre; pesanteur spécifique 23,30 à 24,10; fusible au chalumeau en un verre bulleux; elle s'effleurit à l'air et tombe en poussière.

Cristallisée; sa forme primitive est un *prisme rhomboïdal oblique;* ses cristaux, allongés, deviennent *bacillaires* ou *aciculaires.*

GÉDRITE, 2 Al Si^3 + 6 (fe, Mg) Si + Aq. Couleur brun de girofle; en masses cristallines fibroso-lamellaires, dans la vallée de Gèdre (Pyrénées).

STILBITE, 3 Al Si^3 + Ca Si^3 + 6 Aq. Couleur blanc laiteux, quelquefois jaunâtre ou rouge; dureté 3,5; pesanteur spécifique 21,60; éclat nacré sur les faces du clivage, vitreux dans les cassures; au chalumeau, elle se boursouffle en commençant à fondre et donne un verre blanc bulleux; elle fait difficilement gelée dans les acides.

Cristallisée; sa forme primitive est un *prisme*

rhomboïdal droit, toujours modifié sur les arêtes (fig. 89).

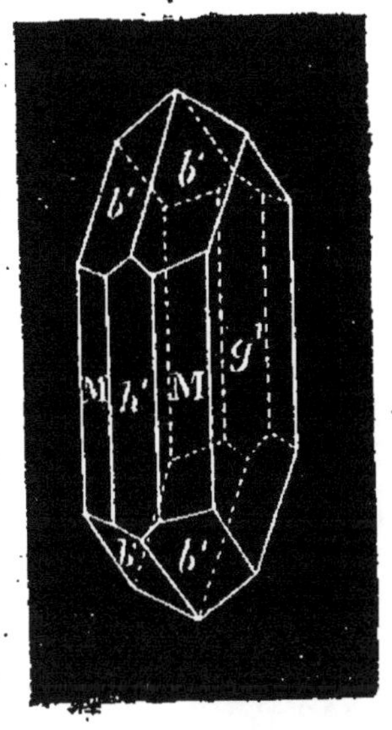

Fig. 89. — Stilbile.

En masses concrétionnées; quelquefois à structure fibreuse et radiée.

Gisement; elle appartient aux roches volcaniques anciennes, aux filons de plomb et aux gneiss.

Mésotype, $3 \, Al \, Si^3 + Na \, Si^3 + 2 \, Aq$. Couleur blanc laiteux ou jaunâtre; en baguettes ou aiguilles plus ou moins rayonnées.

Cristallisée; sa forme primitive est un *prisme rhomboïdal droit;* ses cristaux sont quelquefois groupés irrégulièrement, ou disposés en masses divergentes dont l'extrémité libre forme un pointement quadruple (fig. 90).

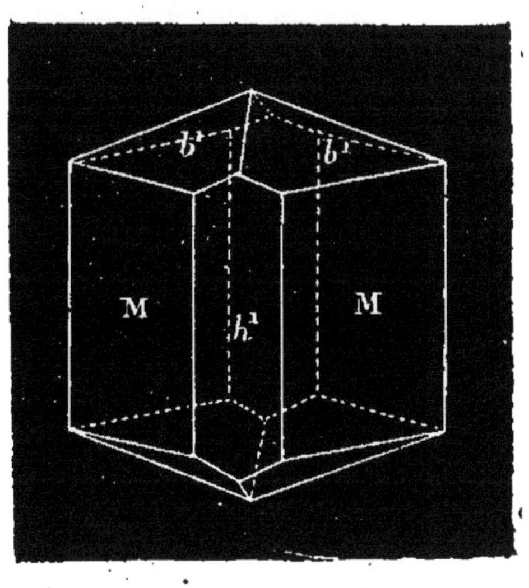

Fig. 90. — Mésotype.

Aciculaire, fibreuse radiée ou

capillaire quand ses cristaux ont de faibles dimensions.

Gisement; dans les terrains volcaniques; elle forme des noyaux dans les roches basaltiques ou dans les tufs, qui y sont associés.

CHABASIE, $3\,Al\,Si^3 + (Ca, K, Na)\,Si^2 + 6\,Aq$. Couleur blanc laiteux ou rougeâtre, transparente

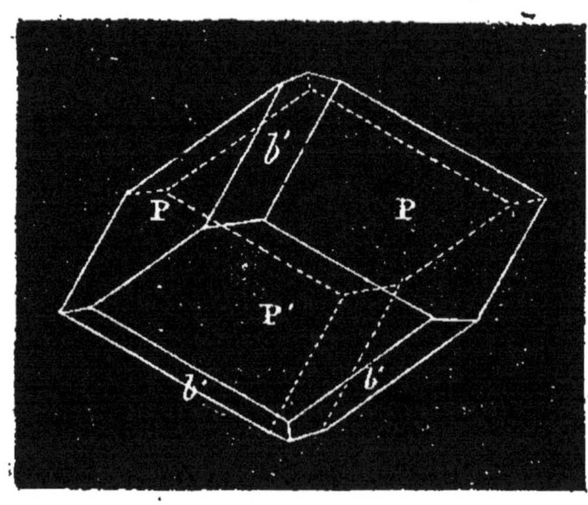

Fig. 91. — Chabasie.

ou translucide; éclat vitreux, cassure inégale; dureté 4,5; pesanteur spécifique 21; fusible facilement au chalumeau en une masse blanchâtre et spongieuse; soluble en gelée à chaud dans les acides.

Cristallisée; sa forme primitive est un *rhomboèdre* très-obtus; ses cristaux, à faces nettes, éclatantes, avec des stries parallèles aux arêtes, sont souvent maclés (fig. 91).

Gisement ; dans des roches amygdaloïdes associées aux grès rouges (Oberstein).

HARMOTOME, $3\,\bar{A}l\,Si^3 + Ba\,Si^3 + 6\,Aq$. Couleur blanc laiteux ou un peu jaunâtre ; dureté 4,5 ; cassure inégale et raboteuse ; au chalumeau elle blanchit, devient friable d'abord et fond difficilement sur les bords en un verre demi-transparent ; en poudre, elle est facilement attaquée par l'acide chlorhydrique, sans former de gelée.

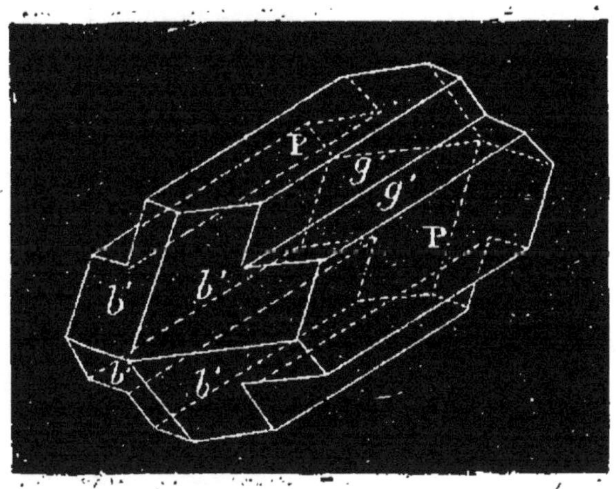

Fig. 92. — Harmotome.

Cristallisée ; sa forme primitive est un *prisme rhomboïdal droit ;* ses cristaux sont rarement simples et sont fréquemment croisés à angle droit (fig. 92).

Gisement ; elle garnit l'intérieur de roches amygdaloïdes, ou est disséminée dans des filons.

ANALCIME (Zéolithe dure), $3\,\bar{A}l\,Si^3 + Na\,Si +$

2 Aq. Blanche, quelquefois rosée; opaque, transparente ou hyaline; cassure vitreuse; dureté 6; pesanteur spécifique 20,88 à 22,78; au chalumeau, fusible sans ébullition en un globule vitreux; elle donne une gelée avec l'acide chlorhydrique; clivage difficile.

Cristallisée dans le *système cubique;* ses cristaux sont le *cube modifié* ou des *trapézoèdres*.

Analogies ; avec l'amphigène, qui n'a pas de clivage et est infusible.

Gisement; dans les basaltes (îles Cyclopes); dans des amygdaloïdes porphyriques et avec l'argent natif (Arendal).

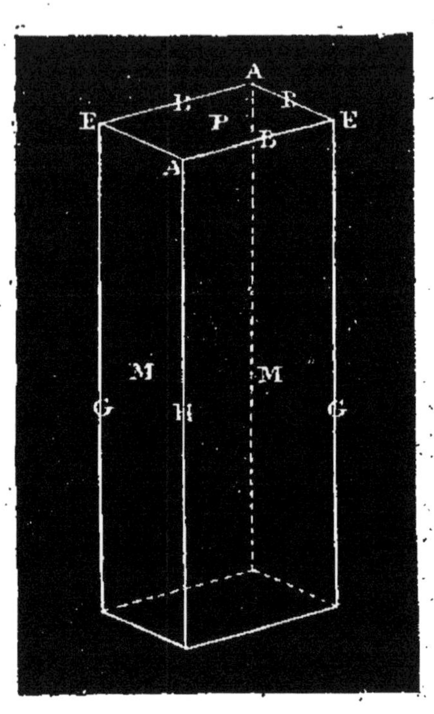

Fig. 93. — Soufre.

Prehnite, 3 Al Si + Ca² Si + Aq. Couleur vert d'asperge ou jaune verdâtre, translucide ou diaphane; éclat vitreux, cassure inégale; dureté 5; pesanteur spécifique 29,26; électrique à pôles centraux; au chalumeau, elle fond en une scorie blanche, qui se transforme en un globule compacte; soluble en gelée dans les acides.

Cristallisée; sa forme primitive est un *prisme rhomboïdal droit.*

Fibreuse radiée ; souvent en masses.

Gisement ; en filons dans les roches anciennes et en rognons, surtout dans les roches amygdaloïdes de l'âge du grès-rouge.

SOUFRE.

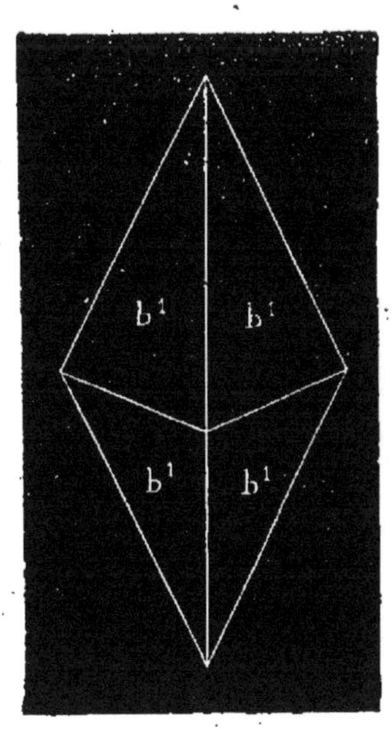

Fig. 94. — Soufre.

SOUFRE, Su. Couleur jaune caractéristique, quelquefois remplacée par des nuances verdâtres, rougeâtres ou brunâtres; dureté 2,3 ; un peu plus dur que la chaux sulfatée; très-fragile, il se fend dans la main avec un bruit particulier; cassure conchoïde, vitreuse, très-éclatante, comme adamantine; pesanteur spécifique 20,33 ; hyalin, il jouit de la double réfraction très-prononcée, même entre deux faces parallèles; par le frottement il prend de l'électricité négative; fusible à +170°, très-volatil; il brûle avec une flamme bleue et une odeur d'acide sulfureux.

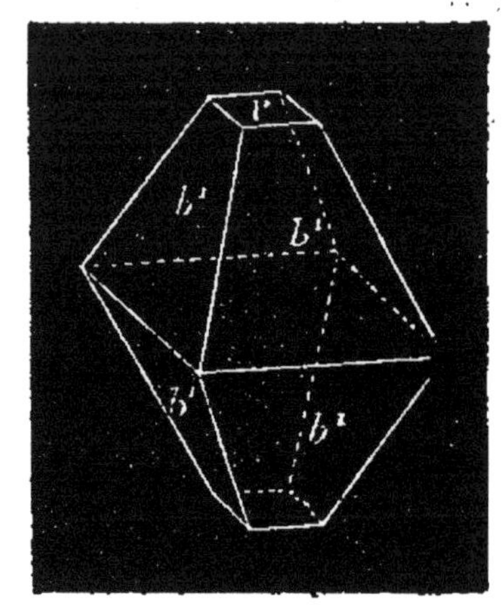
Fig. 95. — Soufre.

Cristallisé; la forme primitive de ses cristaux naturels est un *prisme rhomboïdal* sous l'angle de 101°,47',20" (fig. 93); sa forme dominante est l'*octaèdre rhomboïdal* (fig. 94), portant toujours (excepté dans le Soufre des roches volcaniques) des traces de la base du prisme (fig. 95).

Les cristaux, obtenus par fusion, ont pour forme

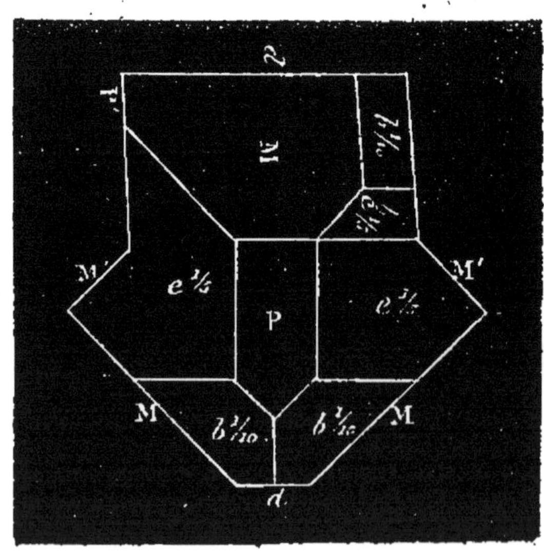
Fig. 96. — Soufre.

primitive un *prisme rhomboïdal oblique;* ils ne sont jamais simples et sont presque toujours *maclés* (fig. 96).

Concrétionné ; en stalactites jaune orangé, provenant de la fusion du Soufre et offrant les caractères du Soufre cristallisé.

Thermogène ; en concrétions grossières, très-caverneuses, friables, presque blanches ou à peine jaunes ; formées de fines aiguilles accolées ; il est déposé par les eaux thermales (Luchon).

Compacte ; dans les terrains tertiaires, en rognons placés au milieu de feuillets de marnes d'eau douce; cassure terreuse, compacte; couleur gris cendré clair; très-léger, ce qui le distingue des calcaires.

Pulvérulent ; en poussière peu colorée, qu'on trouve sublimée sur quelques laves ou dans les cavités du silex; il se distingue du Soufre thermogène en ce qu'il n'est pas concrétionné.

Analogies ; facile à distinguer à sa couleur et parce qu'il brûle en donnant de l'acide sulfureux.

Gisement; 1° *par sublimation dans les terrains volcaniques ;* il se rencontre :

a) Dans les terrains anciens (trachytes du Mont-Dore), sous forme de nodules peu abondants en raison de sa facile destruction.

b) Dans les terrains modernes, où il existe quelquefois en quantité, soit dans les fissures des roches, *solfatares* (Islande, Pouzzoles), soit dans le sable des cratères (Pouzzoles).

2° *En rognons disséminés au milieu des couches des terrains de sédiment.* Ces rognons sont :

a) Contemporains des couches, où ils se trouvent et leur sont disposés parallèlement. Ce gisement, assez fréquent, mais peu abondant, s'observe à Malvesi (Aude) et dans les carrières à plâtre de Meaux.

b) Postérieurs et formant des amas irréguliers dans des marnes bleuâtres du terrain crétacé (Sicile), Teruel (Aragon), Salies (des Pyrénées); ces rognons sont souvent accompagnés de succin, de sel gemme ou de sulfates.

Ce Soufre paraît résulter de la décomposition du gypse et des autres sulfates par la matière organique des marnes, action qui a été aidée par la chaleur et les phénomènes ignés (Paillette).

3° *Par décomposition des eaux sulfureuses thermales* (Bagnères de Luchon).

4° *Par décomposition de l'hydrogène sulfuré.* Ce serait à cette action que serait dû le Soufre de presque toutes les solfatares, et en particulier celui de Pouzzoles, où il se fait un dégagement énorme de ce gaz (Breislack).

ARSENIC.

ARSENIC NATIF, As. Couleur grise, avec éclat métallique, qui se perd en partie par l'action de l'air; les cassures fraîches sont gris d'acier; texture lamelleuse, bacillaire ou grenue; dureté 3,5; aigre et fragile, à cassure plutôt grenue que lamelleuse, il donne une odeur alliacée sous le marteau; sa râclure donne éclat et poussière grise métalloïde; pesanteur spécifique 60 à 67; au chalumeau il brûle avec flamme bleuâtre, fumée blanche et odeur alliacée; dans le tube fermé, il se sublime sans résidu.

L'Arsenic a pour type de cristallisation le *rhomboèdre*, très-rare, et non l'octaèdre régulier, comme on l'a dit.

Concrétionné; en lames petites entrelacées, disposées comme les lamelles des coquilles (ARSENIC TESTACÉ).

Bacillaire; quelquefois; en petites baguettes accolées, entremêlées de baryte sulfatée, noires et n'ayant d'éclat métallique que dans la cassure fraîche (Sainte-Marie-aux-Mines).

Analogies; avec les minerais gris, mais il a une couleur foncée sur les surfaces anciennes, et brillante sur les cassures fraîches, et une odeur alliacée; avec le cuivre gris et le cobalt arsenical, mais il est entièrement volatil.

Gisement; assez fréquent, mais jamais abondant; il ne forme presque jamais de filons particuliers; il accompagne ordinairement l'argent sulfuré et l'argent rouge (Hartz), l'antimoine (Hongrie), le cobalt gris et arsenical (Tunaberg), etc.

ACIDE ARSÉNIEUX, $As^2 O^3$. Produit de la décomposition des minerais arsenifères, il se trouve à leur surface sous forme de poudre blanche.

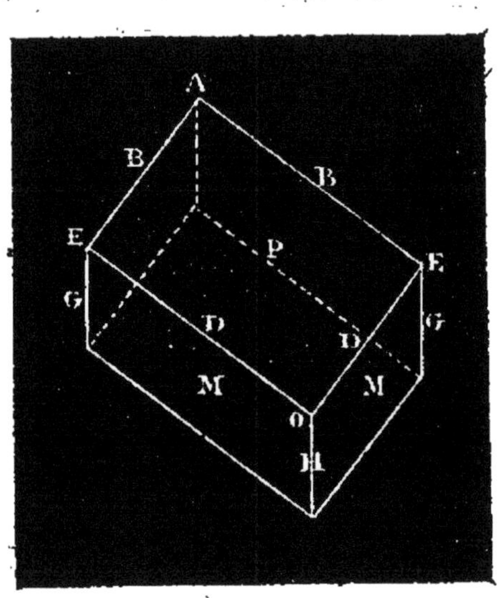

Fig. 97. — Arsenic sulfuré rouge.

ARSENIC SULFURÉ ROUGE (réalgar, soufre rouge des volcans), As Su. Rouge cochenille, devenant orangé par altération; éclat vif adamantin sur les parties non altérées; transparent, translucide ou opaque; il est presque toujours cristallisé, quelquefois en masses amorphes grenues; dureté 1,5; poussière jaune orangé; très-friable, il s'écrase sous les doigts; cassure unie, conchoïdale, avec éclat résineux, sans clivages; pesanteur spécifique 35 à 36; sur le charbon, il brûle avec une flamme jaune clair et l'odeur alliacée; fusible et volatil sans décomposition dans le tube fermé, où sa vapeur donne un anneau orange volatil.

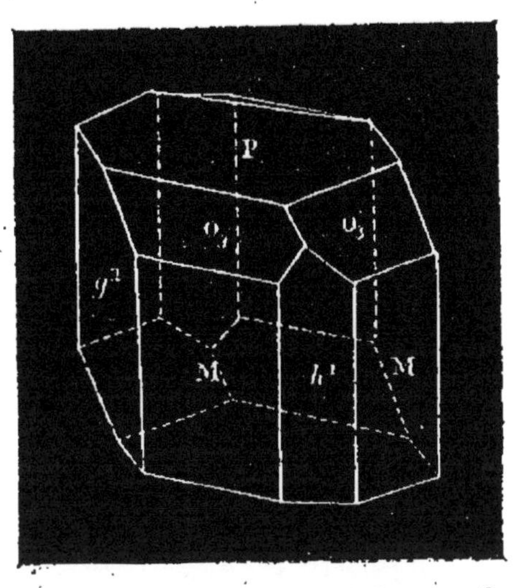

Fig. 98. — Arsenic sulfuré rouge.

Cristallisé; sa forme primitive est un *prisme rhomboïdal oblique* (fig. 97); ses. cristaux sont en général des *prismes rhomboïdaux obliques*, modifiés, surchargés de facettes et s'altérant très-facilement (fig. 98).

En masses grenues; plus rarement.

Analogies; avec l'argent rouge et le mercure sul-

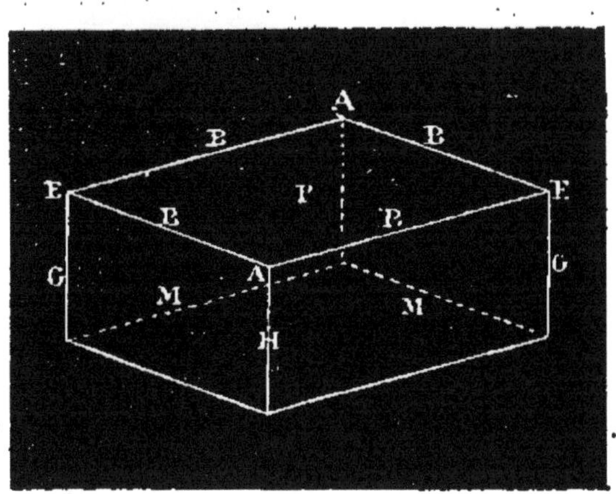

Fig. 99. — Arsenic sulfuré jaune.

furé, mais sa densité est moindre, sa dureté également et sa poussière est jaune orangé; avec le plomb chromaté, qui a une poussière jaune et qui n'est pas volatil.

Gisement ; en filons avec le tellure et l'or (Transylvanie et Hongrie), dans la dolomie (Saint-Gothard) et les terrains volcaniques (Vésuve, Etna).

ARSENIC SULFURÉ JAUNE (Orpiment), $As^2 Su^3$. Couleur jaune citron très-vif, très-éclatant; en masses lamellaires offrant des stries longitudinales, facilement mais non nettement séparables, flexibles mais non élastiques; dureté 1,5, un peu moindre que le réalgar: facilement rayé par l'ongle; poussière d'un jaune vif; pesanteur spécifique 34,8; il brûle sur le charbon avec une flamme jaune pâle et une odeur alliacée.

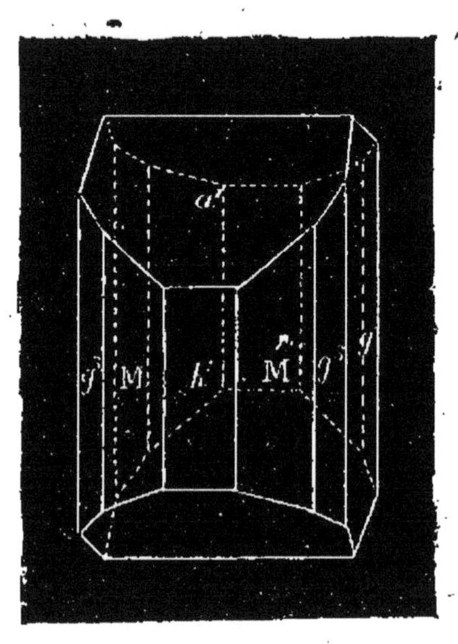

Fig. 100. — Arsenic sulfuré jaune.

Cristallisé ; sa forme primitive est un *prisme rhomboïdal droit* sous l'angle 117°49' (fig. 99); ses cristaux, très-complexes, portent tous un biseau à la place de la base et ont un clivage très-facile suivant la direction *g* et perpendiculaire aux stries (fig. 100).

Gisement ; les mêmes gisements que le réalgar, mais non les terrains volcaniques.

SELS ALCALINS.

AMMONIAQUE.

AMMONIAQUE MURIATÉ (Sel ammoniac, Sel de Tartarie, Salmiac) (Ni Hg^3) H Cl. En petites croûtes d'un gris sale, caverneuses, quelquefois fibreuses.

Gisement; dans les volcans après les éruptions, dans les fentes des solfatares ou de certaines houillères embrasées.

AMMONIAQUE SULFATÉ (Mascagnin) (Ni H^3) Su^3 + Aq. En stalactites jaunâtres, couvertes d'une poussière farineuse blanchâtre, saveur aigre.

Gisement; sur les laves récentes; on le trouve aussi dans les eaux des lagonis de Toscane.

POTASSE.

POTASSE NITRATÉE (Nitre, Salpêtre), K Ni^5. En efflorescences qui déflagrent sur les charbons ardents; saveur fraîche, un peu fade; pesanteur spécifique 19,30.

Gisement; elle paraît résulter de la décomposition des calcaires par une action qui, pareille à une carie sur une surface très-circonscrite, s'étend bientôt et corrode la pierre. Cette action est très-favorisée par le chlorure de sodium. La potasse nitratée existe presque partout.

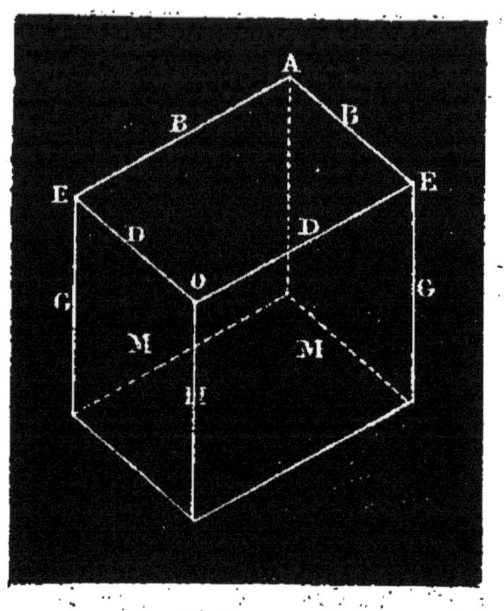

Fig. 101. — Soude carbonatée (Natron).

POTASSE SULFATÉE (Aphthalose), $K\,Su^3$. Très-rare; en petits mamelons sur les laves récentes du Vésuve.

SOUDE.

SOUDE CARBONATÉE (Natron). $Na\,C^2 + {}^{10}Aq$.

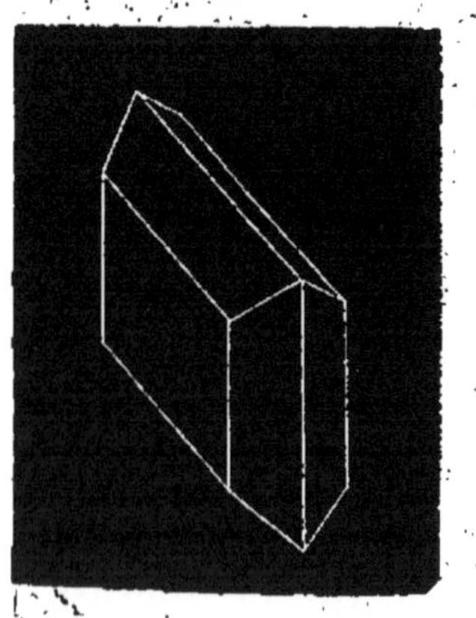
Fig. 102. — Natron.

Blanchâtre, soluble dans l'eau, ayant une saveur urineuse, s'effleurissant à l'air, le Natron fait au chalumeau une très-vive effervescence, due au dégagement d'eau, et se fond facilement en un verre transparent qui s'altère au contact de l'air.

Non effleuri, il contient 60 p. 100 d'eau, effleuri 12 à 14 p. 100.

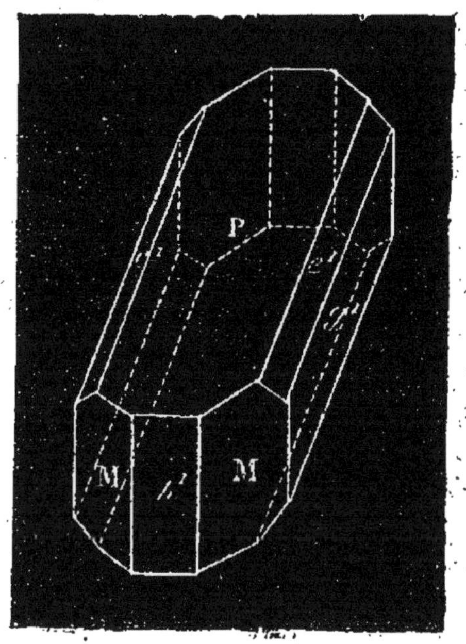

Fig. 103. — Soude carbonatée (Natron).

Cristallisé; sa forme primitive est un *prisme rhomboïdal oblique* (fig. 101); sa forme la plus ordinaire est celle de *tables à 8 faces*, allongées dans le sens de la petite diagonale et portant des troncatures sur les angles de la base et sur les arêtes verticales (fig. 102 et 103).

On trouve fréquemment le Natron sur le bord des lacs salés sous forme d'aiguilles, mais celles-ci s'effleurissent et donnent une poudre blanche plus ou moins agglutinée.

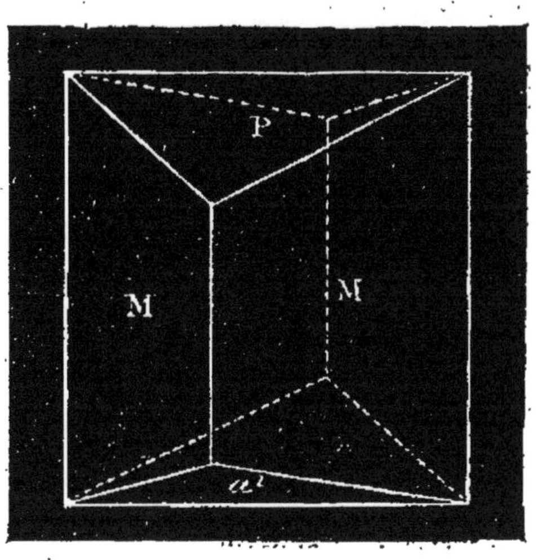

Fig. 104. — Soude carbonatée (Trona).

On le récolte en Hongrie, en Égypte, en Perse.

SOUDE CARBONATÉE TRONA (Urao), Na C² + 2 Aq. Le Trona se distingue facilement du Natron parce qu'il n'effleurit pas à l'air; il est en général en grains cristallins transparents ou au moins fortement translucides, à cassure vitreuse inégale, solubles dans l'eau; au chalumeau, il se conduit comme le Natron, mais ne renferme jamais que 22 p. 100 d'eau.

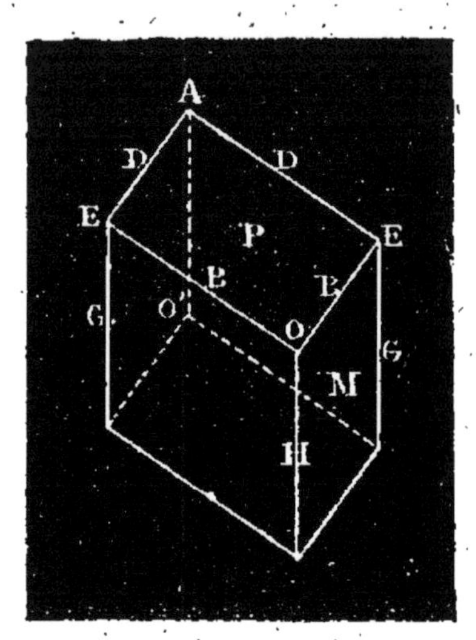

Fig. 105. — Gay-Lussite.

Cristallisé ; il a pour forme primitive un *prisme rhomboïdal oblique* et pour forme ordinaire un *prisme très-obtus* (fig. 104).

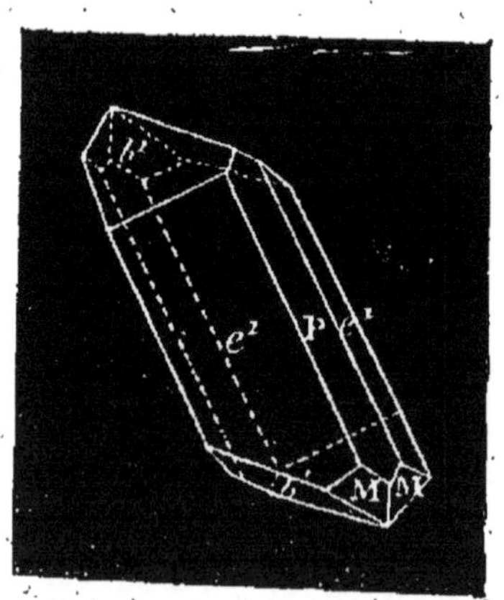

Fig. 106. — Gay-Lussite.

Gisement ; ordinairement à la surface de la terre près de certains lacs dont les eaux en sont chargées, dans le Fezzan (Afrique), au Mexique.

GAY-LUSSITE, Na C² + Ca C² + 5 Aq. En

cristaux d'apparence fort irrégulière, transparents d'abord, mais s'effleurissant lentement et devenant opaques. Sa forme primitive est un *prisme rhomboïdal oblique* (fig. 105); ses cristaux sont très-allongés dans le sens de la grande diagonale de la base (fig. 106); aussi les Indiens les avaient-ils nommés *clavos*, clous. Elle raye la chaux sulfatée, mais est rayée par le spath calcaire. Chauffée dans un tube, elle décrépit, perd son eau (14 p. 100) et devient opaque. L'eau en sépare le carbonate de soude. Elle est soluble dans l'acide nitrique avec effervescence.

Gisement; dans une argile moderne avec du Trona, à Lagunilla (Pérou).

SOUDE SULFATÉE (Sel de Glauber, Sel admirable), Na Su^3. Le plus ordinairement en petites masses terreuses blanches, ou en efflorescences blanc jaunâtre. Pesanteur spécifique 15,62. Fusible à une douce chaleur en perdant une petite quantité d'eau. Soluble dans l'eau.

Analogies; avec la magnésie sulfatée, mais sa saveur est amère et salée; avec le Natron et le Trona, mais elle ne fait pas effervescence.

Gisement; en efflorescences sur des laves, des trachytes altérés (Pouzzoles); en couches puissantes de 5 à 6 mètres dans des terrains gypseux (Ledosa, Espagne); en dissolution dans plusieurs lacs (Hongrie).

GLAUBÉRITE (Brongniartite, Polyalithe de Vic), Ca Su^3 + Na Su^3. Toujours cristallisée, elle a pour forme primitive un *prisme rhomboïdal oblique* et offre des cristaux généralement simples (fig. 107). Limpide, gris jaunâtre, ou rendue opaque et rouge par une argile ferrugineuse, elle se ternit à l'air. Elle raye la chaux sulfatée. Au feu elle décrépite et fond en un émail blanc. Dans l'eau elle devient blanc laiteux à la surface et perd sa transparence.

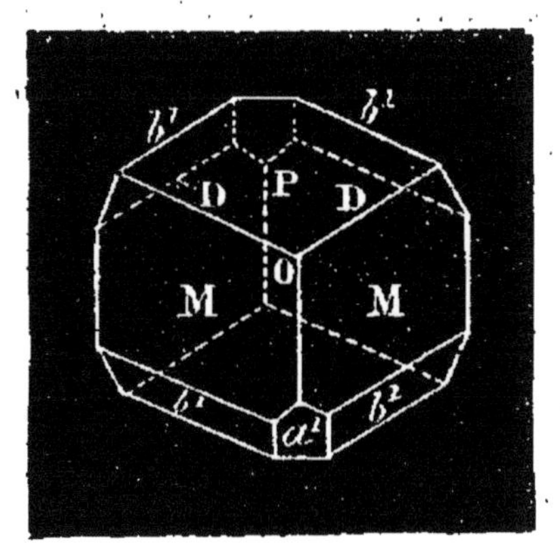

Fig. 107. — Glaubérite.

Gisement; en cristaux disséminés dans le sel commun de Villa-Rubia près Tolède (terrains crétacés) et dans celui de Vic (Meurthe).

THÉNARDITE, Na Su^3. Cristaux de sulfate de soude anhydre, s'effleurissant à l'air, mais à la surface seulement, en *octaèdres rhomboïdaux*, provenant des salines d'Espartine près Madrid.

SOUDE BORATÉE (Borax, Tinckal); Na Bo^6 + 10 Aq. La Soude boratée n'a jamais été trouvée que dissoute dans l'eau de certains lacs du Thibet, de Ceylan, du Potosi et de Transylvanie ; on l'obtient par un système analogue à celui des marais salants ;

elle vient de l'Inde en petits *prismes hexaèdres* plus ou moins aplatis, assez bien terminés, jaunâtres et recouverts d'un enduit terreux gras au toucher ; sa forme primitive est un *prisme rhomboïdal oblique*.

SOUDE NITRATÉE, Na Ni^5 . En grains cristallins sans forme distincte, à clivage assez facile, se conservant assez bien à l'air ; blanche, à saveur fraîche et un peu amère ; transparente avec un éclat vitreux ; fuse sur les charbons ardents, mais moins facilement que la Potasse nitratée; souvent mélangée de Soude sulfatée, de Soude chlorurée et iodurée, de marne ; pesanteur spécifique 21.

Gisement ; en dépôts disséminés dans une argile brune coquillifère de Taracapa (Pérou), ou mélangée au sable des côtes d'Icica et d'Arica (Pérou et Bolivie) ; en efflorescences et croûtes salées.

SEL GEMME, Na Cl. Très-facile à reconnaître des autres Sels par sa saveur agréable et particulière, le Sel gemme est incolore ou blanc laiteux; quelquefois il est coloré en noir, en rouge, ou plus rarement en violet ou en bleu par des matières étrangères ; dureté 2, un peu plus grande que le gypse ; pesanteur spécifique 22,57.

Cristallisé ; sa forme primitive et exclusive dans la nature est le *cube ;* il a le clivage cubique très-net, à surfaces très-brillantes et s'obtenant par le plus léger choc ; complétement hyalin, il offre la réfraction simple; il dépolarise la lumière polarisée par son tissu lamelleux ou quand sa surface a été trempée par un refroidissement brusque; incolore presque toujours; exposé à l'air, il devient terne par l'humidité atmosphérique, et ses angles et arêtes s'émoussent.

En masses cristallisées; le clivage peut quelquefois donner le cube, mais souvent les lames sont en toutes directions et donnent une masse lamellaire, presque toujours un peu colorée en gris par du bitume.

Fibreux; à fibres droites et épaisses; fortement translucide, rarement transparent, à éclat nuageux, mais jamais nacré; blanc, souvent coloré en rouge par du fer peroxydé, rarement violet; en filons abondants au milieu du sel lamellaire ou dans les argiles salifères qui enveloppent les masses de Sel gemme; quelquefois en petites veines dans les argiles, quand il y existe seul.

Gisement; 1° *En couches contemporaines aux terrains :* Dans le trias et principalement dans les marnes irisées; ces couches n'ont pas la même continuité que les couches de sédiment, mais elles peuvent se retrouver identiques à des distances de 12 à 15,000 mètres. On les a trouvées presque identiques de position en France dans la Meurthe et en Angleterre près de Liverpool.

En France, à Vic et à Dieuze, le Sel gemme se trouve immédiatement au-dessus des grès qui séparent les marnes irisées supérieures des marnes rouges et grises inférieures. Il est accompagné en

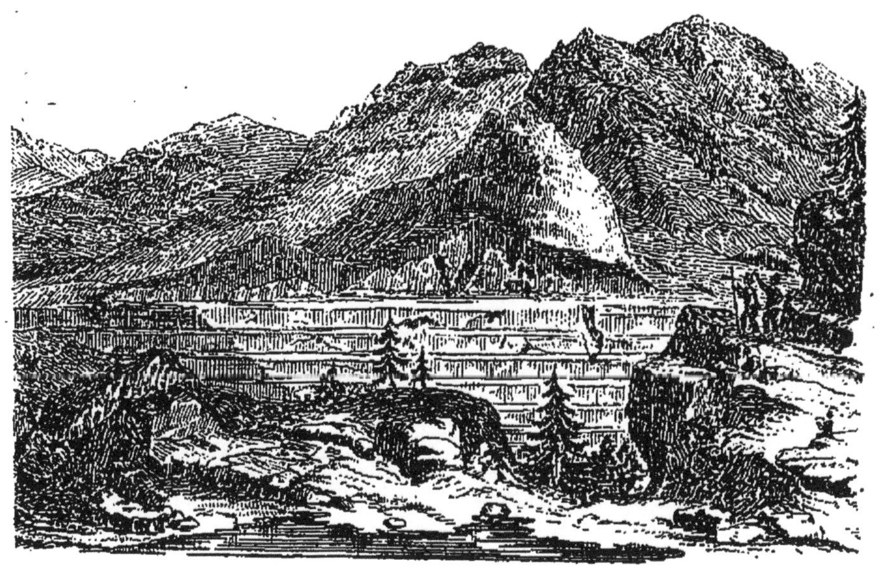

Fig. 108. — Mine de sel gemme à ciel ouvert, à Cardona.

haut par des veines et amas ou nodules de gypse, qui sont une indication de sa proximité, lors des sondages explorateurs ; les couches de Sels, au nombre de douze, dont la troisième est la plus puissante et caractérisée par des nodules nombreux de POLYALITHE, sont séparées par des couches de marnes grises ou bleuâtres, et pénétrées de Sel fibreux. L'épaisseur des couches de Sel dépasse souvent 10 mètres.

A Northwich près Liverpool, il existe deux couches puissantes recouvertes par des marnes rouges et vertes, et qui sont immédiatement supérieures au grès bigarré; l'exploitation se fait dans des salles de 60 pieds d'élévation.

2° *En couches postérieures aux terrains :* Ce gisement, plus fréquent que le précédent, ne fait plus partie de la stratification; il existe dans la par-

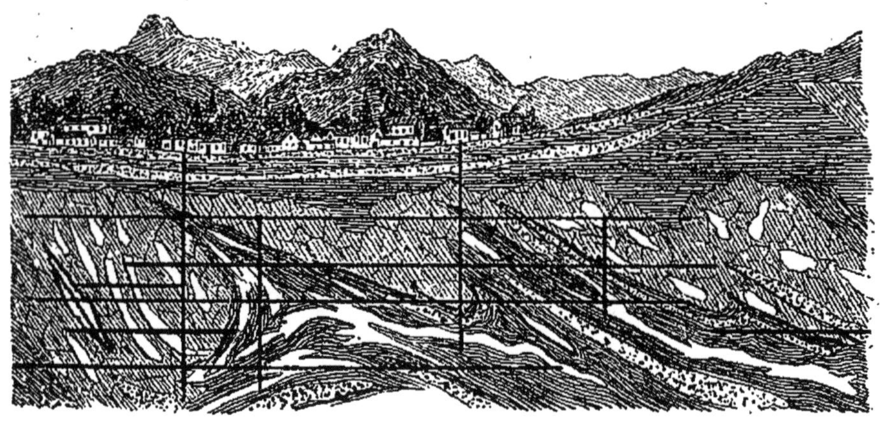

Fig. 109. — Coupe de la mine de sel de Wiliska (Pologne).

tie supérieure du lias (Bex, Suisse); dans le calcaire jurassique (Salzbourg en Tyrol) dans la craie (Orthez, Pyrénées); Cardona, Catalogne (fig. 108); (Wiliska, Pologne) (fig. 109) et dans les formations tertiaires (Pancorbo, Espagne); dans tous ces terrains, le Sel gemme est en contact ou accompagné de roches ignées; il y a donc eu dans sa production une relation constante avec un même ordre de phénomènes.

3° *En dissolution :*

a) Dans l'*eau de mer*, qui en renferme de 0,010 à 0,015.

b) Dans l'*eau des sources*, qui accompagnent toujours les gisements de Sel, et qui se montrent quelquefois dans des localités où on n'a pas reconnu encore l'existence du Sel gemme.

TERRES ALCALINES ET TERRES.

BARYTE.

BARYTE CARBONATÉE (Spath pesant aéré, Barolite), $Ba\ C^2$. Couleur blanc mat, translucide ou demi-transparente; dureté 3,5; pesanteur spécifique 43,01, caractéristique; pas de clivages; cassure inégale, écailleuse, à éclat légèrement vitreux; soluble dans l'acide nitrique avec une effervescence lente; elle décrépite au chalumeau et fond en un globule transparent, qui devient opaque par le refroidissement; elle colore la flamme en jaune orangé.

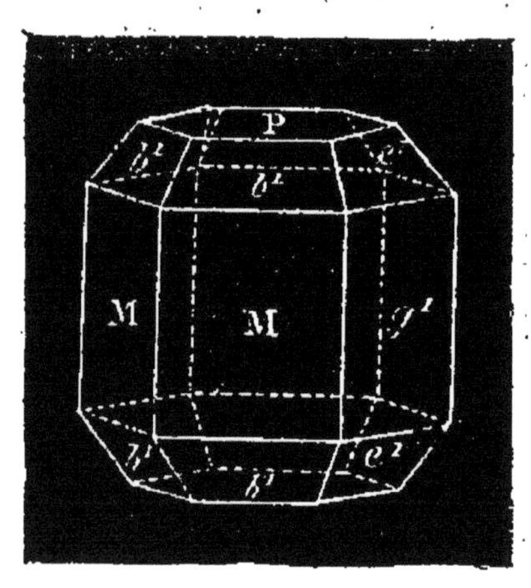

Fig. 110. — Baryte carbonatée.

Cristallisée; sa forme primitive est un *prisme rhomboïdal droit* sous les angles 118°,30′ et 61°,30, rapporté à tort par Haüy à un rhomboèdre; ses cristaux les plus ordinaires sont des *prismes hexagonaux* avec une ou plusieurs bordures sur les arêtes de la base (fig. 110) : elle présente souvent des cristaux *maclés*.

En rognons; à cassure radiée et esquilleuse par la soudure des fibres; de 4 à 5 pouces de diamètre.

Compacte; à cassure grasse et cireuse.

Analogies; avec le spath calcaire, mais plus dure et efflorescence lente; avec le quartz, mais elle est moins dure et a une densité plus considérable.

Gisement; accidentelle dans quelques filons métallifères et surtout plombifères (Cumberland).

Vénéneuse, la Baryte carbonatée se vend en Angleterre comme mort-aux-rats.

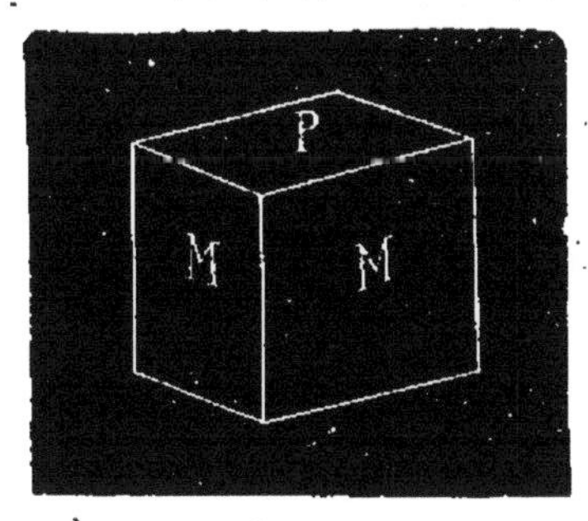

Fig. 111. — Barytine.

BARYTE SULFATÉE (Spath pesant, Hépatite, Pierre puante, Pierre de Bologne, Barytine), $BaSu^3$. Couleur blanche ou jaunâtre avec des teintes rouges ou brunes. Éclat vitreux, assez vif, comme résineux. Dureté 3,5, poussière toujours blanche. Pesanteur spécifique 43 à 45,66. Double réfraction attractive. Au chalumeau, elle est difficilement fusible en un émail blanc tombant en poussière après quelques heures; à la flamme intérieure, elle est décomposée en partie en sulfure de baryum à saveur hépatique et cuisante; insoluble dans les acides.

Cristallisée; forme la plus fréquente; à cristaux

nets et transparents, à faces éclatantes, à trois clivages, un facile, les deux autres un peu plus difficiles. La forme primitive est un *prisme rhomboïdal droit* sous l'angle 101°,42′, qui est une des formes

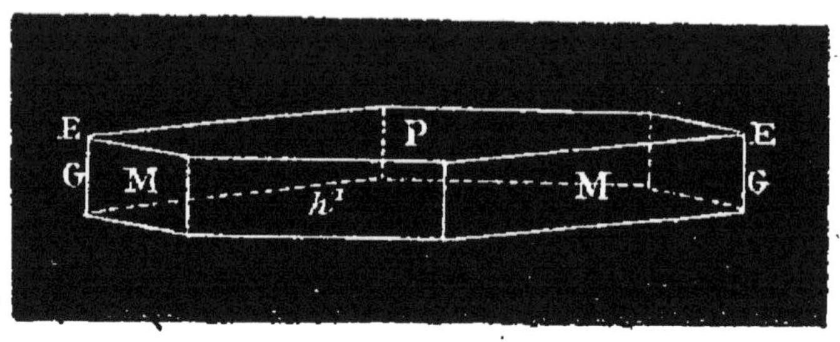

Fig. 112. — Baryte sulfatée.

dominantes (fig. 111); la forme la plus fréquente est un *prisme droit rectangulaire* avec biseau sur les faces du prisme (fig. 112, 113). On trouve aussi des *octaèdres cunéiformes*.

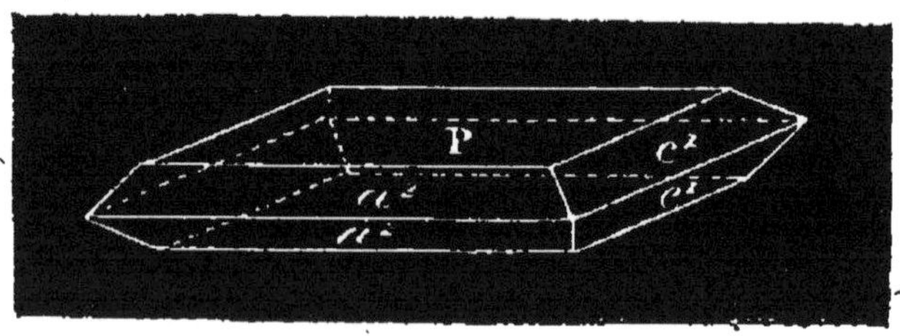

Fig. 113. — Baryte sulfatée.

Souvent *crétée*, par groupement de cristaux disposés en sphères et venant effleurer la surface.

Laminaire; de couleur grise par du bitume qui

lui donne une odeur fétide, ou rouge par de l'oxyde de fer; en lamelles souvent testacées, courbes, moins éclatantes que le spath calcaire.

Bacillaire; en masses fibreuses, blanches, à fibres accolées droites ou flexueuses; éclat nacré, soyeux quand les fibres sont soyeuses.

Fibreuse radiée; en boules tuberculeuses, à cassure fibreuse et radiée dont les fibres, plus grosses vers la circonférence, y donnent quelquefois des traces de clivage; pulvérisée et chauffée, elle est phosphorescente dans l'obscurité (*Pierre de Bologne*); disséminée dans une marne argileuse au mont Paterno près Bologne.

Concrétionnée; en petites couches testacées, formées chacune de fibres très-déliées, d'un gris brunâtre (*Pierre de Tripes*), ou offrant des nuances différentes. Pesanteur spécifique 42,40.

Saccharoïde; en grains informes, assez brillants, peu adhérents, d'un blanc grisâtre souvent veiné; masse à éclat perlé, translucide sur les bords; pesanteur spécifique 43,8; se trouve au contact du plomb sulfuré.

Compacte; gris clair, fortement translucide; éclat gras, cassure unie; souvent mélangée de sulfate et de fluate de chaux, elle accompagne le minerai de plomb.

Terreuse; d'un blanc grisâtre ou colorée en jaune

par le fer oxydé hydraté; assez grossière; peu tachante, maigre et rude au toucher.

Analogies ; sa pesanteur spécifique la distingue des autres minéraux lithoïdes; elle diffère de la Baryte carbonatée par ses prismes surmontés de biseaux et non de pyramides; de la Strontiane sulfatée, par sa pesanteur spécifique, ses biseaux obtus et la coloration jaune de la flamme.

Gisement ; essentiellement de filons, la Baryte sulfatée accompagne le plomb (Freyberg), le mercure (Almaden), le tellure argentifère (Transylvanie), l'étain surtout, le cuivre gris (Mouzaïa) ; elle indique presque toujours la richesse du minerai métallique.

On la trouve souvent dans les Arkoses, à la séparation des granits et des terrains secondaires (Bourgogne) ; elle s'y est formée postérieurement, car elle y forme la substance des coquilles fossiles.

STRONTIANE.

STRONTIANE CARBONATÉE (Strontianite), Sr C^2. En longues aiguilles blanches et éclatantes, ou grosses, d'un vert d'asperge et peu éclatantes (cap Strontian en Écosse); très-fragile, cassure fibreuse Dureté 3,6, un peu plus grande que le spath calcaire. Pesanteur spécifique 36,05; au chalumeau, la flamme est colorée en rouge, et il se fait un résidu caustique. Soluble avec effervescence faible dans les acides. Elle renferme toujours une certaine quantité de chaux.

En masses aciculaires, dont les cristaux dérivent d'un *prisme rhomboïdal droit* sous l'angle 117°,32'.

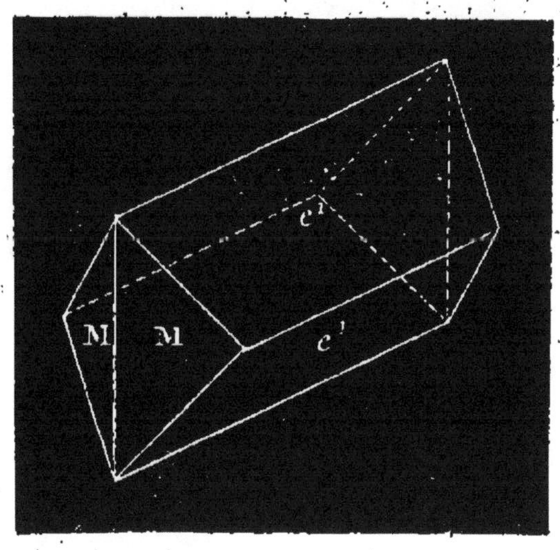

Fig. 114. — Strontiane sulfatée.

Analogies; avec la Baryte carbonatée, mais sa cassure est fibreuse ; elle colore en pourpre la flamme du chalumeau, et elle fait peu d'effervescence aux acides.

Gisement; substance de filons, elle y accompagne le plomb sulfuré et la pyrite.

STRONTIANE SULFATÉE (Célestine). $Sr\ S\dot{u}^3$.

Couleur bleu céleste et fibreuse (Pensylvanie), ou blanche et hyaline, ou laiteuse et cristallisée (Sicile); éclat très-vif, mais moins que celui de la Baryte

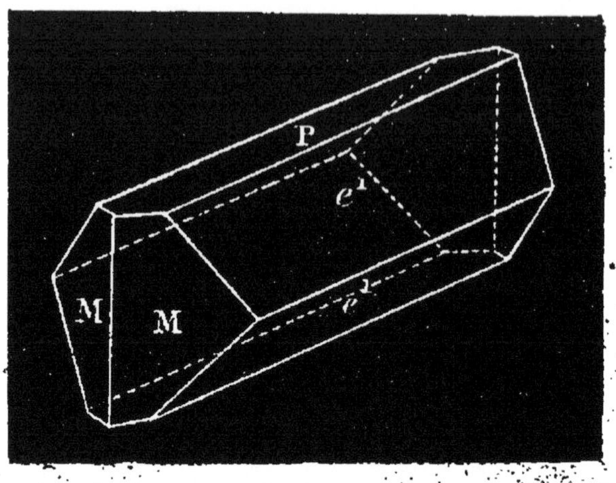

Fig. 115. — Stroutiane sulfatée.

sulfatée; dureté 3,6; pesanteur spécifique 38,50 à 39,60; double réfraction attractive; cassure lamelleuse, à trois clivages inégaux; au chalumeau, décrépite et fond en un émail blanc laiteux; la flamme est colorée en pourpre. Insoluble dans les acides; elle renferme souvent du sulfate de chaux et est alors laiteuse.

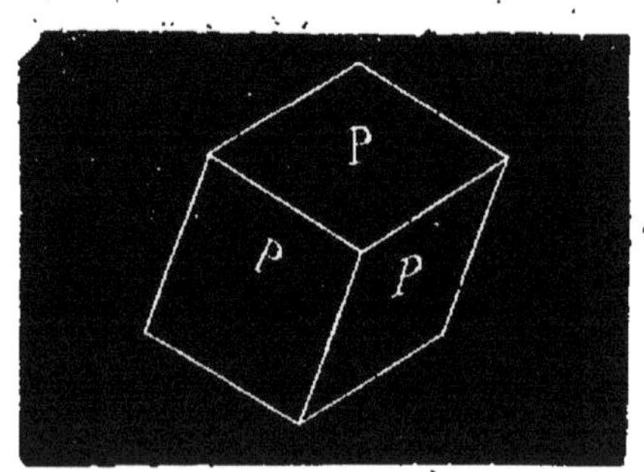

Fig. 116. — Chaux carbonatée.

Cristallisée; sa forme primitive est un *prisme rhomboïdal droit* sous l'angle de 104; elle est assez fréquente en Sicile et à Salzbourg. Ses cristaux habituels sont des *prismes avec biseaux* (fig. 114) et quelquefois modifiés sur leurs arêtes (fig. 115).

Fibreuse ; à fibres parallèles accolées et perpendiculaires à la surface des filons ; d'un bleu clair, quelquefois grise avec teinte bleuâtre.

Compacte ; en masses sphéroïdales d'un gris verdâtre, à cassure compacte, offrant des aiguilles cristallines dans les fentes ; elle renferme toujours de l'argile et de la chaux carbonatée.

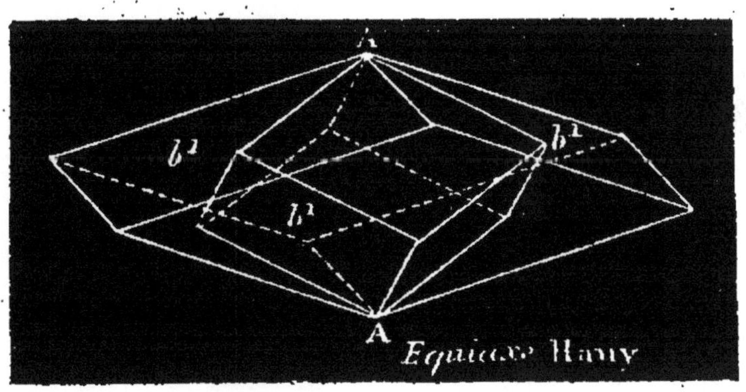

Fig. 117. — Chaux carbonatée.

Analogies ; avec la Baryte sulfatée, qui a des clivages plus nets ; avec l'Aragonite, qui fait effervescence aux acides.

Gisement ; rarement en filons, presque toujours en rapport avec le gypse : Sicile (associée au soufre) ; Montmartre (dans les marnes vertes du gypse) : avec le gypse et le sel gemme (Toul, Salzbourg).

CHAUX.

CHAUX CARBONATÉE (Spath calcaire, Spath), Ca C². Couleur blanc laiteux ou blanc jaunâtre, mais souvent voilée par des mélanges; dureté 3,7; elle est rayée par une pointe d'acier et la chaux fluatée; pesanteur spécifique 25 à 27.33; réfraction double très-prononcée; au chalumeau elle donne de la chaux vive, sans se disperser ni tomber en poussière; elle fait effervescence très-vive avec l'acide nitrique et s'y dissout en entier quand elle est pure; la chaux y est souvent remplacée par ses isomorphes, magnésie, oxyde de fer, de manganèse, etc.

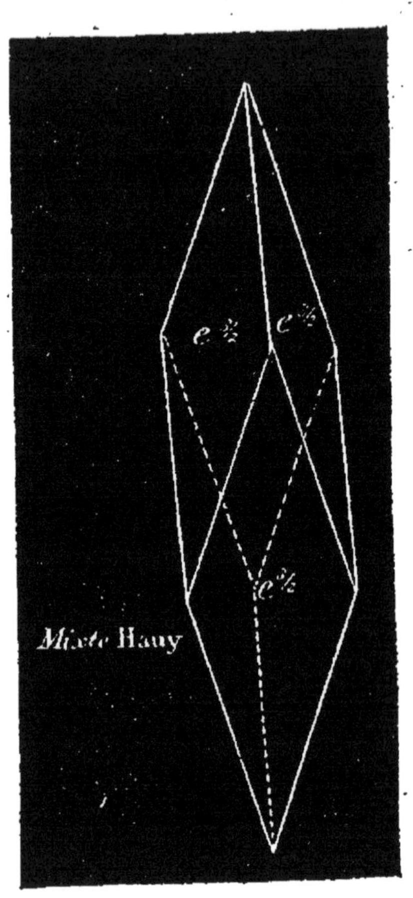

Fig. 118. — Chaux carbonatée.

Cristallisée; sa forme primitive est un *rhomboèdre* de 105° (fig. 116); ses formes secondaires, dont les dominantes sont des *rhomboèdres équiaxes* (fig. 117), *inverses* (grès de Fontainebleau) (fig. 118), des *prismes hexagonaux réguliers* (fig. 119), des *scalénoèdres* ou *métastatiques;* souvent on trouve des cristaux composés, groupés, oblitérés (ayant pris la forme *lenticulaire*) et des *macles*.

Quelquefois hyaline, elle est plus souvent translucide et laiteuse; pesanteur spécifique 27,33. Clivage triple et également facile, menant au rhomboèdre, et quelquefois trois clivages supplémentaires, moins faciles, et indiqués par des stries parallèles aux arêtes culminantes du rhomboèdre primitif.

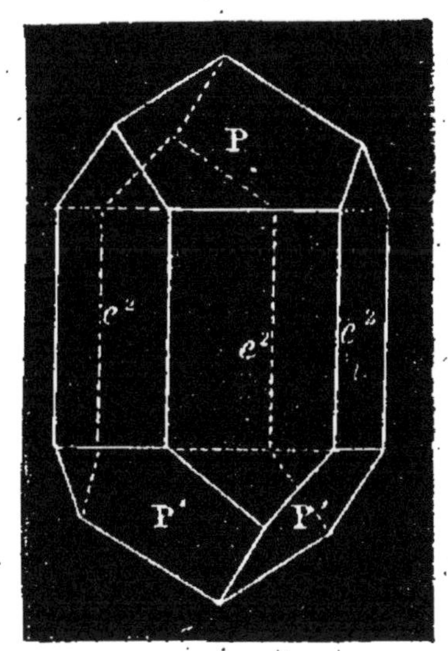

Fig. 119. — Chaux carbonatée

Lamelleuse; formée de fragments de cristaux ou masses à clivages non continus et résultant de cristallisations confuses; quand les lamelles sont petites, elle est dite *lamellaire;* couleur claire, rarement brune par le mélange avec du peroxyde de fer ou de manganèse.

Madréporite; en baguettes à cassure lamelleuse courbe, d'un gris foncé ou noires par mélange de charbon; elle est un résultat de cristallisation, et non de remplacement de corps organisés.

Fibreuse; résultant de cristallisation en prismes accolés plus ou moins gros, et formant des fibres grossières ou déliées, blanches ou rouges. Quelquefois elle présente des zones diversement colorées.

Saccharoïde; à texture grenue passant quelquefois à la texture lamellaire (marbre de Paros); grains brillants; blanche, rarement teintée, demi-transparente; elle fournit les *marbres statuaires :* le *Carrare* à grain fin et très-homogène; le *bleu turquin*, coloré en gris par du bitume; le *jaune antique*, coloré en jaune par du fer hydroxydé, etc.

Concrétionnée; généralement fibreuse en même temps, elle constitue les *stalactites* et *stalagmites* (fig. 120), qui peuvent être pleines ou creuses, cristallines ou terreuses foliacées. L'*albâtre antique* ou *albâtre calcaire* est fourni par des stalactites à texture très-fine, de couleur jaunâtre ou miellée, et offrant souvent des zones de teintes variées.

Marbres. Ce sont des calcaires d'autant plus estimés qu'ils ont des couleurs plus vives, une pâte plus fine et plus homogène, et que leur poli se conserve mieux à l'air sans altération. On les distingue en *marbres statuaires*, constitués par des variétés lamellaires et saccharoïdes, et *marbres de décora-*

tion, formés par des variétés lamellaires unicolores

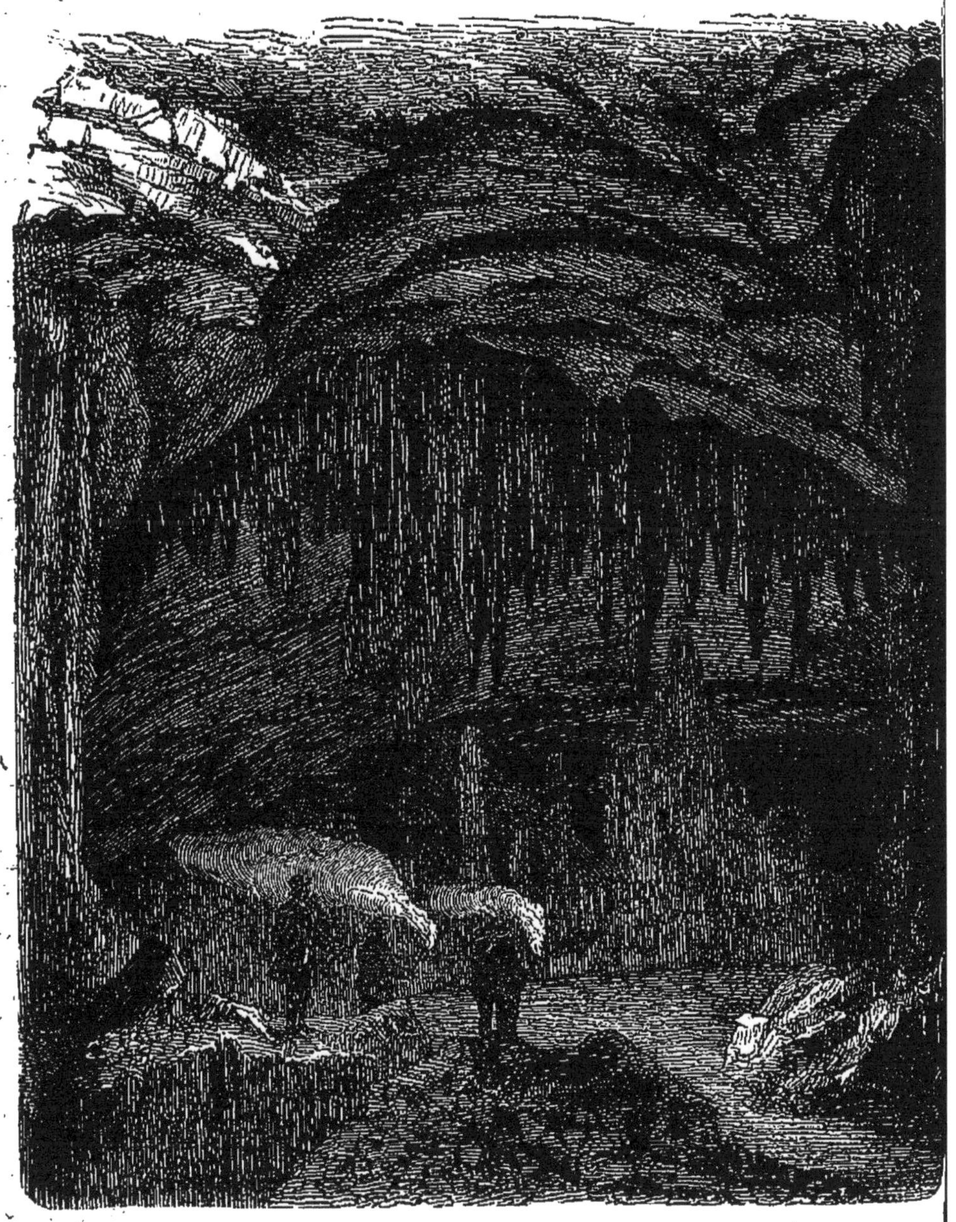

Fig. 120. — Stalactites et stalagmites (Grotte d'Antiparos).

ou de couleurs mélangées, renfermant quelquefois

des fragments anguleux (*brèches*) ou des débris de coquilles (*lumachelles*). Une partie des marbres est due au *calcaire phylladifère* (marbre de Campan, griotte d'Italie), qu'on trouve depuis le terrain cambrien jusque dans le terrain crétacé.

Compacte; à cassure mate, esquilleuse ou conchoïde; couleur claire, grise ou rougeâtre, rarement foncée; dureté et densité très-variables. Susceptible de poli (pierre de Château-Landon), elle forme aussi quelques marbres (Belgique). Quelquefois mélangée d'argile, elle forme, quand elle en contient, de 12 à 30 p. 100, la *chaux hydraulique*, et ses propriétés hydrauliques sont en rapport avec la proportion d'argile. Cette variété est à cassure unie, terne, ne tache pas les doigts et ne se désagrège pas par la friction de la main; elle donne par l'haleine l'odeur argileuse. Il est nécessaire d'analyser les chaux hydrauliques par l'acide chlorhydrique, qui dissout la chaux et l'oxyde de fer, et laisse l'argile intacte. Une simple pesée donne la valeur hydraulique de la pierre.

Oolithique (fig. 121); en grains arrondis accolés ou espacés et soudés par une gangue de calcaire compacte; couleur blanc-jaunâtre, quelquefois jaune-foncé par le mélange avec beaucoup de fer hydroxydé; cassure compacte. Les *Pisolithes* sont du calcaire dont les grains ovoïdes ou arrondis atteignent quelquefois d'assez grandes dimensions, et dont la cassure montre des couches concentriques autour d'un noyau dur (*Dragées de Tivoli*).

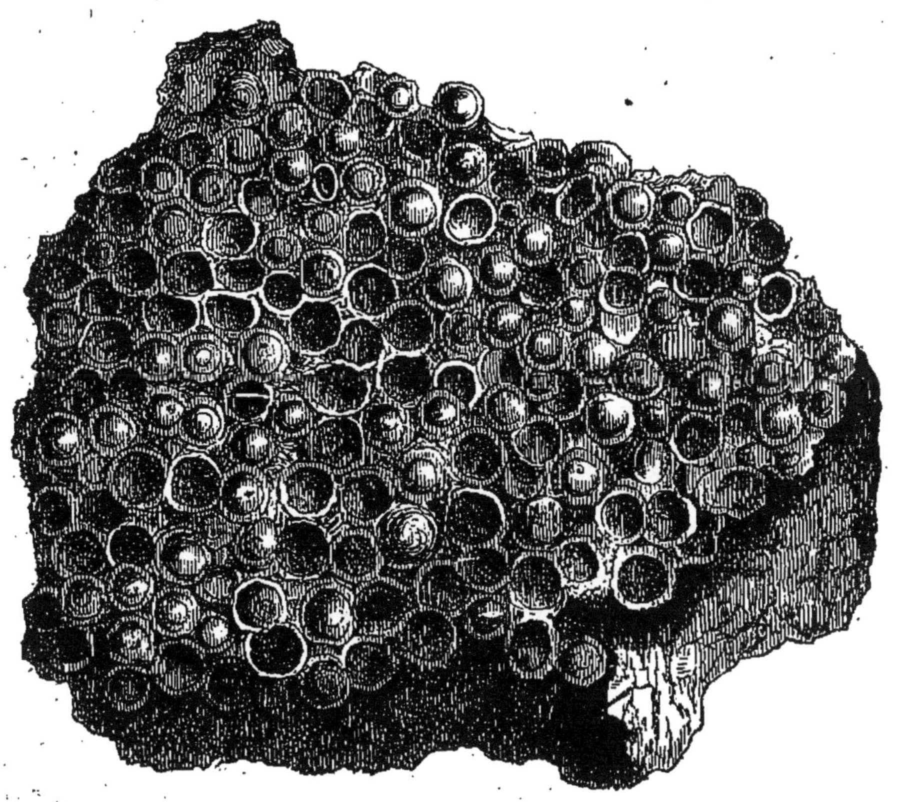

Fig. 121. — Calcaire oolithique.

Coquillière ou *Lumachelle;* elle renferme des coquilles abondantes qui ont conservé leur test; plusieurs variétés sont employées comme marbres décoratifs.

Terreuse; tendre, peu dense, très-perméable,

tachant ordinairement les doigts et happant à la langue. On en distingue plusieurs sortes :

a) La *craie*, formée d'une partie cristalline et d'une partie organique résultant des dépouilles d'infusoires polythalamées et nautilites, dont il entre plus d'un million dans un pouce cube ; elle est blanche et terreuse.

b) Le *calcaire grossier*, terreux le plus souvent, et quelquefois compacte ; il est utilisé pour les constructions, car il se coupe très-facilement dans les carrières et durcit à l'air.

c) Les *marnes*, renfermant de 15 à 20 p. 100, jusqu'à 30 à 50 p. 100 d'argile ; ce sont des calcaires qui font pâte avec l'eau et qu'on emploie à amender les terres sablonneuses.

Terreuses ou *schistoïdes*, les Marnes forment des dépôts quelquefois considérables.

On doit en rapprocher la MARNOLITE, roche endurcie par un ciment siliceux, ne faisant pas pâte avec l'eau, et qui se trouve en rognons plus ou moins géodiques.

Gisement; la chaux carbonatée cristallisée tapisse des géodes dans les terrains calcaires, constitue la gangue de beaucoup de filons métallifères, etc.

La chaux fibreuse se trouve dans les filons, où elle offre des zones colorées, placées dans le sens de la longueur des filons; elle se forme encore de nos jours par suite du dégagement de l'excès de l'acide carbonique, qui maintenait le calcaire en dissolution dans l'eau, lors de la production des stalactites ou des dépôts dans les tuyaux de conduite.

Le calcaire saccharoïde se trouve en masses puissantes, dont les caractères cristallins sont dus à une action postérieure, ainsi que l'ont démontré les observations de MM. Boblaye et Virlet à Paris, et celles de Dufrénoy dans les Pyrénées.

Le calcaire compacte forme des couches puissantes dans tous les terrains neptuniens; le calcaire compacte noir (*marbre de Belgique*) provient du terrain carbonifère; la *pierre lithographique* se recueille dans les terrains jurassiques, crétacés et tertiaires.

Le calcaire hydraulique se trouve entre les calcaires purs et les argiles.

L'oolithe forme des couches puissantes, qui constituent une partie du terrain jurassique. Les pisolithes sont des minerais accidentels.

On trouve surtout la chaux carbonatée terreuse dans les terrains crétacés et tertiaires.

Les marbres ont leur gisement général dans les terrains de transition; ceux des Pyrénées et des Alpes proviennent des terrains jurassiques et crétacés.

ARAGONITE (Chaux carbonatée dure). $Ca. C^2$.

Dimorphe de la chaux carbonatée, l'Aragonite est d'un blanc laiteux ou jaunâtre; dureté 3,75; un peu plus grande que le calcaire rhomboédrique; sans clivages, cassure vitreuse et conchoïdale; pesanteur spécifique 29,28; 2 axes de double réfraction; au chalumeau, elle se divise immédiatement en petites parcelles blanches, qui sont des cristaux rhomboédriques microscopiques; elle contient toujours une certaine quantité de strontiane.

Cristallisée; sa forme primitive est un *prisme rectangulaire droit* sous l'angle 116°,10; ses formes ordinaires sont un *prisme hexagonal* ou des *dodécaèdres triangulaires* (*apotomies*), formés de deux pyramides très-aiguës et opposées base

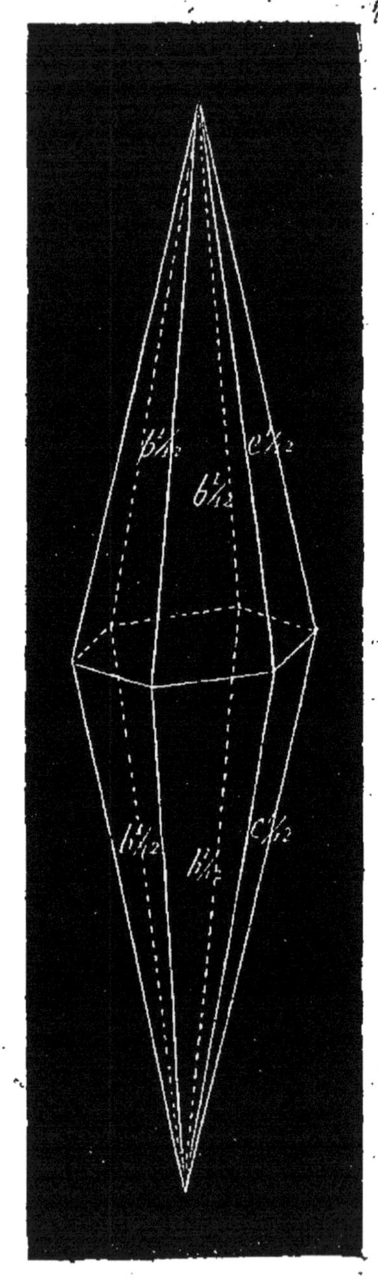

Fig. 122. — Aragonite.

à base (fig. 122); éclat vitreux; cassure non lamelleuse; translucide ou opaque.

Fibreuse; à fibres grossières ou déliées, droites ou rayonnées, à éclat non nacré; ses fibres se détachent plus facilement que dans la chaux carbonatée.

Oolithique; dans quelques eaux minérales (Carlsbad); *coralloïde*, en rameaux contournés, blancs, à cassure mate et fibreuse; ne renfermant pas de strontiane.

Analogies; avec la chaux carbonatée rhomboédrique; mais le meilleur caractère distinctif est celui donné par le chalumeau.

Gisement; dans quelques filons, dans certains terrains gypseux anormaux; dans les trapps et basaltes (Auvergne); elle est aussi déposée par les eaux minérales, qui sont maintenues à une haute température; sinon il se dépose de la chaux carbonatée.

DOLOMIE. (Chaux carbonatée magnésifère, Chaux carbonatée lente, Spath perlé) Ca C^2 + Mg C^2. Couleur en général pâle, translucide ou opaque, éclat nacré; dureté 4,75 à 5; cassure lamelleuse, 3 clivages égaux; pesanteur spécifique 28,50 à 29,20; soluble avec lenteur dans l'acide nitrique. Elle renferme toujours de la magnésie et a de la tendance à se mélanger de carbonates isomorphes et surtout de fer carbonaté. (L'*ankérite* est une dolomie ferrifère, jaunissant à l'air.)

Cristallisée; sa forme primitive est un *rhomboèdre obtus* sous l'angle 106°,15', offrant souvent des stries parallèles ou diagonales. Elle a été souvent confondue avec la chaux carbonatée, et elle est plus fréquente. Ses formes ordinaires sont les *rhomboèdres équiaxes* et *inverses* et des *prismes à 6 faces.*

Saccharoïde; analogue au marbre de Carrare, mais très-friable et ayant la consistance de grès peu adhérent ; ses grains sont isolés et mal soudés, aussi ses plaques peuvent-elles se courber (*marbre élastique*).

Grenue; résultant d'une cristallisation confuse et en masse; formée de grains soudés ensemble, mais laissant des interstices qui lui donnent un aspect persillé; couleur gris-sale ou jaunâtre ; éclat moins vif que le marbre; caractéristique ; quelquefois caverneuse et cariée.

Compacte; de couleur très-claire ; cassure unie ou conchoïde ; elle ne se reconnaît guère qu'à l'essai.

Terreuse; ne se reconnaît qu'à l'essai.

Analogies; avec la chaux carbonatée, mais elle fait effervescence très lentement dans les acides.

Gisement ; en cristaux, dans les filons (Traverselle, Tènes); saccharoïde, elle est le produit de causes postérieures, car elle ne se trouve qu'au voisinage de roches éruptives ; elle existe dans le terrain jurassique (Saint-Gothard), dans la craie inférieure à hippurites (Fournia, Pyrénées-Orientales) et dans les terrains tertiaires (Pancorbo en Espagne) ; elle se rencontre cependant quelquefois en couches concordantes.

Grenue ; elle se trouve dans les mêmes conditions que la saccharoïde et, quelquefois en couches bien réglées, qui ne paraissent pas avoir été altérées depuis leur dépôt (lias inférieur du Lot, de l'Aveyron et de l'Hérault).

Compacte; elle se rencontre en couches puissantes et très-fendillées dans les lias des Alpes.

Les Dolomies donnent des chaux maigres caractéristiques ; on les emploie quelquefois pour les constructions, bien qu'elles soient cellulaires et caverneuses et souvent gélives ; telles sont les *cargneules* des Alpes.

Les Dolomies des Indes sont employées à la fabrication du sulfate de magnésie.

CHAUX FLUATÉE (Fluor, Spath fluor, Fluorite, Fluorine, Spath fossile) Ca Fl. Hyaline, verte, jaune ou violet bleuâtre, transparente, translucide ou opaque ; dureté 4 à 4,25 ; pesanteur spécifique 31 à 32; souvent phosphorescente par la chaleur ; sur le charbon ardent, elle décrépite ; au chalumeau, elle devient blanc laiteux et fond en une perle opaque blanche, ou colorée par un peu de manganèse ; cassure vitreuse et lamelleuse , 4 clivages menant à l'octaèdre régulier.

Cristallisée; sa forme primitive est le *cube*, qui

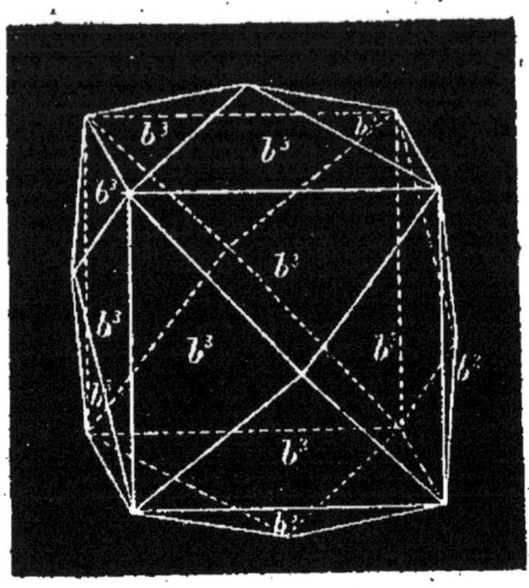

Fig. 123. — Chaux fluatée.

est dominant (fig. 123, 124) ; on la trouve aussi, mais rarement en *octaèdres*, hyaline ou au moins

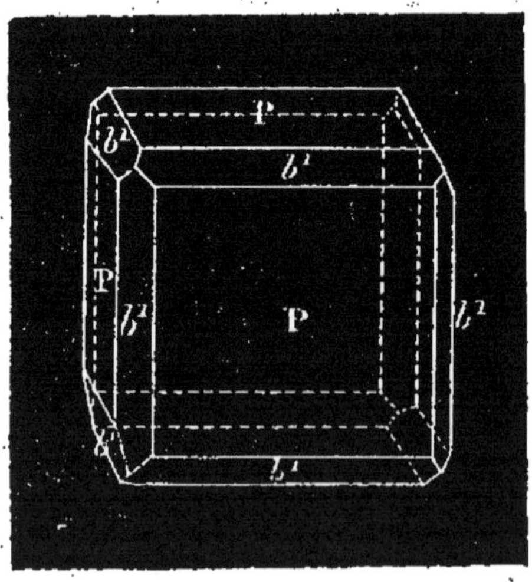

Fig. 124. — Chaux fluatée.

transparente, limpide et incolore ou souvent douleur violet améthyste, vert bleuâtre dichroïte, ou jaune de vin ; très-lamelleuse et facilement clivable.

Concrétionnée ; en couches ou zones blanches et violettes, mal définies, formées de parties cristallines s'enchâssant les unes dans les autres.

Compacte ; violâtre ou verdâtre ; à cassure esquilleuse, mate avec éclat très-prononcé ; souvent mélangée de gypse, de calcaire ou de barytine.

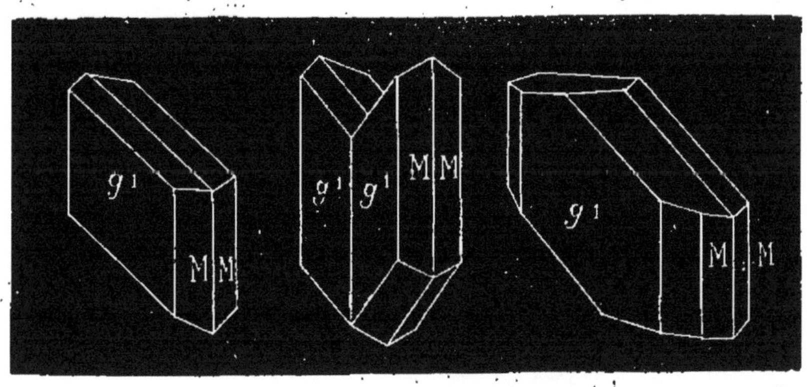

Fig. 125 à 127. — Chaux sulfatée.

Gisement ; essentiellement de filons, avec l'étain (Cornouailles) ; avec le plomb et le zinc dans des filons d'époque assez moderne. La chaux fluatée compacte existe dans des filons du Hartz et est employée comme fondant du cuivre : d'où son nom de *fluor*.

CHAUX SULFATÉE. (Sélénite, Spath séléniteux, gypse, Pierre à plâtre) Ca Su^3 + 2 Aq. Le plus tendre des minéraux solides et cristallisés ; dureté 1,5, elle est rayée par l'ongle ; hyaline ou transparente, elle offre la double réfraction à deux axes ; blanche ou de couleur très-claire ; pesanteur spécifique 22,64 à 23,50. Au feu, elle blanchit et donne de l'eau ; au chalumeau, elle est difficilement fusible en un émail blanc, qui tombe en poussière quelques heures après ; elle donne à la flamme intérieure une matière blanche hépatique ; insoluble dans les acides.

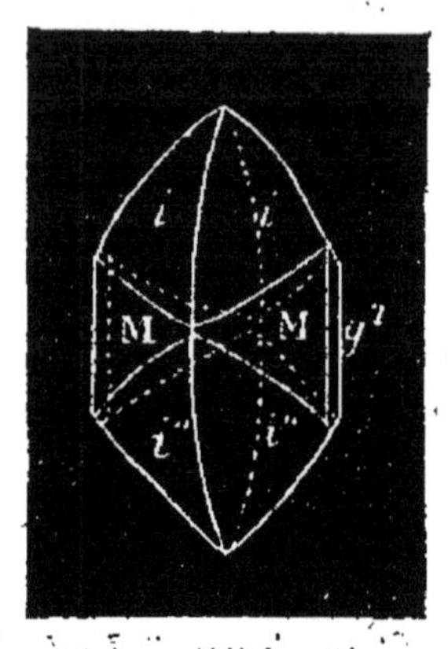

Fig. 128. — Chaux sulfatée lenticulaire.

Cristallisée; sa forme primitive est un *prisme rhomboïdal oblique*, sous l'angle 113° ; ses cristaux ordinaires offrent la forme *trapézienne*, très-fréquente, et la forme *lenticulaire* (Paris, Sicile) ; on trouve aussi fréquemment les cristaux hémitropes *en fer de lance* (fig. 125 à 129).

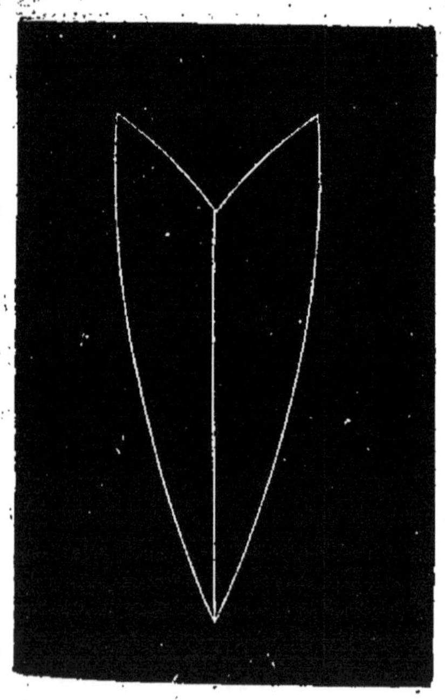
Fig. 129.
Chaux sulfatée en fer de lance.

La chaux sulfatée offre un clivage très-facile, indiqué par des anneaux colorés, et deux autres, moins nets, perpendiculaires au premier et indiqués par deux systèmes de stries.

Fibreuse; dans les fissures de certaines roches argileuses, en plaques minces, à fibres droites ou contournées, presque toujours larges; éclat nacré et soyeux; très-translucide; d'un blanc laiteux.

Saccharoïde (albâtre); grenue comme du marbre ou compacte; très-translucide; couleur blanc de neige ou de teintes très-claires; s'écrasant sous le marteau sans se briser (Toscane).

Compacte; blanc jaunâtre ou jaune; cassure à esquilles fines; plus tenace que la saccharoïde.

Calcarifère; grossièrement schisteuse; blanc jaunâtre; composée de petits cristaux trapéziens; toujours mélangée de chaux carbonatée.

Niviforme; formée de petites paillettes blanches à éclat nacré, superposées et constituant de petits amas blanc de neige sur la pierre à plâtre ordinaire (Montmartre).

Gisement; dans tous les terrains de sédiment, où elle est un produit de décomposition. Elle forme dans les terrains secondaires des couches puissantes, intercalées avec des couches de calcaire. Dans les marnes irisées du trias, elle est en couches régulièrement stratifiées et offrant quelquefois une grande puissance (Saint-Léger, Saône-et-Loire).

Dans les terrains tertiaires, la chaux sulfatée forme des amas postérieurs plus ou moins étendus : à Montmartre et dans les environs de Paris, on trouve trois couches accompagnées de marnes (Voir *terrains tertiaires*) ; à Volterra (Toscane) la chaux sulfatée compacte est en blocs d'un blanc pur ou veinés, qui sont déposés suivant les plans de stratification et mêlés de cristaux lenticulaires et en fer de lance.

ANHYDRITE (Chaux anhydro-sulfatée) Ca Su ^{3}. Couleur blanche et limpide, rosée et translucide, rougeâtre ou bleuâtre et opaque ; dureté 2,5, plus grande que la chaux sulfatée ; pesanteur spécifique 28,99. Au chalumeau, elle ne donne pas d'eau, ne s'exfolie pas et ne blanchit pas, et est difficilement fusible en émail blanc ; trois clivages.

Cristallisée ; rarement ; sa forme primitive est un *prisme droit rectangulaire.*

Saccharoïde ; elle forme un marbre plus dur que les calcaires, est blanche ou bleuâtre et ne peut être employée qu'à l'intérieur, car, à l'air humide, elle se ternit en absorbant de l'eau et en passant au gypse.

Gisement ; accidentelle dans les gypses, où elle forme des nodules cristallins, ou des masses lenticulaires, saccharoïdes ou compactes.

CHAUX PHOSPHATÉE (Apatite, Pierre d'asperge) $3\,Ca^3\,Ph^5 + Ca\,(Cl., Fl)^2$. La plus dure des substances calcaires; dureté 5; poussière phosphorescente; pesanteur spécifique 31,66 à 32,85; très-difficilement fusible au chalumeau; soluble dans l'acide nitrique.

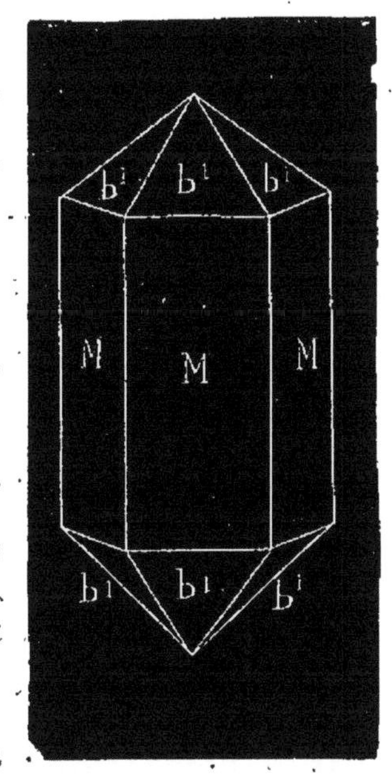

Fig. 130. — Apatite.

Cristallisée; sa forme primitive est un *prisme à 6 faces régulier;* ses clivages sont difficiles; sa couleur est vert clair ou foncé, ou violette (fig. 130).

Concrétionnée; en masses réniformes, à cassure fibreuse très-fine, de couleur gris jaunâtre ou brune.

Compacte; à cassure unie ou un peu conchoïde; dureté plus grande que celle de l'apatite cristallisée, par mélange de quartz; projetée sur les charbons, elle brille dans l'obscurité d'une lumière jaune verdâtre (*phosphorite*).

Gisement; elle appartient aux terrains les plus anciens. Elle se trouve en masses à Truxillo (Estramadure).

SCHÉELIN CALCAIRE (Chaux tungstatée, Wolfram blanc). Ca W^3. Blanc laiteux, à éclat très-vif adamantin; dureté 4,5 ; pesanteur spécifique 60,76 ; difficilement fusible au chalumeau en un verre transparent; soluble lentement dans l'acide nitrique avec un résidu jaune d'acide tungstique.

Cristallisé; sa forme primitive est un *prisme à base carrée;* ses formes dominantes sont des *octaèdres à base carrée.*

Gisement; il accompagne souvent les minerais d'étain dans les filons de l'époque la plus ancienne.

CHAUX ARSÉNIATÉE (Pharmacolite) $Ca^2\ As^5 + 6\ Aq$. En houppes soyeuses, blanches ou rosées ; rare. On en indique aussi deux autres espèces : *Haidingérite* $Ca^2\ As^5 + 3\ Aq.$, et *Berzélite* $Ca^2\ As^6$.

MAGNÉSIE.

PÉRICLASE (Magnésie native), Mg fe. D'un vert obscur, transparente, sans double réfraction. Pesanteur spécifique 37,5; dureté comme le feldspath; infusible au chalumeau; difficilement attaquable en entier par l'acide nitrique, mais entièrement soluble après pulvérisation. Elle contient beaucoup de fer à l'état de protoxyde, isomorphe de la magnésie.

Cristallisée; sa forme primitive est le *cube;* sa forme ordinaire est l'*octaèdre régulier* à clivage triple et très-net.

Gisement ; dans la dolomie de la Somma (Vésuve).

MAGNÉSIE HYDRATÉE (Magnésie native) Mg. Aq. En masses lamelleuses, blanches, nacrées, douces au toucher, se laissant rayer par l'ongle; au chalumeau, elle blanchit sans se fondre, donne de l'eau par la calcination; soluble dans les acides sans effervescence.

Analogies ; avec le talc, mais non flexible.

Gisement ; en petits filons dans la serpentine.

MAGNÉSIE CARBONATÉE (Magnésie native) Mg. C [2]. Blanche ou grise; dureté 4,5, plus grande que celle du spath calcaire; pesanteur spécifique 28,80; au chalumeau, elle donne une matière blanche, qui se concrète un peu sur elle-même. Soluble dans l'acide nitrique avec une effervescence moindre que la chaux carbonatée et plus vive que la dolomie.

Cristallisée ; sa forme primitive, assez fréquente, est un *rhomboèdre* sous l'angle de 107°,25. Elle a été longtemps inconnue et confondue avec le spath calcaire et la dolomie.

Terreuse ; elle ressemble par ses caractères extérieurs à la craie, happe à la langue, est blanche ou grisâtre et donne de la gelée par les acides, car elle est toujours mélangée de Magnésite.

MAGNÉSIE BORATÉE (Boracite) Mg Bo [4]. Toujours cristallisée, blanche ou grisâtre, translucide, quelquefois hyaline ou opaque; dureté 6,5, raye le verre. Cassure inégale ou un peu conchoïde; pas de clivages; pesanteur spécifique 29,74; elle dépolarise la lumière polarisée; au chalumeau elle se boursouffle et se fond en un globule blanc opaque, qui se hérisse, en se refroidissant, d'aiguilles cristallines. Soluble dans l'acide nitrique.

Sa forme primitive est un *cube*; le *cube* est plus

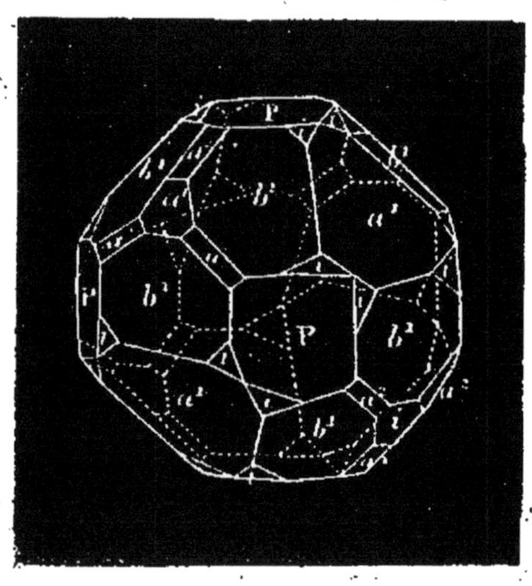

Fig. 131. — Magnésie boratée.

ou moins modifié (fig. 131); les modifications sur les arêtes sont complètes, la moitié de celles sur les angles manquent (pour M. Delafosse la forme primitive est un tétraèdre et alors les anomalies de cristallisation disparaissent). La dissymétrie des cristaux de boracite est due à l'électricité polaire (Haüy).

Gisement; la boracite est disséminée dans des

gypses, qui paraissent former des masses intercalées à la craie (Brunswick, Holstein).

MAGNÉSITE (Écume de mer, Magnésie carbonatée silicifère) Mg Si^3 + 2 Aq. Généralement blanche, quelquefois un peu grise ou rosée, très-poreuse, et par suite très-légère ; plus solide et plus tenace que la craie, sèche au toucher ; elle happe à la langue ; pesanteur spécifique 26. Au chalumeau, elle est très-difficilement fusible en un émail blanc; elle donne de l'eau par la calcination ; elle ne fait pas effervescence avec les acides et laisse un dépôt gélatineux ; c'est un hydrosilicate de magnésie, *compacte* ou *schistoïde*.

Analogies ; la magnésite grise ressemble aux argiles, mais elle n'est pas onctueuse et fait très-difficilement pâte avec l'eau.

Gisement ; des formations tertiaires d'eau douce; on la trouve à Coulommiers et à Chenevières près Paris en couches de 0m,20 à 0m,40 d'épaisseur, intercalées dans les marnes supérieures du calcaire de la Brie et offrant la structure schisteuse. La magnésite se trouve aussi dans les terrains serpentineux, où elle forme des veines (Piémont).

L'*Ecume de mer,* qu'on exploite à Négrepont en Crimée, et à Kittschick en Anatolie, se trouve en une couche de 2 mètres où elle est associée à un calcaire gris clair. Ce gisement est analogue à celui de Paris.

MAGNÉSIE SULFATÉE (Sel d'Epsom, Sel amer, Sel d'Angleterre, Sel de Sedlitz) Mg $Su^3 + 6$ Aq. Grossièrement fibreuse comme le gypse et quelquefois en fibres assez fines pour être ployées; fortement translucide, avec un éclat vitreux assez brillant, fragile, elle se brise entre les doigts; pesanteur spécifique 17,51. Soluble dans l'eau avec goût amer, elle donne de l'eau par la calcination.

Gisement; souvent en dissolution dans l'eau (Sedlitz, Pullna). Souvent en efflorescences dans les galeries des mines, à la surface des schistes magnésiens, par la décomposition des pyrites qui y sont disséminées; elle y est souvent mélangée de sulfates de fer, de cuivre ou de cobalt.

Elle accompagne les gisements de sel.

A Fitou (Aude) on en trouve un filon de 0^m,08, encaissé dans le gypse associé aux ophites, et qui en renferme aussi de petits grains dans sa masse.

YTTRIA.

Les minerais d'Yttria, en général assez rares, sont :

GADOLINITE (Y., fe., Ce) Si.

YTTROTANTALITE Y. Ta.

ALUMINE.

Corindon (Saphir, Rubis, Spath adamantin) Al. Il a des aspects différents, aussi porte-t-il des noms divers; incolore, c'est le *saphir blanc;* rouge cramoisi, le *rubis oriental*, P. S. 39,09; bleu d'a-

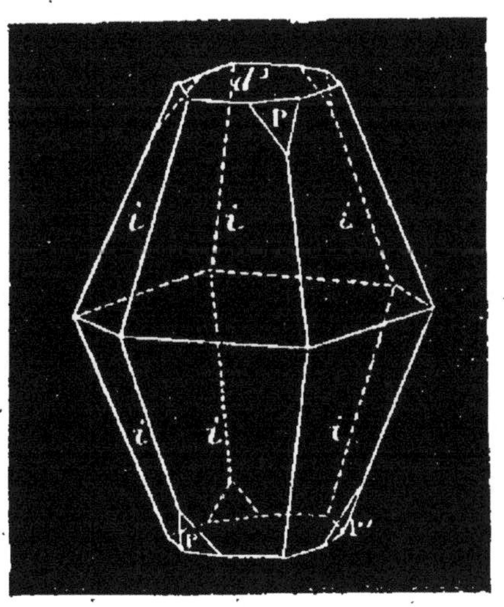

Fig. 132. — Corindon.

zur, le *saphir oriental*, P. S. 39,79; bleu indigo, le *saphir indigo;* jaune, la *topaze orientale;* vert, l'*émeraude orientale*, P. S. 39,49; violet, l'*améthyste orientale*, P. S. 39,21. Dureté 9; pesanteur spécifique 39,70 à 41,60; infusible au chalumeau, inattaquable aux acides; opaque ou hyalin.

Cristallisé; sa forme primitive est un *rhomboèdre*

aigu sous l'angle 86°,5'; sa forme ordinaire est un *prisme à 6 faces*, basé ou pyramidé (fig. 132); quelquefois dichroïte.

Granulaire (Emeri); toujours impur, gris-bleuâtre ou brun foncé; raye le verre avec facilité; toujours mélangé de mica et quelquefois de fer oxydulé.

Analogies; avec divers minerais, mais le meilleur caractère distinctif consiste dans la pesanteur spécifique et la dureté.

Gisement; il appartient essentiellement aux terrains anciens, où il est associé au mica et au feldspath.

ALUMINE HYDRATÉE (Bauxite) Al + Aq. Blanche, terreuse, tendre; *compacte* ou *oolithique*.

Gisement; en gites isolés, dans le terrain crétacé (Les Baux, près Tarascon).

TURQUOISE (Calaïte, Agaphite.) Couleur bleu céleste ou verdâtre; opaque; un peu plus dure que la chaux phosphatée; pesanteur spécifique 28,36 à 30; infusible au chalumeau; inattaquable aux acides; elle contient de l'acide phosphorique, de l'alumine et du cuivre.

Gisement; en rognons, gros comme des noisettes dans des argiles ferrugineuses.

La *fausse turquoise* est une dent fossile, colorée par du phosphate de fer; elle est moins dure, est attaquable aux acides et donne au feu une odeur animale.

CRYOLITE (Alumine fluatée alcaline) 2 Al $fe^3 + 3$ Na Fl^2. En masses lamelleuses d'un blanc laiteux ou jaunâtre par mélange d'oxyde de fer; les lames très-minces sont translucides; trois clivages égaux et faciles paraissent mener à un *prisme* droit rectangulaire; éclat vitreux, un peu perlé; dureté à peu près égale à celle du spath calcaire; pesanteur spécifique 29,63; fusible à la flamme d'une bougie, d'où son nom *pierre de glace.*

Gisement; à Ewigtok (Grœnland) dans des montagnes gneissiques, où elle forme des filons et est accompagnée de galène, de blende, de pyrite de fer, de pyrite cuivreuse et de fer spathique, et où elle est appuyée contre un puissant filon de quartz.

ALUNITE (Aluminite, pierre d'alun) K $Su^3 +$ 9 Al $Su^3 + 6$ Aq. Pierres blanches à cassure compacte ou terreuse, dures ou tendres, quelquefois caverneuses, ou renfermant des grains de quartz.

ALUMINE SULFATÉE (Alunogène) Al $Su^3 +$ Aq. Elle effleurit à la surface des roches; en fibres déliées comme de la soie; soluble dans l'eau, saveur astringente.

Gisement; dans les mines sur des roches qui contiennent des pyrites (Huelgoat); dans les argiles qui accompagnent les lignites (Soissonnais); dans les solfatares; elle paraît constamment due à l'action de matières sulfureuses sur des roches alumineuses.

ALUN (Alumine sulfatée alcaline) K Su^3 + 3 Al Su^3 + 2 Aq. Il effleurit à la surface des roches sous forme filamenteuse ou sous celle de petits cristaux octaédriques.

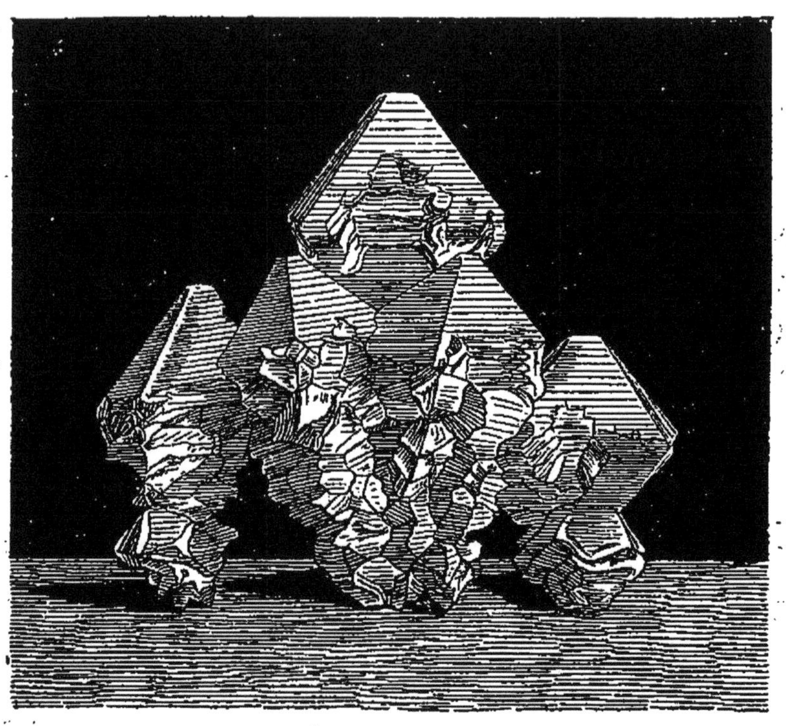

Fig. 133. — Cristaux d'alun.

Dans l'industrie on l'obtient en cristaux quelquefois très-volumineux (fig. 133).

MÉTAUX.

CÉRIUM.

Les minerais de Cérium sont pour la plupart rares et peu importants ; les principaux sont :

CÉRITE, $Ce\,Si + Aq.$; de couleur violette.

CÉRINE, $2\,(Ce, fe)\,Si + Al\,Si$.

ORTHITE, ou SILICATE DE CÉRIUM.

MANGANÈSE.

MANGANÈSE SULFURÉ $Mn.\,S$. Très-rare.

HAUSSMANITE (Manganèse gris lamelleux, Oxyde de manganèse pyramidal) Mn. Minerai noir brun, à poussière rouge brun, infusible et inaltérable au chalumeau, donnant avec le borax un verre violet, cristallisé ou amorphe ; sa forme primitive est un *prisme à base carrée* ; ses formes ordinaires sont des *octaèdres aigus à base carrée*. Très-rare.

BRAUNITE (Manganèse oxydé) Mn^3. Toujours cristallisée ou en masses cristallines, la braunite est d'un noir brun foncé, et a une poussière de même teinte ; dureté 6,5, plus grande que le feldspath ;

fragile; pesanteur spécifique, 47,50 à 48,18. Elle correspond à l'oxyde manganique, et renferme souvent de la silice; elle donne 3 p. 100 d'oxygène par la chaleur, aussi n'est-elle que médiocrement propre à préparer ce gaz; elle ne donne pas d'eau dans un tube fermé. Infusible au chalumeau, elle devient rougeâtre au feu de réduction; avec le borax, elle

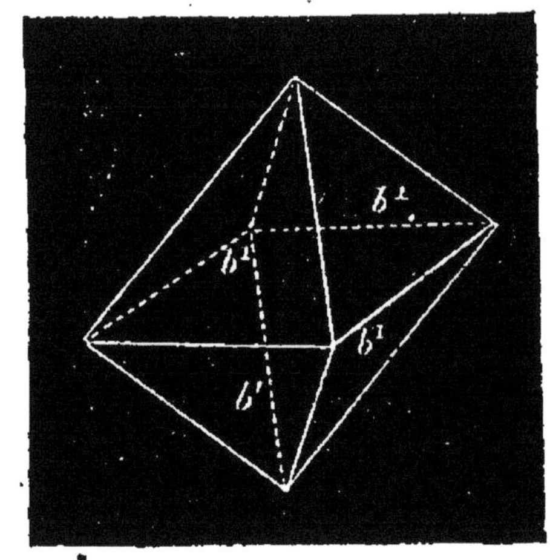

Fig. 134. — Braunite.

donne un verre limpide et incolore au feu de réduction, rouge violacé au feu d'oxydation; attaquable en partie et avec lenteur par l'acide nitrique bouillant.

Cristallisée; sa forme primitive est un *prisme droit à base carrée*, et ses cristaux ordinaires sont des *octaèdres à base carrée* aigus ou obtus (fig. 134).

PYROLUSITE (Manganèse oxydé métalloïde, Peroxyde de manganèse) Mn^2. Le plus abondant des minerais de manganèse et le plus riche en oxygène; gris foncé ou noir, devenant bleuâtre dans les échantillons fibreux et radiés; mais sa poussière est toujours noire ; dureté 2, comme la chaux sulfatée ; pesanteur spécifique 48,29 à 49,40 ; infusible au chalumeau, elle devient rouge au feu de réduction ; avec le borax elle fait une vive effervescence, résultant du dégagement de l'oxygène ; elle ne donne pas d'eau par la calcination.

Cristallisée ; sa forme primitive est un *prisme rhomboïdal* droit de 93°,40' ; ses cristaux sont en général mal formés, bacillaires ou radiés.

Aciculaire et radiée ; en masses fibreuses plus ou moins grossières, accolées ou radiées, et alors elles ont des fibres beaucoup plus fines qui s'écrasent facilement sous les doigts ; c'est la variété la plus abondante et qu'on exploite dans beaucoup d'endroits.

Amorphe et métalloïde ; de couleur noir bleu, à cassure unie un peu granulaire, et à éclat métalloïde.

Terreuse ; noire, tachant les doigts ; presque toujours mélangée d'acerdèse.

Concrétionnée ; en stalactites plus ou moins considérables, à surface terne ou brillante et comme vernissée ; cassure compacte et unie, ou fibrosoradiée; quelquefois mélangée de fer hydraté oxydé, et alors elle prend une teinte brune.

Dendritique; elle constitue presque toutes les arborisations noires de quelques roches, telles que les calcaires, le quartz compacte et le quartz agate.

Gisement; dans les terrains de sédiments, modifiés par l'action des roches cristallines (*arkose*); en amas irréguliers, parallèles ou non à la stratification.

ACERDÈSE (Manganèse oxydé hydraté, Manganèse argentin, Manganite, Oxyde de manganèse prismatique) $Mn^3 + Aq$.

Couleur gris de fer ou d'acier, plus claire que la pyrolusite; poussière brune, ce qui la distingue de la pyrolusite, mais quelquefois il existe des mélanges qui dénaturent ce caractère; dureté 3,5, à peu près comme celle du spath calcaire, plus grande que celle de la pyrolusite; pesanteur spécifique 43,28; infusible au chalumeau, elle devient rouge en perdant de l'oxygène, mais elle en donne beaucoup moins que la pyrolusite, aussi l'industrie la repousse; avec le borax, elle donne une vive effervescence et un verre violet; dans un tube fermé, elle donne 10 p. 100 d'eau (caractère distinctif).

Cristallisée; sa forme primitive est un *prisme rhomboïdal droit* sous l'angle 99° 40′; ses cristaux, généralement cannelés, ont un clivage diagonal assez facile.

Fibreuse; à fibres conjointes, comme bacillaires ou radiées ; elle est moins foncée et moins métallique que la pyrolusite.

Presque jamais on ne la rencontre *amorphe, terreuse* ou *concrétionnée;* mais, dans ce cas, elle est toujours mélangée de pyrolusite.

Gisement; dans les terrains de cristallisation, ou dans les terrains de transition voisins ; souvent associée à l'hématite.

PEROXYDE DE MANGANÈSE HYDRATÉ $Mn.^2 +$ Aq. Amorphe, terreux, très-tendre, tachant les doigts, il a une poussière brun chocolat ; pesanteur spécifique 30 à 32; facilement attaquable par l'acide chlorhydrique ; il renferme toujours 12 à 15 p. 100 d'eau hygrométrique.

PSILOMÉLANE (Manganèse oxydé terne, Manganèse oxydé barytifère) Ba $Mn^4 + 2$ Aq. (Beudant). En rognons, en masses concrétionnées botryoïdes, ou plus souvent amorphe ; noir bleuâtre prononcé ; entièrement opaque; éclat mat et métalloïde ; cassure toujours mate, jamais fibreuse ni testacée ; dureté variable, mais toujours plus grande que la pyrolusite.

Très-utilement employée dans les arts.

Les manganèses oxydés, qui se ressemblent beaucoup, se distinguent entre eux par leur dureté et leur poussière.

On les distinguera de l'argent sulfuré, qui est fusible à la flamme d'une bougie, et se coupe au couteau; du cuivre gris, qui est fusible à la bougie et dégage des vapeurs arsenicales ; de l'antimoine sulfuré, qui est fusible à la bougie ; des minerais de fer, qui deviennent attirables après la calcination. Du reste la coloration du verre avec le borax est caractéristique du manganèse.

Gisement ; les manganèses oxydés cristallisés se trouvent en filons dans les terrains anciens ou de transition (Devonshire, Hartz).

La Psilomélane et la Pyrolusite se trouvent entre les terrains anciens et les terrains secondaires, en bande peu épaisse qu'on exploite, soit dans les terrains anciens, soit dans les calcaires secondaires sus-jacents et quelquefois, comme à la Romanèche (Rhône), dans un grès ou *arkose* intermédiaire. On rencontre aussi ces deux minerais en amas irréguliers postérieurs aux terrains, où ils sont arrivés par sublimation ou par des actions électro-chimiques ; car la baryte qui les accompagne offre des cristaux et remplace fréquemment le test des fossiles.

MANGANÈSE CARBONATÉ, Mn C^2. Rare; coloré en rose.

MANGANÈSES PHOSPHATÉS. Rares.

MANGANÈSE SILICATÉ ROSE. Mn S^2. Assez rare ; il offre plusieurs variétés.

FER.

FER NATIF. Fe. Ce minerai, dont l'existence est problématique, paraît avoir quelquefois pour origine les météorites, ou d'autres fois la revivification du fer par suite de l'incendie du terrain houiller (La Bouiche, Allier), ou résulter enfin de quelques décompositions encore mal expliquées. Ses caractères sont du reste ceux du fer métallique.

MÉTÉORITES (Pierres météoriques, Aérolithes, Pierres tombées du ciel). En masses plus ou moins volumineuses, à arêtes et angles arrondis; ferrugineuses et contenant du fer plus ou moins aciéré et mêlé à du chrome, du nickel et quelquefois du manganèse; ou pierreuses et contenant du fer ramuleux aciéré, du phosphore, du graphite, du péridot et une matière voisine du pyroxène.

FER SULFURÉ. Fe Su^2. On en distingue deux sortes par dimorphisme: le *fer sulfuré jaune* et le *fer sulfuré blanc*, qui semblent avoir une double origine : neptunienne, car le fer sulfuré est déposé dans quelques eaux minérales (Chaudesaigues, Aveyron), et ignée, car il existe au milieu des roches granitiques; on n'a cependant pas encore signalé sa présence dans les terrains volcaniques.

Le FER SULFURÉ JAUNE (Pyrite jaune) est de

couleur jaune d'or ; à éclat métallique (*Miroir des Incas, Marcassite*), ne se ternissant pas à l'air ; dureté considérable, 6,5, il fait feu au briquet avec odeur sulfureuse (*Pierre de carabine*) ; poussière vert noirâtre ; pesanteur spécifique 50 ; clivages nuls. A la flamme, il donne une odeur sulfureuse, devient brun rouge et attirable à l'aimant.

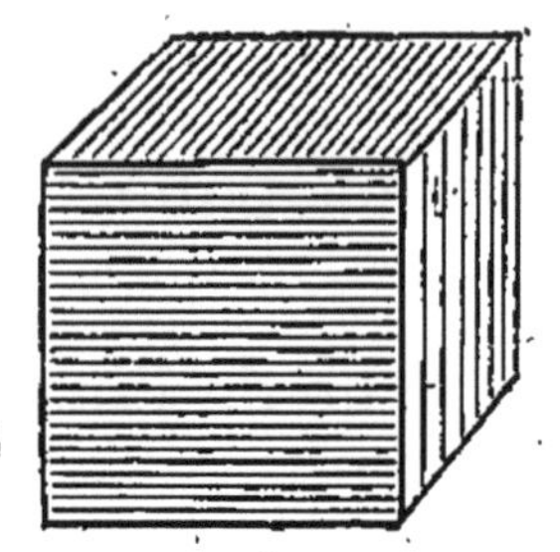

Fig. 135.
Fer sulfuré jaune.

Cristallisé ; sa forme primitive est le *cube* qui est aussi sa forme la plus habituelle (fig. 135) ; ses autres formes dominantes sont le *dodécaèdre pen-*

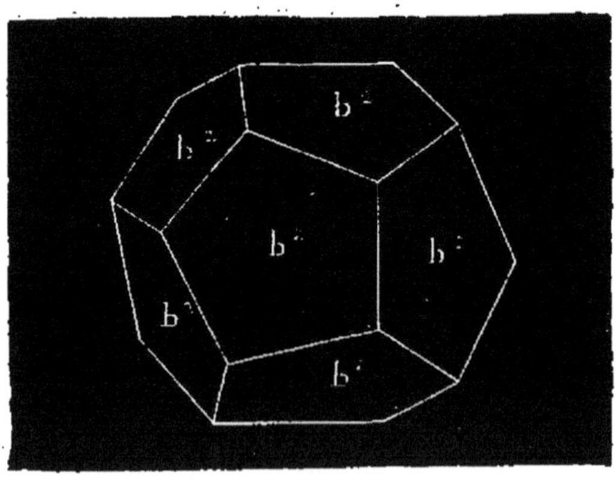

Fig. 136. — Fer sulfuré jaune.

tagonal (fig. 136), l'*icosaèdre* et l'*octaèdre* modifié sur les angles (fig. 137).

Concrétionné; en stalactites cylindriques, globuleuses ou mamelonnées.

Dendritique ; dans les roches schisteuses.

Epigène; il remplace quelquefois la matière des fossiles, surtout dans le lias.

Analogies ; avec le cuivre pyriteux, qui est jaune d'or, souvent irisé et n'étincelle pas au briquet ; avec le fer arsenical, qui exhale des vapeurs alliacées.

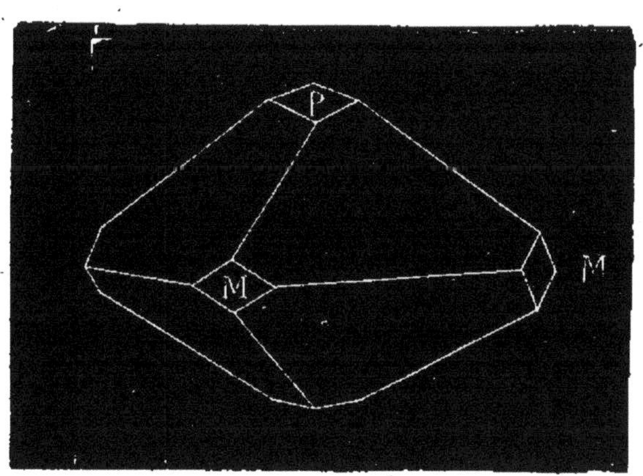

Fig. 137. — Fer sulfuré jaune.

Gisement; disséminé dans les terrains anciens où il se trouve fréquemment, mais ne forme pas de roches; il existe en filons.

Le FER SULFURÉ BLANC (Sperkise, Pyrite blanche, Pyrite rayonnée). Blanc jaunâtre ou jaune verdâtre, à éclat métallique, moins prononcé que dans la pyrite jaune ; dureté moindre; cassure inégale et granulaire ; pesanteur spécifique 47 à 48,47 ; à la flamme d'une bougie, il donne une odeur de soufre avec fumée légère.

Cristallisé; sa forme primitive est un *prisme rhomboïdal droit* sous l'angle de 106°,2'; ses cristaux se groupent fréquemment par cinq pour former des *crêtes de coq*.

Concrétionné; souvent en boules à cassure radiée, et à surface hérissée de pointes qui sont des têtes de cristaux.

Épigène; il remplace les fossiles moins souvent que la pyrite jaune.

Gisement; moins répandu que la pyrite jaune, mais assez fréquent dans les terrains secondaires et crétacés, sous forme de rognons; rare dans les filons.

Le fer sulfuré blanc s'effleurit à l'air humide, passe à l'état de couperose verte, et se transforme facilement en fer oxydé hydraté. Cette décomposition s'accompagne d'une élévation de température, qui est capable de causer l'incendie spontané des houillères. Quand sa décomposition est portée assez loin, il devient brun rouge ou couleur de foie (*Fer hépatique, Fer épigène* d'Haüy).

FER SULFURÉ MAGNÉTIQUE (Pyrite magnétique, Pyrite hépatique, Pyrrhotine) $Fe\,Su^8$; de couleur bronze, avec éclat métallique peu prononcé; dureté 4, moindre que celle du fer sulfuré, poussière gris verdâtre ; pesanteur spécifique 46,31 à 46,60. Il agit faiblement sur l'aiguille aimantée ; attaquable aux acides non oxydants avec dégagement d'hydrogène sulfuré et précipitation de soufre.

Cristallisé ; sa forme primitive est un *prisme hexaèdre régulier* ; ses cristaux sont très-rares et peu nets.

Lamelleux ; en masses quelquefois grenues et à cassure inégale, mais toujours un peu lamelleuse.

Analogies ; sa facile altération au contact de l'eau est un bon caractère d'élimination.

Gisement ; il appartient essentiellement aux terrains anciens, massifs ou schisteux, et s'y trouve le plus souvent dans des filons ou en petits amas ; on le rencontre dans quelques météorites.

FER ARSENICAL (Pyrite arsenicale, Mispickel) $Fe\,Su^2 + Fe\,As^2$. Blanc d'argent ou d'étain, noircissant à l'air, à éclat bleuâtre métallique vif ; cassure inégale et granulaire, sans clivages ; dureté 5,5, étincelle au briquet avec une odeur d'ail ; pesanteur spécifique 61,27 ; fusible au chalumeau avec des vapeurs abondantes et une odeur alliacée, il donne un bouton attirable à l'aimant ; dans un tube, il donne sublimation de sulfure d'arsenic ; soluble dans l'acide nitrique avec résidu blanchâtre.

Cristallisé ; sa forme primitive est un *prisme rhomboïdal droit* sous l'angle 111°,12' ; ses cristaux se groupent quelquefois en masses *bacillaires*.

Amorphe ; en masses informes, à cassure grenue et inégale.

Analogies ; avec la pyrite blanche, mais il s'en distingue par sa densité ; avec le cobalt arsenical, le nickel gris et l'argent antimonial, mais il devient magnétique par le grillage.

Gisement ; fréquent dans les mines d'étain et de cuivre.

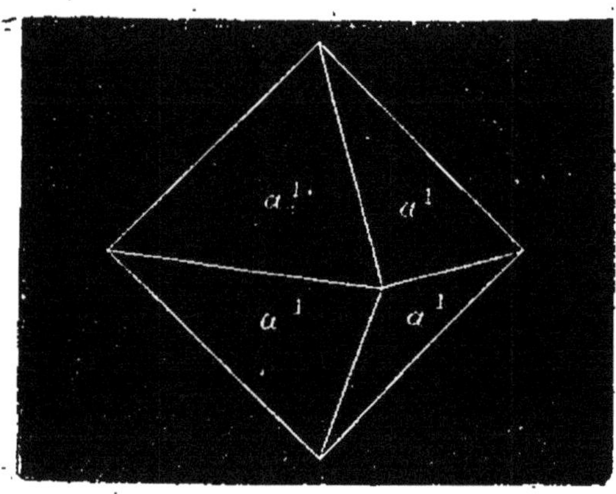

Fig. 138. — Fer oxydulé.

FER OXYDULÉ (Fer oxydé magnétique, Magnétite, Aimant), fe Fe^3. Couleur gris de fer foncé avec éclat métallique faible ; dureté 5,5, il fait feu au briquet ; poussière noire ; cassure demi-vitreuse, sans clivages ; pesanteur spécifique 50,94 ; fortement magnétique, il a quelquefois la propriété d'attirer la limaille de fer ; quand il a le magnétisme polaire, il est dit *aimant naturel ;* infusible au chalumeau, il brunit et n'est plus magnétique ; insoluble dans l'acide nitrique.

Cristallisé ; sa forme primitive est un *octaèdre régulier* (fig. 138); elle est fréquente ; on trouve aussi quelquefois le *dodécaèdre régulier*, souvent avec des stries, indices de clivages.

En masses ; granuleuses ou grenues, à cassure brillante comme l'acier ; formées de cristaux imparfaits et peu soudés.

En sables; très-petits cristaux disséminés dans des schistes micacés, formant un sable noir, lourd, à aspect métallique ; souvent titanifère.

Amorphe ; moins fréquent que les cristaux ; en amas considérables dans le schiste micacé en Suède, où il donne un fer très-ductile.

Analogies ; il se distingue des minerais gris par sa propriété magnétique.

Gisement ; essentiellement des terrains anciens, il se trouve en cristaux disséminés dans les roches volcaniques et surtout les basaltes et les schistes micacés ; à l'île d'Elbe il est intercalé dans du terrain jurassique métamorphique (Burat).

FER TITANÉ (Sables titanifères) fe Ti^2. Minerai noir, attirable à l'aimant, donnant au chalumeau avec le borax et le sel de phosphore un verre incolore, qui devient rouge par le refroidissement ; cristallin, quelquefois en *octaèdres réguliers ;* il forme le plus souvent des sables lourds.

Gisement; dans les roches volcaniques.

FER CHROMÉ (Fer chromaté) (fe, Al.) Cr. Noir de fer, avec éclat presque métallique ; cassure inégale, grenue, sans clivages ; dureté 5,5 ; pesanteur spécifique 44,98 ; infusible au chalumeau, il devient attirable à l'aimant ; il donne avec le borax un verre émeraude ; insoluble dans les acides.

Cristallisé; les cristaux de Baltimore sont des *octaèdres réguliers;* ils sont rares.

Analogies; avec le fer oxydulé, qui est magnétique; avec le cuivre gris et le wolfram, qui sont moins durs et sont fusibles au chalumeau; avec le fer oligiste, qui a une poussière rouge.

Gisement; ordinairement en nodules au milieu de la serpentine (Fréjus, Var).

FER OLIGISTE (Fer peroxydé, Fer micacé) Fe^3. Il offre plusieurs variétés:

1o Le *Fer oligiste métalloïde* est gris d'acier ou gris de fer, un peu plus clair que le fer oxydulé; éclat métallique, souvent irisé; dureté 5,5, il fait feu avec l'acier; poussière rouge quand elle est très-fine, gris de fer quand elle est grossière; pesanteur spécifique 52,40; sans action sur l'aiguille aimantée; infusible au chalumeau, mais il devient magnétique.

Cristallisé; sa forme primitive est un *rhomboèdre* sous l'angle 86o,10′, isomorphe du corindon; ses formes secondaires sont des *rhomboèdres* surchargés de facettes, et des *prismes à 6 faces* plus ou moins modifiés (fig. 139).

Lamelleux; cristaux plats, très-éclatants, des volcans (*Fer spéculaire*) formant des lames hexagonales striées, *pailleté* ou *micacé;* en lamelles très-petites, très-minces, s'écrasant facilement sous les doigts, ayant une apparence à la fois métalloïde et rougeâtre.

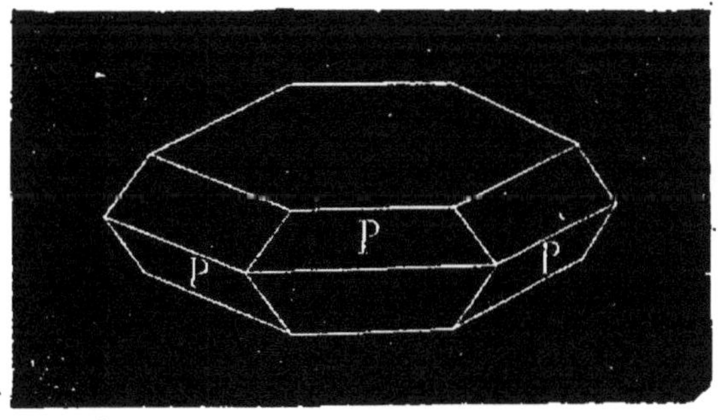

Fig. 139. — Fer oligiste.

2° Le *Fer oligiste concrétionné* (Hématite rouge), en masses réniformes ou en stalactites plus ou moins considérables; d'un rouge brun, fibreux à fibres semblant provenir de prismes (est-ce dimorphisme?), très-apparentes, souvent soyeuses, rayonnées toujours; dureté 5,5, qui permet d'en faire des brunissoirs; poussière rouge.

3° *Compacte* (Rouge de mars), à cassure unie ou conchoïde; souvent argileux et passant au terreux.

4° *Terreux* (Sanguine), rouge vif, tendre, tachant les doigts; cassure terne et terreuse; toujours plus ou moins argileux, il passe insensiblement aux ocres.

5° *Épigène*, résultant de la décomposition des pyrites; mais il est plus rare que la variété épigène du fer oxydé hydraté.

Analogies; cristallisé, le fer oligiste ne peut être confondu avec d'autres minéraux; amorphe, il se distingue des minerais gris par sa poussière rouge; le cuivre oxydulé ne donne pas au chalumeau de bouton magnétique.

Gisement; 1° en masses intercalées dans les terrains anciens et de transition (Suède); il abonde dans les terrains volcaniques; 2° en filons, avec l'hématite brune, dans les terrains anciens, tels que le granite (Framont, Vosges); 3° en couches dans les terrains secondaires, où il paraît être le résultat d'une action électro-chimique postérieure, car les fossiles eux-mêmes sont transformés (La Voulte, Ardèche); 4° il donne leur coloration aux grès rouges et aux argiles rouges.

Fer oxydé hydraté (Fer oxydé brun, Fer limoneux, Fer hydroxydé). Fe^4. Aq. Brun ou jaune, à poussière jaune; dureté tout au plus égale à celle du spath calcaire; pesanteur spécifique 30 à 34; au chalumeau, il donne une scorie rouge, souvent attirable à l'aimant; souvent mélangé d'argile et passant à l'ocre.

On en distingue huit variétés en rapport avec des différences d'exploitation :

1° *Hématite brune;* concrétions stalactiformes, rognons ou masses botryoïdes, brunes, quelquefois noires; cassure brune, fibreuse, rayonnée, à fibres déliées; en filons puissants dans les terrains anciens et de transition; en masses intercalées à la séparation des terrains anciens et secondaires (Pyrénées).

2° *En roches* (*Fer oxydé brun*); masses amorphes brunes ou bistre; cassure unie, offrant souvent de petites cavités à paroi interne fibreuse, quelquefois très-caverneuses; fréquemment mélangées d'argile et de calcaire, alors la couleur en est plus claire et la dureté est moindre; cette variété, plus fréquente que l'hématite brune, se prolonge dans des terrains plus modernes et se trouve jusque dans le terrain jurassique (Excideuil, Dordogne).

3° *Géodique* (*Ætite, Pierre d'aigle*); en rognons ou boules informes, composés de couches testacées irrégulières et diversement colorées, et offrant au centre un noyau argileux mobile; cette variété, qui résulte d'infiltrations ferrugineuses, se trouve disséminée dans les terrains modernes avec le minerai de fer en grains.

4° *En grains;* sphériques ou non, disséminés dans de l'argile dont ils se séparent par simple dessiccation, ou agglutinés par une pâte de calcaire argilo-ferrugineux. Généralement superficiels, les gisements de cette variété se trouvent dans les terrains tertiaires moyens, qui recouvrent les plateaux de calcaire jurassique et de craie; ils abondent dans le centre de la France.

5° *Oolithique;* en grains très-petits, à peine plus gros que des grains de millet, et ordinairement soudés ensemble; d'un brun foncé, ils contiennent souvent du silicate de fer et d'alumine et de l'acide phosphorique; aussi donnent-ils un fer cassant à froid; quelquefois ils sont colorés en bleu, c'est alors la *Berthiérite* ou *Chamoisite*. Ils se trouvent en couches contemporaines des terrains qui les présentent: dans l'oolithe inférieure (Vieuzac, Aveyron), dans l'oolithe moyenne (Ancy-le-Franc, Yonne) et dans le grès vert, où ils sont presque exclusivement composés de silicate.

6° *Terreux;* brun ou jaune, d'autant plus clair que le minerai est plus pauvre; cassure mate et unie; tendre, tachant les doigts; il doit donner au moins 30 p. 100 de fer à l'essai, sinon il est considéré comme une ocre. Gisement très-varié : on le trouve dans le calcaire jurassique (Dordogne) et dans les terrains tertiaires (Cher, Nièvre, Yonne).

7° *Vitreux* (résineux, limoneux, des marais); brun, d'autant plus qu'il contient plus d'acide phosphorique, auquel il doit son éclat; poussière jaune, il ne tache pas les doigts ; il donne une fonte fragile, plus fusible que la fonte ordinaire et prenant mieux les empreintes.

8° *Pseudo-morphique* (Épigène) ; il consiste en polypiers des terrains tertiaires complètement transformés en fer hydroxydé ; il constitue un gisement important dans les landes de Gascogne.

FER CARBONATÉ (Fer spathique) $Fe\,C^2$. Couleur gris clair ou jaunâtre, se fonçant par l'altération

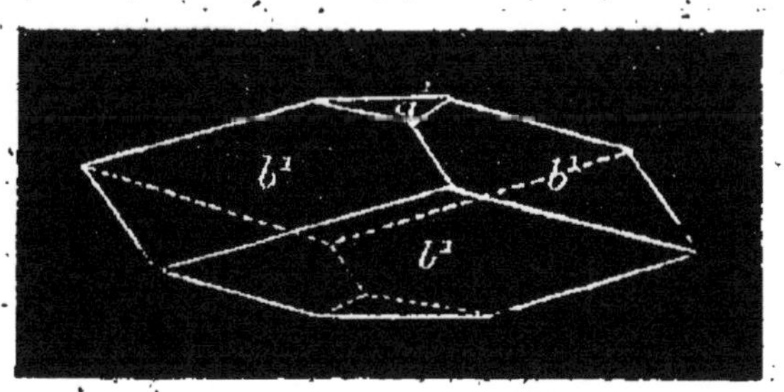

Fig. 140. — Fer carbonaté.

du minéral au contact de l'air ; apparence lithoïde, dureté un peu plus grande que le spath calcaire, poussière grisâtre ; trois clivages faciles, menant au rhomboèdre ; pesanteur spécifique 38 ; au chalumeau, il noircit et donne une poussière qui agit sur l'aiguille aimantée. Soluble dans l'acide nitrique avec une effervescence lente à froid et vive à chaud ; il se décompose à l'air, et le fer passe au maximum d'oxydation, il renferme toujours de la chaux, de la magnésie et du manganèse qui lui donne des qualités pour la fabrication de l'acier.

Cristallisé; sa forme primitive est un *rhomboèdre* obtus de 107°; ses formes ordinaires sont des *rhomboèdres obtus* (fig. 140), *équiaxes* et des *prismes hexagonaux* (fig. 141). Il offre un cas de dimorphisme, une sorte d'aragonite de fer, la *junckérite*.

Lamelleux; il se fonce à l'air et d'autant plus qu'il est plus manganésifère; en même temps, ses clivages deviennent plus apparents et la mine est plus facile à traiter; minerai abondant, riche et donnant du fer de bonne qualité.

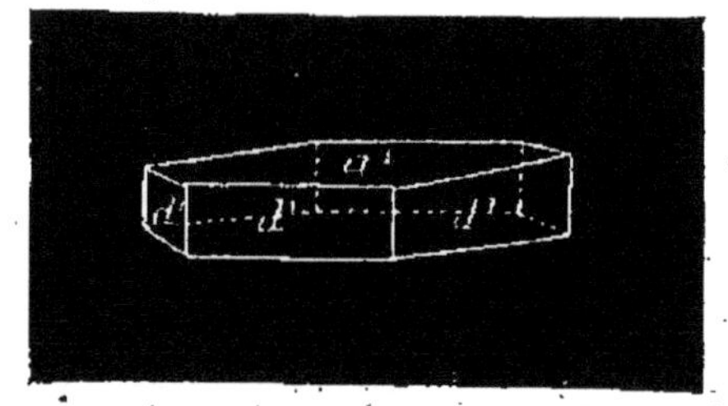

Fig. 141. — Fer carbonaté.

Fibreux; à fibres déliées, droites et accolées.

Lithoïde (compacte, minerai des houillères); en rognons ou masses informes, d'un gris très-foncé ou bruns, à cassure terreuse, terne et peu durs; pesanteur spécifique 32,5; souvent mélangé de matières étrangères (jusqu'à 30 p. 100) et de fer phosphaté qui diminue sa valeur métallurgique; très-important, en raison de la facilité de son traitement.

Gisement; en filons dans les terrains anciens et

de transition, et dans les terrains secondaires (Grès bigarré, à Baigorry), à la séparation des terrains anciens et secondaires (Pyrénées-Orientales).

Le fer lithoïde appartient au terrain carbonifère (Decazeville), où il existe en rognons disséminés; il se trouve aussi associé au fer oligiste dans les terrains secondaires (La Voulte, Ardèche).

JUNCKÉRITE, fe, C^2. Dimorphe du fer carbonaté; sa forme primitive est un *prisme rhomboïdal droit* sous l'angle 108°,26.

FERS PHOSPHATÉS. Rarement isolés, mais assez répandus pour altérer beaucoup de minerais de fer, tels que fer lithoïde, limonite des marais, etc. Les uns sont bleu clair, en masses terreuses formant des nodules dans les argiles tourbeuses et les limonites; quelquefois ils donnent de petits cristaux, *prismes rhomboïdaux obliques* sous l'angle de 108° (houillères embrasées de Commentry). Les autres, plus rares, sont d'un vert olive foncé et forment des nodules fibreux et radiés.

FER ARSENIATÉ, fe $As^2 + 12$ Aq. Vert foncé, cristallisé en lames minces, transparent.

Gisement; surtout associé aux filons d'étain.

ARSÉNIO-SIDÉRITE. $3\,Fe^2\,As + Ca\,As^2 + 3$ Aq. En masses concrétionnées fibreuses, jaunes d'ocre.

Gisement; mines de la Romanèche, avec le manganèse.

Fer sulfaté. Fe $Su^3 + 6$ Aq. Produit de décomposition des minerais de fer pyriteux.

Gisement des minerais de fer. On trouve dans les terrains primitifs et dans ceux de transition qui sont cristallins, le fer oxydulé, constituant quelquefois des montagnes entières ; le fer oligiste dans les gneiss, le fer pyriteux en nodules et en masses, le fer spathique en filons et en amas. On trouve encore dans les filons, mais toujours associé à d'autres minerais, le fer arsenical, le fer oligiste concrétionné, le fer hydroxydé concrétionné et les fers arséniatés et phosphatés.

Les terrains de transition non cristallins offrent des pyrites en lots puissants ou en couches, et le fer oligiste en amas considérables ou en nodules réunis régulièrement.

Dans les terrains secondaires, les assises inférieures renferment des pyrites, du fer carbonaté lithoïde et du fer sulfaté au voisinage des houillères, tandis que les assises supérieures contiennent du fer hydroxydé géodique ou en grains, et aussi de la pyrite (surtout la pyrite blanche dans la craie).

Les terrains tertiaires n'offrent en général que des gisements pauvres et peu abondants de minerai de fer. Les argiles contiennent des pyrites blanches et les couches supérieures du fer hydroxydé limoneux.

Dans les terrains volcaniques et trappéens, on trouve le fer titané, le fer oligiste spéculaire et le fer phosphaté.

COBALT.

COBALT ARSENICAL. Co As^2. Gris d'acier ou blanc d'étain, plus clair dans les cassures, à éclat métallique; dureté 5,5, à poussière grise, cassure inégale et grenue, sans clivages; pesanteur spécifique 63,35 à 66; à la flamme d'une bougie il produit une fumée blanche abondante arsenicale. Au chalumeau, après grillage, il donne un bouton métallique cassant et gris clair, et avec le borax un verre bleu foncé; il est soluble en une liqueur rose dans l'acide nitrique; il renferme toujours du fer.

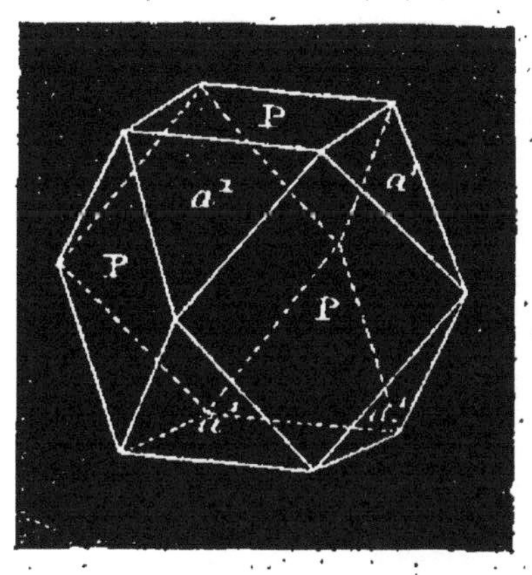

Fig. — 142. Cobalt arsenical.

Cristallisé; dans le système régulier, il est le plus souvent en *cubes*, *cubo-octaèdres* ou *cubo-dodécaèdres* à surfaces non éclatantes (fig. 142).

Mamelonné; en petits mamelons brillants, à cassure grenue.

Tricoté, filiforme; en dendrites ramifiées quelquefois comme des fils de canevas et très-riches en argent natif.

Analogies; avec le cobalt gris qui a une teinte rougeâtre, un clivage facile et qui offre le plus ordinairement des faces du dodécaèdre pentagonal et de l'icosaèdre.

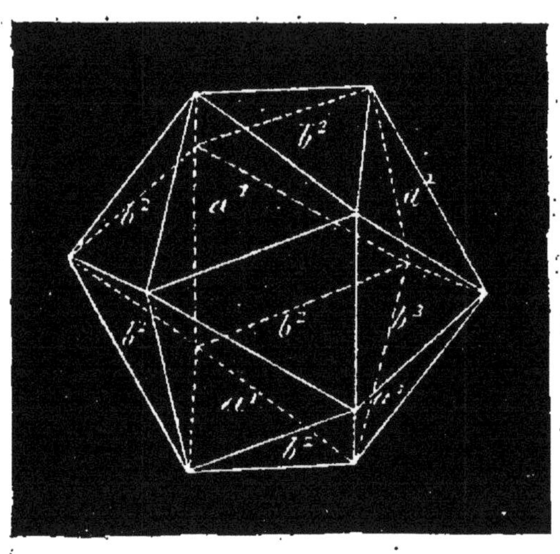

Fig. 143. — Cobalt gris.

Gisement; en filons dans les terrains anciens et de transition.

COBALT GRIS (Cobalt éclatant), $Co\,As^2 + Co\,Su^2$. Gris, mais avec une teinte rougeâtre prononcée, à éclat vif ; clivages distincts menant au cube ; dureté 55, étincelle à l'acier, poussière brune ; pesanteur spécifique 62,98, fusible au chalumeau avec des vapeurs arsenicales abondantes, avec le borax en un verre bleu. Soluble en une liqueur rose dans l'acide nitrique.

Cristallisé; en *cube*, en *octaèdre*, il offre le plus souvent des faces du *dodécaèdre pentagonal* et de l'*icosaèdre* (fig. 143); ses cristaux très-nets sont souvent complets et présentent des stries prononcées.

Analogies; avec le cobalt arsenical et le cobalt sulfuré, dont il se distingue par son clivage cubique; avec le fer arsenical, qui donne par le grillage prolongé une masse attirable à l'aimant.

Gisement; en amas et filons intercalés dans les terrains anciens ; en amas intercalés dans le gneiss avec le cuivre pyriteux à Tunaberg.

COBALT SULFURÉ. $Co^2 Su^3$. Gris d'acier, quelquefois un peu rougeâtre; cassure inégale sans clivages; dureté 5,5; pesanteur spécifique 49 à 52; fusible au chalumeau, après grillage, en un bouton métallique gris, sans odeur arsenicale, avec le borax en un verre bleu. Soluble dans l'acide nitrique en une liqueur rose avec des vapeurs nitreuses.

Cristallisé; très rare; en *octaèdre régulier.*

Analogies; avec le cobalt gris, mais il n'a pas de clivage et ne donne pas de vapeurs arsenicales; avec le cobalt arsenical, mais il ne donne pas de vapeurs arsenicales ; avec les autres minerais gris de fer à aspect métalloïde, mais il donne avec le borax un verre bleu.

Gisement; dans le gneiss.

Cobalt oxydé noir. On donne ce nom à des mélanges en proportions variables d'oxyde de manganèse, de fer, de cobalt et d'argile.

Cobalt arseniaté. $Co^3 As^5 + 8 Aq$. Couleur rose fleur de pêcher, caractéristique ; très-tendre, friable sous le doigt ; dureté 2,5 ; pesanteur spécifique 29,48. Calciné, il donne de l'eau et se fonce ; toujours plus ou moins mélangé d'acide arsénieux, que le lavage peut enlever.

Cristallisé; sa forme primitive est un *prisme rhomboïdal oblique;* ses cristaux sont toujours cannelés.

Aciculaire radié; très-fréquemment.

Terreux ou *pulvérulent;* n'est pas rare.

Gisement; il accompagne le cobalt arsenical et le cobalt oxydé noir.

NICKEL.

Nickel sulfuré. (Pyrite capillaire, Nickel natif) Ni Su. En filaments capillaires, jaune pâle laiton tirant sur le verdâtre ; réductible sur le charbon en une fritte métalloïde, attirable à l'aimant. Soluble dans l'acide nitrique qu'il colore en vert. Dans des trapps du Hartz.

NICKEL ARSENICAL. Ni As. Amorphe ou ne portant que très-exceptionnellement des traces de cristaux, d'un rouge cuivreux, avec éclat métallique. Dureté 5,5, étincelle au briquet avec odeur d'ail; au chalumeau et sur le charbon, il donne une fumée abondante arsenicale et un globule métallique blanc et cassant. Avec le borax, il donne un verre jaune-rougeâtre dont la couleur pâlit pendant le refroidissement. Composition très-variable.

NICKEL ANTIMONIAL. Ni Sb. Même couleur que le nickel arsenical et mêmes caractères; il semble qu'il y ait eu substitution de l'antimoine à l'arsenic.

Gisement; les minerais de nickel se trouvent en filons dans les terrains anciens et de transition.

ZINC.

ZINC SULFURÉ (Blendé) Zn S. Le plus fréquent des minerais de zinc, le zinc sulfuré, est souvent associé aux minerais d'argent, et surtout à ceux de plomb, et devient un obstacle pour leur traitement. On n'en fait pas usage pour la production du zinc, bien qu'il puisse fournir un minerai très-riche, parce que ses gisements, quoique nombreux, sont toujours peu abondants. De couleur jaune, jaune rougeâtre et transparent avec éclat résineux quand il est pur, il est jaune brun brun, opaque et a un éclat demi-métallique quand il est impur; dureté 3,5, poussière grise; pesanteur spécifique 41,60. Au chalumeau, il est infusible, mais sur un charbon il donne un peu d'odeur sulfureuse et de l'oxyde blanc de zinc; avec la soude, le zinc se réduit et brûle avec flamme en donnant une poussière blanche. Soluble dans l'acide nitrique avec dégagement d'hydrogène sulfuré; il contient souvent jusqu'à 15 à 20 p. 100 de fer et quelquefois 1 à 2 p. 100 de cadmium.

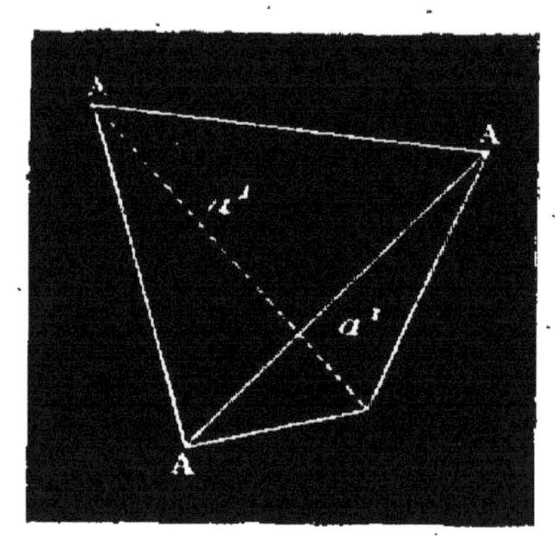

Fig. 144. — Zinc sulfuré.

Cristallisé; sa forme primitive est le *cube* (le *dodécaèdre rhomboïdal*, en raison de ses six clivages, d'après Haüy). Sa forme ordinaire est le *tétraèdre régulier* (fig. 144), mais ses cristaux sont souvent surchargés de facettes. Cassure éminemment lamelleuse.

Concrétionné; jaune chamois, à aspect lithoïde un peu résineux; cassure compacte; pesanteur spécifique 35 à 40. Fréquemment ses concrétions alternent avec des couches de galène ou de pyrite.

Analogies ; grenu, avec le grenat, l'idocrase et l'étain sulfuré, qui rayent le verre et ne donnent pas de poussière grise.

ZINC CARBONATÉ (Calamine) Zn C^2. Véritable minerai de zinc, il est toujours mélangé de zinc silicaté avec lequel il a été confondu. Blanc jaunâtre ou jaune brunâtre, il devient brun quand il est mélangé de fer. Aspect lithoïde, éclat vif ; dureté 5. Cassure lamelleuse, à trois clivages, souvent saccharoïde ; au chalumeau sur le charbon, il se réduit avec une grande clarté, en fumées d'oxyde de zinc. Soluble avec effervescence lente dans les acides nitrique et sulfurique.

Cristallisé ; sa forme primitive est un *rhomboèdre obtus* sous l'angle de 107°,40.

En masses ; souvent cristallines et offrant toujours des cristaux dans leurs fentes ; le plus ordinairement gris ou jaunâtre, quelquefois blanc ; souvent mélangé de calcaire magnésien ou d'oxyde de fer.

En *stalactites* et *concrétions*. Mamelons hérissés de petites aspérités dues à des cristaux indistincts, le plus souvent brunâtres par suite du mélange avec de l'oxyde de fer (Monts Ourals).

ZINC SILICATÉ. 2 Zn Si + Aq. Blanc ou grisâtre, dureté 5, égale à celle du zinc carbonaté; fragile, à un seul clivage facile parallèle au plan diagonal. Cassure demi-vitreuse dans le plan transversal au clivage; infusible au chalumeau, il se gonfle en donnant un peu d'eau, soluble sans effervescence dans l'acide nitrique avec dépôt gélatineux. Souvent mélangé au carbonate, dont il est utile de le distinguer, car il ne se réduit pas dans les fours.

Cristallisé; sa forme primitive est un *prisme rhomboïdal* sous l'angle de 104° ; ses formes ordinaires sont des *prismes hexagonaux* aplatis et des *tables rectangulaires*, munies de biseaux (fig. 145).

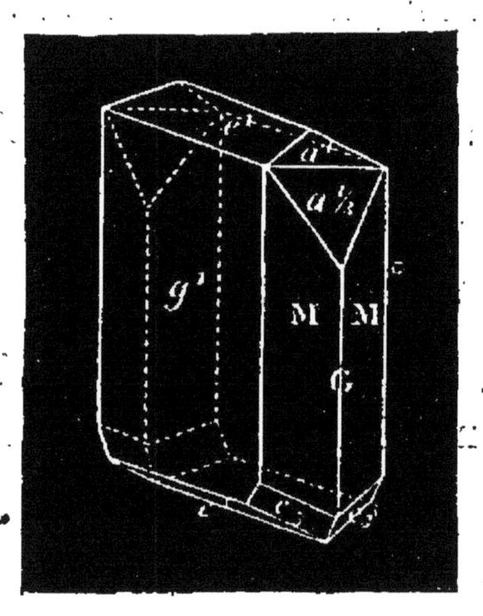

Fig. 145. — Zinc silicaté.

Gisement des minerais de zinc: 1° *En filons* dans les terrains anciens et de transition, surtout associés à la galène; gisement le plus fréquent surtout pour la blende.

2° *En amas*, dans des terrains plus modernes; gisement moins fréquent, mais plus productif et donnant surtout de la calamine.

TELLURE.

Les minerais de tellure ne se rencontrent que dans un petit nombre de gisements en Transylvanie, où ils sont accompagnés de manganèse carbonaté et de manganèse silicaté, caractérisés par leur couleur rose ; on rencontre aussi dans leur voisinage l'or natif, la galène, le cuivre gris, la blende. Ils constituent en général des combinaisons du tellure avec l'or, l'argent et le plomb.

CADMIUM.

Cadmium sulfuré (Greenockite) Cd S. Minerai très-rare, de Renfrow (Angleterre).

ANTIMOINE.

Antimoine natif. Sb. Blanc d'étain, avec éclat vif quand il est pur, fragile, peu dur 2,5 à 3, raye le spath calcaire, est rayé par la chaux fluatée ; pesanteur spécifique 66,46. Fusible au chalumeau avec des vapeurs blanches qui se déposent autour du globule.

Cristallin. En masses à lames larges qui amènent à un solide de clivage *rhomboèdre obtus* de 117 à 117,15, par exception à la cristallisation des métaux natifs. Haüy l'avait pris pour un octaèdre régulier.

Analogies; avec divers minerais métalliques, mais il s'en distingue par la multiplicité des sens de clivages.

Gisement; en grandes masses recouvertes quelquefois dans certaines parties d'un enduit pulvérulent jaunâtre d'oxyde d'antimoine.

ANTIMOINE ARSENICAL (Antimoine natif arsenifère; Arseniure d'antimoine). $Sb^2 As^3$. Gris d'acier, texture testacée, cassure grenue ou un peu lamelleuse; dureté 3,5, un peu plus grande que l'antimoine natif; fusible au chalumeau avec odeur arsenicale et vapeurs blanches épaisses; il contient une proportion variable d'arsenic, de 5 à 45 p. 100.

Analogies; avec le fer oxydulé, le fer oligiste, le cuivre gris, le nickel gris, le tellure natif et le cobalt sulfuré; mais il s'en distingue par sa pesanteur spécifique et par l'essai au chalumeau.

ANTIMOINE SULFURÉ (Stilbine) $Sb^2 Su^3$. Gris de plomb ou d'acier avec une teinte bleuâtre prononcée surtout dans les parties ternies à l'air, très-brillant sur les surfaces fraîches; dureté très-faible, raye seulement le talc, poussière gris noirâtre, très-tachante; pesanteur spécifique 46,20. Très-fusible même à la flamme d'une bougie; grillé, il se volatilise complétement avec des vapeurs blanches abondantes; attaquable par l'acide nitrique avec un résidu jaunâtre abondant.

Cristallisé; sa forme primitive est un *prisme rhomboïdal* droit sous l'angle 91°, se clivant très-facilement; ses cristaux sont en général allongés, cannelés et à surfaces peu nettes et ternies.

Aciculaire; en aiguilles déliées, accolées ou radiées; souvent associé à la baryte sulfatée.

Grenu et *compacte*; en masses gris-bleuâtres.

Analogies; avec les manganèses oxydés, mais il est bleuâtre à un clivage très-facile et se fond à une température peu élevée; avec la berthiérite, la zinkenite et la jamesonite; mais il est complétement volatil au chalumeau.

Gisement; non fréquent, mais formant seul des gîtes assez étendus; il se rencontre dans quelques montagnes anciennes du centre de la France.

JAMESONITE. $3 Pb. Su + 2 Sb. Su^3$. Gris métallique assez foncé; elle laisse dans le tube d'essai un résidu d'oxyde de plomb.

BERTHIÉRITE (Haidingérite) $3 Fe Su + 2 Sb. Su^3$. En masses prismatiques allongées, bacillaires, gris de fer; plus dure que l'antimoine sulfuré; facilement fusible au chalumeau, en laissant une scorie attirable.

Gisement; dans le gneiss, en filon à gangue quartzeuse (Chazelles, Puy-de-Dôme).

Antimoine oxydé. Blanc et translucide ou grisâtre et opaque ; peu dur, très-fragile, sans clivages, à cassure inégale résineuse et grasse ; pesanteur spécifique 53,0. Au chalumeau, entièrement volatil.

Cristallisé; il offre des *octaèdres réguliers,* à éclat adamantin.

Radié; blanc soyeux, nacré ou jaunâtre, avec 2 clivages sous l'angle 136°, ce qui indiquerait un *prisme droit rhomboïdal* et par suite le dimorphisme.

Compacte; souvent mélangé d'argiles crétacés.

Analogies ; avec le plomb carbonaté, la stilbite, la baryte sulfatée, mais sa grande fusibilité l'en distingue.

Gisement; il accompagne les autres minerais d'antimoine.

MERCURE.

Mercure natif. Hg. En globules dans quelques roches, dont ils paraissent suinter, et faisant la *queue ;* il renferme presque toujours de l'argent.

Gisement; minerai accidentel se trouvant au voisinage du cinabre.

Mercure sulfuré (Cinabre) Hg Su. Rouge un peu violacé, noir quand il est impur ; dureté 2,5, poussière rouge, dite *vermillon;* cassure lamelleuse dans les cristaux et les masses cristallines, compacte souvent, grenue quelquefois, fibreuse rarement; pesanteur spécifique 80,98, quand il est pur; au chalumeau, il se volatilise sans résidu : dans un tube fermé, il se dépose en anneau rouge; inattaquable par les acides et même l'eau régale (c'est le seul sulfure), il laisse un enduit blanc sur une lame de cuivre.

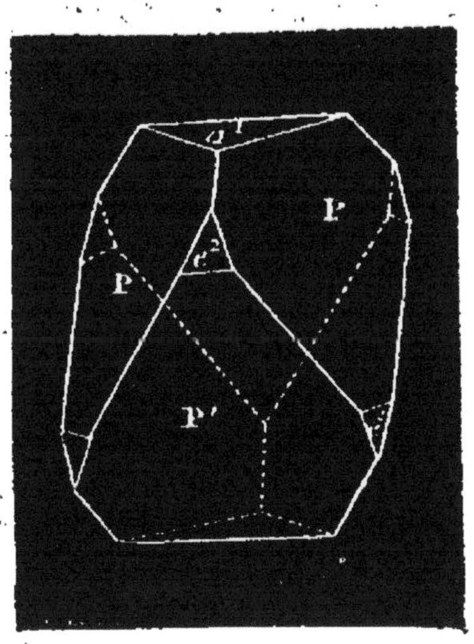

Fig. 146. — Mercure sulfuré.

Cristallisé; sa forme primitive est un *rhomboèdre* aigu sous l'angle 71°,48; ses formes ordinaires sont des *rhomboèdres* (fig. 146) souvent surchargés de facettes; ses cristaux, assez rares et peu nets, sont transparents ou au moins fortement translucides.

En masses lamelleuses; fréquentes, d'un rouge carmin, à éclat métallique par réflexion.

En masses fibreuses (fleurs de Cinabre, vermillon natif) très-rares, sur du fer oxydé hydraté brun.

En masses grenues; fréquentes, à cassure grenue, compacte ou esquilleuse, toujours d'un rouge foncé et offrant souvent de petites lamelles croisées en tous sens.

Bitumineux (*Mercure hépatique*) ; souvent disséminé dans des calcaires bitumineux du terrain jurassique ; il est noir, mais offre presque toujours quelques parties rouges. Le test des coquilles de ces calcaires est rouge ; il est donc postérieur à la roche.

Analogies ; avec l'argent rouge, qui a pesanteur spécifique 59, a une poussière moins rouge, ne tachant pas le papier, et donne des fumées blanches au chalumeau ; avec le Titane rutile, qui a pesanteur spécifique 42, donne une poussière brun rouge et est inaltérable au chalumeau. Avec le Réalgar, qui a une poussière rouge orangé, et donne une odeur alliacée sur le charbon ; avec le plomb chromaté, qui a une poussière rouge jaunâtre et se réduit au chalumeau sans s'y volatiliser.

MERCURE CHLORURÉ (Mercure corné) Hg Cl. Accidentel dans le cinabre et ses roches, blanc nacré ou gris perlé ; éclat très-vif sur les cassures conchoïdales. Consistance cornée, se raye à l'ongle, se coupe en copeaux demi-transparents, poussière blanche ; pesanteur spécifique 64,82. Volatil sans résidu ; dans le tube d'essai, il donne du mercure.

Cristallisé ; sa forme primitive est un *prisme droit à base carrée ;* ses cristaux très-petits sont souvent imparfaits.

Analogie ; avec l'argent chloruré, qui est moins fragile, ne se volatilise pas au chalumeau et se décompose plus facilement dans les roches.

Gisement des minerais de Mercure; deux genres de gisements, qui ont probablement une origine commune;

1° En *filons* ou *veines* dans les terrains de schiste micacé où il forme de petits filons (Toscane) et dans les terrains de transition où il forme des filons puissants (Almaden: 12 à 15 mètres sans interposition de roche stérile, d'après M. Le Play).

2° *Disséminé* dans des roches de grès houiller (Palatinat) ou des calcaires compactes de l'époque jurassique (Idria, en Carinthie). Ce second genre de gisement est plus fréquent, mais moins abondant.

Métallurgie. Très-simple puisqu'elle consiste simplement à griller le minerai dans un four, dont la sole est percée de trous pour le passage de l'air, la métallurgie du Mercure est très-dangereuse et les ouvriers y résistent à peine quelques années; aussi, dans le Frioul et en Autriche, l'exploitation est-elle faite par des forçats.

TITANE.

ACIDE TITANIQUE. Infusible au chalumeau; avec le sel de phosphore il donne au feu de réduction un verre bleu violacé, dont la couleur disparaît au feu d'oxydation, mais elle reparaît si on met un globule d'étain dans la masse refondue. Insoluble dans les acides nitrique et chlorhydrique; soluble en partie dans l'acide sulfurique bouillant.

Il se présente dans la nature sous trois formes :

1° RUTILE (Titane oxydé, Schorl rouge). Rouge

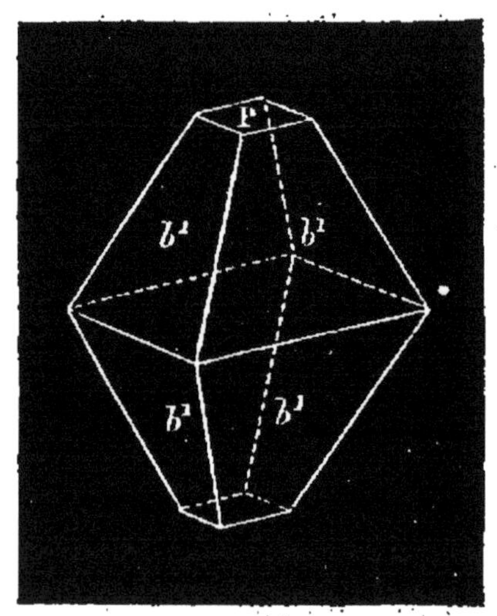

Fig. 147. — Rutile.

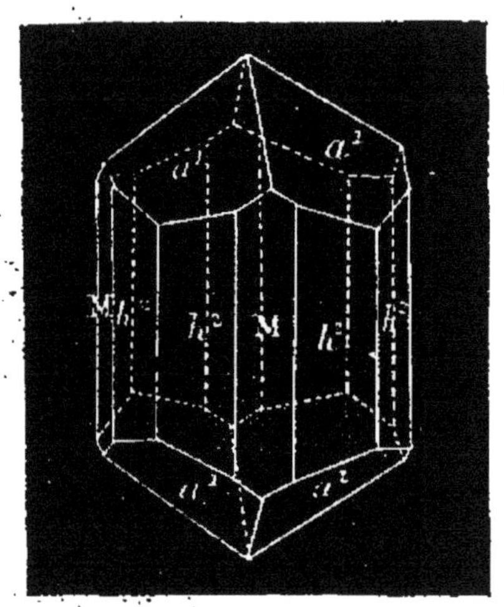

Fig. 148. — Anatase.

brun, quelquefois jaune mordoré; transparent, translucide ou opaque. Dureté 6,5; pesanteur spécifique 42,09 à 42,91.

Cristallisé ; sa forme primitive est un *prisme à base carrée ;* les cristaux sont peu nets, comme cannelés (fig. 147).

Aciculaire ; en longues aiguilles déliées, cannelées, entrecroisées, d'un rouge éclatant ou foncé; dans le quartz hyalin.

Gisement; dans le granit, qui contient l'étain oxydé, ou associé au quartz.

2° ANATASE (Oisanite, Schorl bleu). Brun foncé ou d'un beau bleu, translucide ou transparent; dureté 5,5; pesanteur spécifique 38,57 à 38,89.

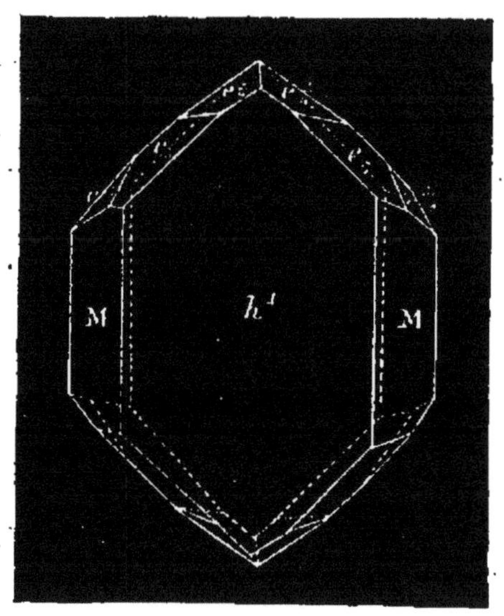

Fig. 149. — Brookite.

Cristallisé; sa forme primitive est un *prisme à base carrée;* ses cristaux les plus communs sont des *octaèdres simples à base carrée* (fig. 148).

Analogies; avec le zinc sulfuré en petits cristaux, il s'en distingue par la forme cristalline et par la dureté.

Gisement; dans les terrains anciens, associé à du

quartz et de l'albite (Bourg d'Oisans), ou sur un schiste micacé (Espagne).

3° BROOKITE. Brun rougeâtre, translucide, éclat adamantin; dureté 6; pesanteur spécifique 41,28 à 41,67. Décrépite à la première impression du feu.

Cristallisé; sa forme primitive est un *prisme rhomboïdal droit* sous l'angle de 100°; ses cristaux sont des *tables* très-minces (fig. 149).

Gisement; dans les terrains anciens associé à du quartz et de l'albite (Bourg d'Oisans).

PLOMB.

PLOMB SULFURÉ (Galène), Pb Su. Gris métallique très-brillant, surtout dans les cassures fraîches; généralement lamelleux, quelquefois strié ou grenu, rarement compacte par suite du mélange avec d'autres minerais; dureté 2,6, poussière grise; aigre, cassant, ne pouvant se couper au couteau; pesanteur spécifique 75,68. Au chalumeau, fusible avec dégagement de vapeurs sulfureuses; chauffé avec précaution sur un charbon, il donne des globules de plomb à mesure que le soufre brûle. Soluble dans l'acide nitrique avec un précipité blanc; souvent argentifère par un mélange de sulfure d'argent, ou mélangé de sulfure d'antimoine et de bismuth.

En masses cristallines ; fréquemment ; à lames courbes ou à texture fibreuse quand les minerais sont antimonifères ; souvent argentifère (0,0001 à 0,003 argent), généralement plus riche quand les facettes sont petites, et moins riche quand les facettes sont grandes.

Cristallisé ; sa forme primitive est le *cube ;* ses

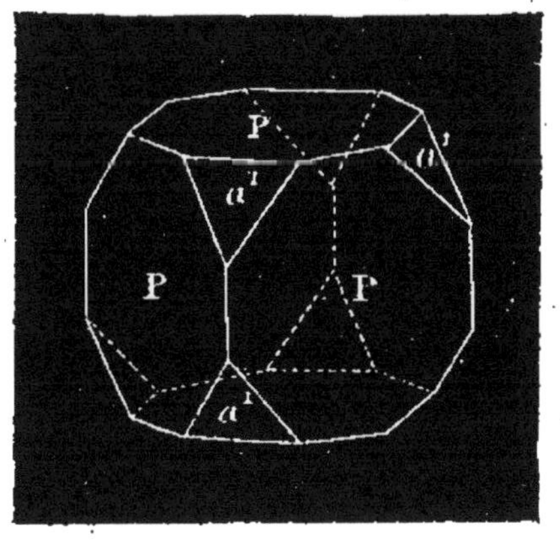

Fig. 150. — Galène.

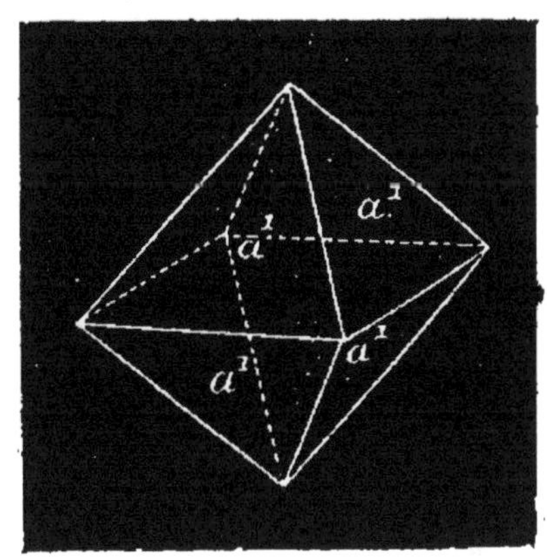

Fig. 151. — Galène.

cristaux sont ordinairement des *cubo-octaèdres* (fig. 150), des *cubo-dodécaèdres* et des *octaèdres* (fig. 151). La galène a trois clivages égaux et rectangulaires, quelquefois ondulés, ce qui indique le mélange d'autres sulfures.

Grenu et compacte ; à lamelles très-petites ; couleur gris d'acier avec nuance bleuâtre, ne devenant jamais noir comme les minerais antimonifères.

Strié et palmé; à texture grenue, mais offrant des stries suivant le sens de la longueur du filon.

Épigène; en cristaux prismatiques à six faces, noirs et ternes à l'extérieur, quelquefois recouverts de plomb phosphaté; lamelleux, gris et brillants à l'intérieur; ils résultent de l'altération de cristaux de plomb phosphaté (Huelgoat).

Analogies ; avec des minerais d'antimoine, mais il ne donne pas au chalumeau de vapeurs blanches.

Gisement; 1° *En filons* réguliers ou ramifiés dans les terrains de transition (Huelgoat, Angleterre, Hartz), ou rarement dans les terrains jurassiques (Carinthie?).

2° *En gîtes de contact*, très-irréguliers, d'exploitation facile (Hartz, Saxe, Alloue en Charente).

3° *En grains ou nodules* dans les roches stratifiées et surtout dans le grès bigarré (L'Argentière, Ardèche).

Le Plomb sulfuré à larges facettes et impur constitue l'*Alquifoux*, employé par les potiers pour faire le vernis de leurs poteries.

BOURNONITE (Plomb antimonié sulfuré). Cu Su +Pb Su+Sb Su. Gris noirâtre avec éclat métallique très-vif sur les surfaces, résinoïde dans les cassures. Un peu plus dure que la galène, sans clivages; dureté 2,5. Cassure conchoïdale, quelquefois grenue, fusible au chalumeau avec vapeurs antimoniales, en un bouton noir démontrant la présence du Plomb par son oxydation et celle du cuivre au borax. Pesanteur spécifique 57 à 59. Souvent argentifère.

Cristallisée; en *prisme droit rhomboïdal* sous l'angle 94°, et en *prismes rectangulaires* ordinairement accolés et cannelés; ils sont souvent *maclés*, et leur groupement affecte la forme d'une roue dentée.

Compacte; amorphe, recouverte d'une patine bleue ou verte.

Gisement; assez fréquente dans les filons de galène, mais souvent dans des filons spéciaux.

Les difficultés du traitement métallurgique la font délaisser.

PLOMB CARBONATÉ (Plomb blanc, Céruse). $Pb C^2$. Blanc ou noirci par l'interposition de petites quantités de sulfure de plomb ou d'argent; éclat adamantin; très-fragile, à cassure comme grasse, conchoïde, pas de clivages; dureté 3,5; pesanteur spécifique 64 à 67,20. Au chalumeau décrépite, change de couleur et donne un globule de plomb. Soluble avec effervescence dans l'acide nitrique.

Cristallisé; sa forme primitive est un *prisme rhomboïdal droit* sous l'angle 117°,14'; ses cristaux ordinaires sont des *prismes à six faces* et quelquefois des *prismes rectangulaires;* ils sont souvent *maclés.*

Aciculaire ; en aiguilles brillantes, libres ou fasciculées, d'un blanc nacré ou jaunâtre, extrêmement fragiles.

Bacillaire ; en baguettes cannelées droites ou entrelacées, d'un blanc nacré ou jaunâtre, à éclat vif.

Amorphe ; presque toujours mélangé d'argile ou de fer oxydé qui en masquent les caractères ; il forme généralement, dans l'argile ou le grès, des rognons offrant le plomb carbonaté concentré au centre.

Analogies ; avec la baryte et la strontiane sulfatée, le plomb sulfaté, la chaux sulfatée et les minerais de zinc ; il s'en distingue par sa pesanteur spécifique, son effervescence dans l'acide nitrique et par l'action du chalumeau.

Gisement ; accidentel dans la plupart des gîtes de galène, surtout vers les affleurements.

PLOMB SULFATÉ (Anglésite), $Pb\ Su^3$. Rare ; blanc, en *cristaux cunéiformes ; concrétionné ; compacte ;* terreux près d'Alais (Gard). Il résulte de la décomposition du sulfure.

PLOMB PHOSPHATÉ (Plomb vert, Plomb brun), $3\,Pb^3\,Ph^3 + Pb\,Cl^2$. Vert d'herbe ou brun girofle, par suite probable d'une action moléculaire, sans clivages ; dureté 2,75 ; pesanteur spécifique 69 à 70,9. Au chalumeau, il donne un bouton polyédrique. Soluble sans effervescence dans l'acide nitrique ;

souvent arsénifère par substitution de l'arsenic au phosphore.

Cristallisé; sa forme primitive est un *prisme à six faces régulier*, à base souvent caverneuse; il se trouve aussi en *prismes à six faces pyramidés.*

Bacillaire, aciculaire; à fibres plus ou moins grosses, quelquefois soyeuses, vertes ou brunes.

Concrétionné; en masses brunes réniformes, testacées, à cassure fibreuse ou compacte, d'autant plus claires qu'elles sont plus arséniatées.

Analogies; avec la chaux phosphatée, qui est plus dure, est insoluble dans l'acide nitrique et a pour pesanteur spécifique 31; avec le Plomb carbonaté brun, qui est soluble avec effervescence et donne facilement un bouton.

Gisement; accidentel dans les filons plombifères, surtout à leurs affleurements.

PLOMB ARSÉNIATÉ (Plomb phospho-arséniaté), $3\ Pb^3\ As^3 + Pb\ Cl$. Jaune verdâtre avec des nuances différentes; dureté 2,70; pesanteur spécifique 58 à 72. Difficilement fusible au chalumeau, avec vapeurs arsenicales, il donne un bouton aigre et cassant.

Cristallisé; sa forme primitive est un *prisme hexaèdre régulier*, rare.

Concrétionné; en croûtes d'un vert jaunâtre terne, comme chagrinées; riche en phosphate de chaux.

PLOMB MOLYBDATÉ (Plomb jaune), Pb Mo^3. Jaune avec des nuances diverses, 1 clivage facile; dureté 2,75; pesanteur spécifique 67,60. Au chalumeau décrépite et devient jaune brun; attaquable par l'acide nitrique avec résidu.

Cristallisé; sa forme primitive est un *prisme à base carrée;* ses cristaux dominants sont des *prismes avec pyramide aiguë.*

PLOMB VANADIATÉ. Presque toujours *concrétionné*, d'un brun clair; pesanteur spécifique 68 à 69. Au chalumeau, il fond en bouillonnant et donne une scorie à aspect de plombagine; avec le borax, il donne un verre transparent rouge pendant la fusion et qui devient opaque par le refroidissement, vert ou bleu; avec le sel de phosphore il donne un verre transparent émeraude caractéristique.

PLOMB CHLORURÉ (Berzélite), Pb Cl + 2 Pb. En masses laminaires très-éclatantes, blanc grisâtre. Rare.

PLOMB CHROMATÉ (Plomb rouge), Pb Cr^2. Toujours cristallisé, d'un rouge orangé, translucide ou transparent avec éclat adamantin; dureté 3, poussière jaune; très-fragile, il se brise sous les doigts; pesanteur spécifique 60,27 à 61. Au chalumeau, il fond, s'étale sur le charbon, et se réduit avec flamme et fumée.

Cristallisé; sa forme primitive est un *prisme*

rhomboïdal oblique sous l'angle 93°,30′; cristaux difficiles à étudier.

Analogies; avec le mercure sulfuré, qui est rouge cochenille et volatil en entier; avec l'argent rouge, qui est rouge vif, mais donne des vapeurs blanches et un bouton métallique; avec le réalgar, qui a pesanteur spécifique 31 et est volatil en entier avec odeur.

Gisement; accidentel.

PLOMB GOMME (Plomb hydro-alumineux), Pb Al^2 + bAq. En concrétions globuleuses, grises, jaunes, rouges ou vertes, mais toujours claires; pesanteur spécifique 48,80. Au chalumeau perd son eau, blanchit et se fritte. Soluble dans l'acide nitrique bouillant.

ÉTAIN.

ÉTAIN OXYDÉ (Mine d'étain, Cassitérite), $\ddot{Sn}$. Ses caractères extérieurs semblent indiquer un minerai pierreux, presque toujours cristallisé, quelquefois en concrétions, brun, généralement très-foncé, quelquefois jaunâtre. Dureté 6,5, il étincelle au briquet; cassure inégale à éclat résineux; pas de clivages; pesanteur spécifique 69,6. Infusible au chalumeau, difficilement réductible; il donne avec la soude immédiatement l'Étain métallique, avec le borax un émail blanc opalin.

Cristallisé ; sa forme primitive est un *prisme droit à base carrée ;* ses cristaux, rarement complets, sont, les uns terminés par un pointement à quatre faces, les autres par un pointement à huit aces aiguës ; ils sont très-souvent *maclés* et offrent un angle rentrant, dit *bec d'étain*, caractéristique (fig. 152).

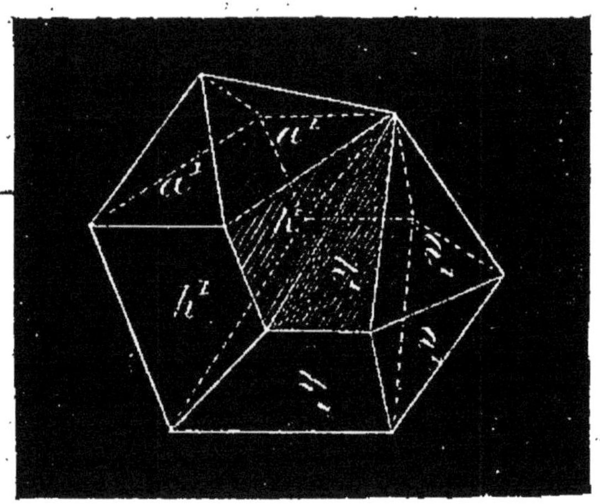

Fig. 152. — Étain oxydé.

Concrétionné (Étain de bois) ; en masses mamelonnées ou en rognons ovoïdes, brun clair ou noirâtre, à couches de diverses nuances, qu'on a comparées à des couches ligneuses.

Analogies ; avec l'Idocrase brune à pesanteur spécifique 33 ; le Zircon, RS. 44 ; le Zinc sulfuré, RS. 41 ; les Tantalites moins durs, rayent à peine le verre, sont rayés par une pointe d'acier, et colorent le borax en vert jaunâtre. Le Scheelin ferruginé est très-lamelleux et facilement fusible.

Gisement; 1° *En filons et amas* dans les granites les plus anciens, où ils sont souvent coupés par des filons postérieurs de cuivre ou de plomb, et où ils sont mélangés de Pyrite et de Mispickel (Banca, dans l'Inde, Vaulry près Limoges, Piriac près Nantes).

2° *En alluvions*, provenant des filons et des amas, et très-estimés par suite de la disparition des sulfures de fer, de cuivre et mispickel. L'Étain, qu'on en sépare par la lévigation, est plus blanc.

Extraction. On bocarde et lave le minerai, on le grille dans des fourneaux à réverbères, pour brûler l'arsenic et décomposer les pyrites de fer et de cuivre. On projette la matière rouge dans l'eau : les oxydes précipités sont laissés à l'air et lavés; l'oxyde d'Étain, plus lourd, reste presque seul; on le met dans des fourneaux à manche avec du charbon de bois.

BISMUTH.

Bismuth natif. Bi. Blanc d'étain avec une nuance rougeâtre et l'éclat métallique; cassure éminemment lamelleuse, donnant les clivages de l'*octaèdre régulier;* dureté 2,50, moindre que le spath calcaire; pesanteur spécifique 97,37. Fusible à la flamme d'une bougie. Au chalumeau, il se volatilise et donne de l'oxyde jaune sur le charbon; souvent argentifère, il peut être arsénifère, et est alors moins blanc; par la fusion il donne des *prismes droits à base carrée*, se clivant facilement.

Gisement; ce minerai, qui est la manière d'être la plus habituelle du Bismuth, se trouve dans des filons où il accompagne le cobalt arsenical, l'argent natif, plus rarement le plomb sulfuré, et où il ne joue en quelque sorte qu'un rôle accessoire.

BISMUTH SULFURÉ, Bi Su. Gris de plomb ou d'acier, à éclat métallique très-brillant, très-tendre, rayé par le spath calcaire; pesanteur spécifique 65,49. Fusible à la flamme d'une bougie. Au chalumeau, il projette des gouttelettes incandescentes et dépose sur le charbon de l'oxyde jaune. Sa composition offre de nombreuses variations par des mélanges, mais qui n'influent pas sur sa forme cristalline.

Cristallisé; en *cristaux aciculaires* imparfaits, engagés dans le quartz des filons et qu'on ne peut rapporter à un prisme particulier, en raison de leur irrégularité.

En masses lamelleuses; d'un blanc éclatant, à clivages faciles sous l'angle de 91°, ce qui rapporterait la forme primitive à un *prisme rhomboïdal droit*. Elles sont associées à du cuivre pyriteux.

Analogies ; avec le Bismuth natif, mais il se dissout lentement dans l'acide nitrique froid; avec quelques minerais d'antimoine, mais ceux-ci donnent un précipité d'acide antimonieux dans l'acide nitrique, et quelques-uns émettent au chalumeau des vapeurs blanches.

Gisement; dans des filons, associé à du quartz ou à du calcaire ou à d'autres substances métalliques (cobalt, argent natif, galène).

URANE.

URANE OXYDULÉ (Pechblende), $\dddot{U}$. En masses brun noirâtre, souvent mamelonnées à la surface; cassure testacée, éclat métalloïde résineux; dureté 5,5, rayé par la pointe d'acier avec poussière noire; pesanteur spécifique 63,5 à 64,68. Infusible au chalumeau, il en colore la flamme en vert et donne avec le borax un verre jaune sombre qui devient vert sale au feu de réduction. Soluble dans l'acide nitrique avec effervescence.

Analogies ; avec le zinc sulfuré, qui est très-lamelleux et à pesanteur spécifique 40; le fer chromé, qui a pesanteur 45, devient attirable à l'aimant par le chalumeau et donne avec le borax un verre émeraude; le scheelin ferruginé, qui est lamelleux dans un sens et fond au chalumeau en une boule noire et cristalline à sa surface.

Gisement ; il accompagne le cobalt arsenical, l'argent sulfuré et l'arsenic natif (Bohême).

Urane oxydé hydraté, $\dddot{U} + Aq$.

Urane phosphaté (Urane oxydé, Uranate de chaux), $(Ca^2\, Cu^2)\, Ph^5 + U^4\, Ph^5 + 14\, Aq$. Couleur variable suivant sa composition, vert serin quand il contient du phosphate de chaux (*Uranite*), vert émeraude quand il renferme du phosphate de cuivre (*Chalkolite*) ; dureté 2. Fragile, il s'écrase sous les doigts. Fusible au chalumeau ; facilement soluble dans l'acide nitrique.

Cristallisé ; sa forme primitive est un *prisme à base carrée.*

Gisement ; dans les terrains primitifs, granites.

CUIVRE.

Cuivre natif, Cu. Il accompagne ordinairement les minerais de cuivre et paraît souvent être un produit de décomposition, mais quelquefois, et alors il est cristallisé ou cristallin, il paraît avoir été formé à l'état natif. Caractères du cuivre métallique, rouge, malléable, tenace. Pesanteur spécifique 85,84. Fusible au chalumeau. Soluble dans l'acide nitrique avec une vive effervescence nitreuse.

Cristallisé dans le système cubique, en cristaux presque toujours hémitropes et le plus souvent réunis en dendrites (fig. 153).

Amorphe; en masses volumineuses (Lac Supérieur, Amérique du Nord).

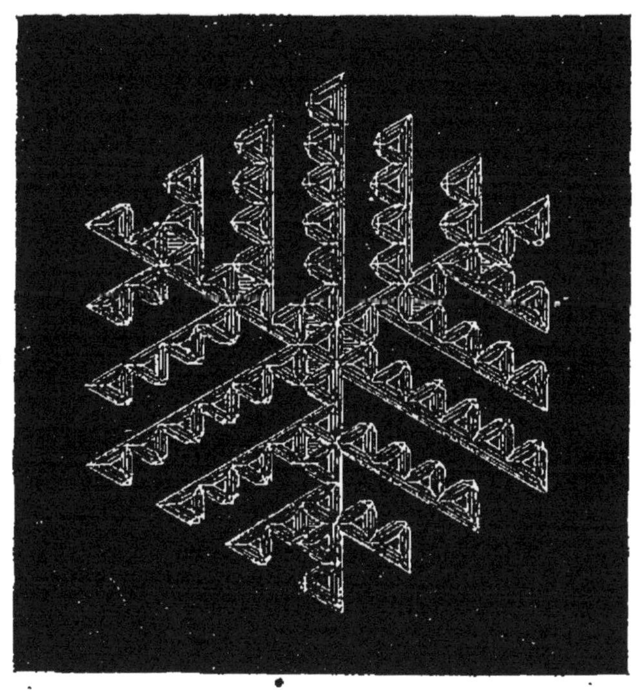

Fig. 153. — Cuivre natif.

Pseudomorphique; remplaçant la chaux carbonatée.

Il renferme souvent de l'argent natif qui ne paraît pas à l'état d'alliage et aurait été précipité en même temps.

CUIVRE SULFURÉ (Cuivre vitreux, Chalkosine),

Cu^2 Su. Gris de fer ou noir violacé, souvent irisé, prenant de l'éclat par la raclure; dureté 2,5; il se coupe facilement au couteau en copeaux noirs ; pesanteur spécifique 59,95. Fusible à la flamme d'une bougie. Au chalumeau, fusible avec bouillonnement, odeur sulfureuse et bouton de cuivre ; inattaquable à froid, mais attaquable à chaud par l'acide nitrique ; toujours mélangé d'un peu de pyrite de fer, qui altère sa ductilité et sa fusibilité; il est souvent argentifère ou bismuthifère.

Cristallisé ; sa forme primitive est un *prisme à six faces régulier ;* ses cristaux rarement nets, souvent *maclés*, sont presque tous bleuâtres par irisation de leur surface.

Lamellaire ou *compacte ;* presque toujours mat et noir sur ses faces anciennes, mais devenant bleuâtre sur les cassures fraîches; il se laisse couper au couteau plus ou moins, mais il prend toujours au moins de l'éclat par la raclure.

Spiciforme; en petites masses aplaties, relevées près des saillies noirâtres écailleuses, riches en argent.

Analogies ; avec l'argent sulfuré cristallisé dans le système cubique, qui donne un bouton d'argent au chalumeau et une liqueur incolore avec l'acide nitrique; avec le cuivre gris, la philipsite et le cuivre oxydulé, qui ne se coupent pas au couteau et ne prennent pas d'éclat par la raclure ; avec le fer oligiste, le fer chromé et le fer oxydulé, qui sont infusibles au chalumeau.

Gisement; en filons très-puissants (Cornouailles, Suède).

CUIVRE PANACHÉ (Philipsite), $2Cu^2 Su + FeSu$. Violacé, bleuâtre irisé ou gorge-de-pigeon; éclat demi-métallique; dureté 2, 6. Il raye le spath calcaire, il a une poussière jaune de bronze foncé ; fragile, aigre ; cassure conchoïdale inégale. Fusible au chalumeau, après grillage, en un globule attirable à l'aimant; il ne se réduit que par l'addition d'un peu de soude. Soluble dans l'acide nitrique.

Cristallisé; rarement, en *cubes* et *octaèdres*.

Compacte; est alors plus riche en fer.

Analogies ; avec le cuivre sulfuré, mais il s'en distingue par sa couleur violacée, son éclat demi-métallique et sa cassure aigre.

Gisement ; accidentel dans les mines de Cornouailles, abondant dans certaines mines de Sibérie; en nodules et chapelets dans des filons stéatiteux, au contact des serpentines (Toscane).

CUIVRE PYRITEUX (Pyrite cuivreuse, Chalkopyrite, Mine de cuivre jaune), $Cu Su + Fe Su$. Couleur jaune laiton, devenant jaune orangé à l'air et souvent irisé, avec éclat demi-métallique très-vif; dureté 3,05; pesanteur spécifique 41,69. Très-fragile, à cassure conchoïdale, sans clivages. Fusible au chalumeau, après grillage, il donne un bouton attirable à l'aimant; il est difficile à réduire, même avec la soude. Soluble dans l'acide nitrique avec des vapeurs rutilantes et donnant de l'oxyde de fer par l'ammoniaque. Il renferme toujours beaucoup de fer sulfuré; aussi rend-il rarement plus de 12 à 15 p. 100; il est

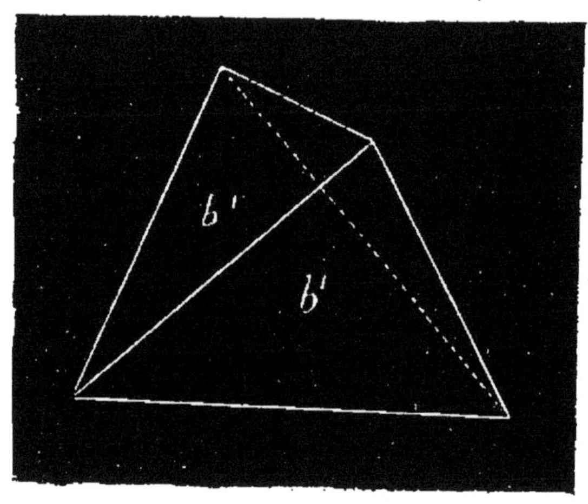

Fig. 154. — Cuivre pyriteux.

dit riche, dès qu'il donne 15 p. 100.

Cristallisé; sa forme primitive est un *prisme droit à base carrée.* Ses cristaux sont le plus souvent des *tétraèdres* (fig. 154); ils sont fréquemment *maclés* ou disposés *en crêtes.*

Concrétionné; souvent; en masses mamelonnées ou tuberculeuses, à surface d'un gris bronzé plus ou moins sombre, à cassure plus terne que les cristaux.

Amorphe; le plus souvent en masses, à cassure inégale conchoïde; moins ternes que les concrétions, souvent irisés à la surface.

Analogies; avec le fer sulfuré, qui est plus dur et fait feu à l'acier.

Gisement; dans une multitude de filons et de gîtes irréguliers, où il est associé à des gangues très-diverses, fer spathique, quartz, spath calcaire, amphibole; il forme des veines, nodules et amas dans les roches serpentineuses.

Le plus abondant des minerais de cuivre, il est exploité en Cornouailles, à Fahlun, à Cuba, au Chili, etc.

CUIVRE GRIS (Falherz), $Cu^{16}, Fe^{4} \binom{Sb}{AS}^{6} Su^{21}$. Couleur gris d'acier, avec éclat métallique assez vif; dureté 3,5. Poussière gris clair; aigre, assez fragile, à cassure grenue; pesanteur spécifique 46 à 61. Fusible au chalumeau avec des vapeurs d'arsenic et d'antimoine; il se boursouffle et se scorifie, et donne assez difficilement, avec le carbonate de soude, un bouton de cuivre. Soluble dans l'acide nitrique avec un précipité immédiat d'acide antimonieux. Composition assez variable : le sulfure d'antimoine est souvent remplacé par du sulfure d'arsenic; quand il renferme plus de 12 p. 100 d'arsenic (*Tennantite*), il devient presque noir et cristallise en *dodécaèdre.*

Cristallisé ; fréquemment; sa forme primitive est le *tétraèdre régulier,* qu'on trouve simple ou modifié; il offre souvent des *macles* et des groupes de cristaux.

Analogies ; avec la galène, qui a une teinte bleuâtre; avec le cuivre sulfuré, qui est plus ductile et a une cassure plus éclatante; la bournonite, qui a la dureté moindre et l'éclat résineux; avec le fer oligiste, qui a une poussière rouge.

Gisement ; minerai fréquent, mais rarement assez abondant pour être exploitable.

CUIVRE OXYDULÉ. $Cu^2 O$. Cristaux transparents rouge cochenille ou brun foncé, ou opaques et gris de fer avec éclat demi-métallique; dureté 5,5, poussière rouge éclatant. Cassure inégale ou conchoïde, à éclat vitreux, de couleur presque toujours rouge, sans clivages; pesanteur spécifique 59,92; au chalumeau seul, il donne par le feu d'oxydation une boule noire; avec le borax il donne, au feu de réduction, un verre d'un beau vert, et au feu d'oxydation un émail rouge brique. Soluble avec effervescence en une liqueur verte dans l'acide nitrique.

Cristallisé, ou cristallin presque toujours; sa forme primitive, assez rare, est le *cube ;* ses formes les plus fréquentes sont l'*octaèdre* et le *dodécaèdre* (fig. 155, 156). Les cristaux ont souvent leur surface couverte d'une couche de cuivre carbonaté vert, mais leur cassure amène au cube et donne la

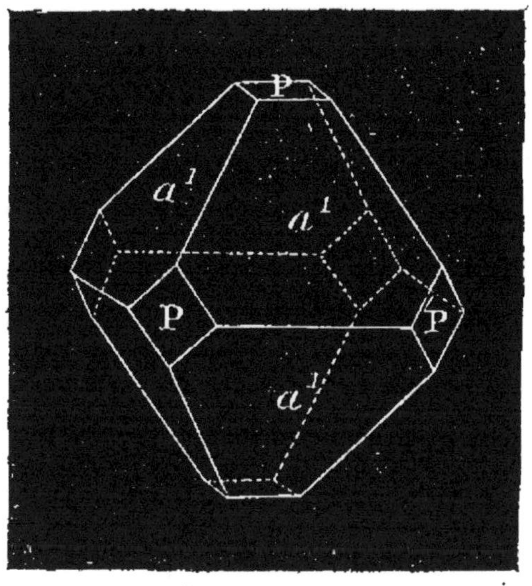

Fig. 155. — Cuivre oxydulé.

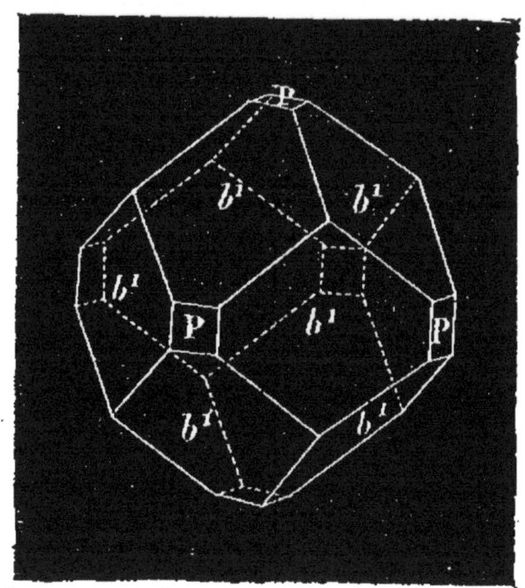

Fig. 156. — Cuivre oxydulé.

couleur rouge cochenille caractéristique (Chessy,

près Lyon) ; quelques cristaux offrent le centre des faces rongé et ne donnant plus que la carcasse de l'octaèdre (Chessey).

Lamellaire ; à lames quelquefois assez grandes.

Capillaire ; en aiguilles très-déliées, entrelacées quelquefois, rouge vif et à éclat soyeux.

Terreux ; à couleur non homogène, compacte ou terreux, toujours plus ou moins chargé de fer oxydé (*cuivre oxydulé ferrifère* d'Haüy).

Analogies ; cristallisé et gris, avec la blende et le fer oxydulé, mais il s'en distingue par sa poussière rouge ; lamelleux, avec l'argent rouge dont il diffère à l'essai au chalumeau, et avec le mercure sulfuré, qui est caractérisé par sa pesanteur spécifique (60 à 81) et par l'essai au chalumeau.

Gisement ; dans les terrains primitifs, avec d'autres minerais de cuivre, du quartz et du fer hydroxydé.

CUIVRE CARBONATÉ. On en connaît deux espèces : le Cuivre carbonaté bleu et le Cuivre carbonaté vert.

Le CUIVRE CARBONATÉ BLEU (Cuivre azuré, Cuivre bleu, Azurite) 2 Cu C^2 + Cu Aq., est d'une belle couleur bleue ; quelquefois transparent, il est plus souvent translucide ; dureté 3,5 ; cassure conchoïdale facile, très-difficilement lamelleuse parallèlement aux plans du prisme ; éclat très-vif sur les faces naturelles; pesanteur spécifique 38,31; au chalumeau il donne au feu d'oxydation une boule noire et avec le borax aisément un vert émeraude. Soluble avec effervescence dans l'acide nitrique, mais avec l'aide de la chaleur.

Cristallisé; sa forme primitive est un *prisme rhomboïdal oblique,* qu'on trouve assez fréquemment (Chessy), et dont les surfaces sont courbes et peu nettes ; ses formes secondaires offrent des faces polies et éclatantes.

Mamelonné et compacte; en concrétions formées de couches parallèles ondulées, d'un bleu clair non uniforme, à éclat mat et terreux.

Analogies; avec les minerais bleus, mais il s'en distingue par son effervescence dans les acides, et parce qu'il donne du cuivre métallique au chalumeau.

Gisement; dans les filons cuprifères, ou en masses cristallisées au milieu du grès rouge (Chessy).

Le CUIVRE CARBONATÉ VERT (Vert de montagne, Malachite) 2 Cu C + Aq., est d'une belle couleur vert émeraude, et offre souvent des teintes diverses réunies ; éclat vitreux ou soyeux, quelquefois adamantin ; dureté 2,5. Cassure inégale, quelquefois fibreuse ; pesanteur spécifique 40,08 ; au chalumeau, il donne les mêmes caractères que l'azurite, mais est plus facilement soluble dans l'acide nitrique.

Cristallisé ; très-rare, sa forme primitive est un *prisme rhomboïdal oblique ;* ses cristaux sont quelquefois aciculaires, déliés et divergents.

Fibreux et concrétionné ; par la soudure d'aiguilles aciculaires droites ; en rognons à cassure fibreuse et rayonnée, à texture concentrique et à couches de nuances diverses ; très-abondant, mais rarement en morceaux assez grands pour être taillés.

Lamelleux ; très-rare.

Terreux ; résulte le plus souvent de la décomposition des minerais de cuivre ; presque toujours en parties disséminées.

Analogies ; avec les autres minerais cuprifères dont il diffère par l'effervescence ; avec le plomb phosphaté dont on le distingue par sa nuance, son éclat soyeux et l'effervescence.

Gisement ; accidentel dans les mines de cuivre, surtout dans les terrains primordiaux.

CUIVRE CHLORURÉ. $Cu\,Cl + 3\,Cu + 4\,Aq$. Couleur vert émeraude foncé, avec éclat assez vif ; dureté 2,5 ; fragile, à cassure souvent fibreuse, sans clivages ; pesanteur spécifique 44,30. Fusible et réductible au chalumeau avec flamme verte ou bleue ; soluble sans effervescence dans l'acide nitrique.

Cristallisé ; sa forme primitive est un *prisme rhomboïdal droit ;* ses formes ordinaires sont des *octaèdres* ou des *aiguilles radiées.*

Quelquefois en *concrétions* ou en *sables*.

Analogies ; avec le cuivre phosphaté, qui est vert très-foncé et ne donne pas de chlore ; avec le cuivre arséniaté qui est vert-bouteille ou olive, et donne une odeur alliacée au chalumeau.

Gisement; il forme des sables abondants au Chili.

CUIVRE PHOSPHATÉ. $CuPh^5 + Aq$. Vert foncé, quelquefois olive; dureté 4 ; pesanteur spécifique 42. Presque toujours en *concrétions* mamelonnées ou stalactiformes.

CUIVRES ARSÉNIATÉS. D'après MM. Damour et Descloizeaux, il en existe cinq distincts:

OLIVINITE $Cu^4 (As, Ph)^3 + Aq.$, prismatique.

ERINITE $Cu^6 (As, Ph)^5 + 12 Aq.$, rhomboédrique.

LIROCONITE $2 Cu^6 (As, Ph)^5 + Al^6 (As, Ph)^5 + 32 Aq.$, en octaèdres obtus.

APHANÈSE $Cu^6 (As, Ph)^5 + 3 Aq.$, en prisme oblique rhomboïdal.

EUCHROÏTE $Cu^4 As^5 + 7 Aq.$, en prisme rhomboïdal droit.

CUIVRE HYDROSILICATÉ. $Cu Si^2 + Aq$. Vert, vert jaunâtre ou bleuâtre; infusible au chalumeau; soluble dans l'acide nitrique sans effervescence et avec résidu gélatineux.

Cristallisé ; sa forme primitive est un *rhomboèdre*, et ses cristaux sont des *prismes hexagonaux* terminés par des sommets trièdres symétriques (c'est alors la *dioptase*, de Sibérie).

En *concrétions* et *stalactites* ; assez fréquemment.

Gisement; dans presque tous les gisements de cuivre.

Gisement des minerais de cuivre. La plupart des espèces minérales du cuivre se trouvent réunies dans les mêmes conditions; il y a quatre sortes principales de gisements :

1° *En filons*, gisement le plus fréquent (Cornouailles, Saxe, Hartz). On y trouve surtout des minerais *sulfurés*, principalement de la *pyrite cuivreuse* et accidentellement des *carbonates* et autres sels.

2° *En amas irréguliers*, placés en rapport avec les roches ignées; ce sont des gîtes de contact (Fahlun en Suède) constitués surtout par des minerais *sulfurés*, ou quelquefois par du *cuivre panaché* (Monte-Catini, en Toscane).

3° *En amas disséminés dans le grès*, en rognons ou nodules postérieurs au terrain (Chessy) et constitués par du *cuivre natif*, du *cuivre oxydulé* et du *cuivre carbonaté vert* ou *bleu*.

4° *En couches paraissant régulières*, dans le schiste calcaire et bitumineux du grès rouge. Ce gisement, spécial au pays de Mansfeld (Prusse), contient du *cuivre sulfuré* et du *cuivre panaché*, souvent argentifères et postérieurs au terrain, car ils prennent la place des fossiles.

ARGENT.

ARGENT NATIF. Ag. Couleur blanc d'argent, mais souvent noire par des vapeurs sulfureuses ; ductile sous le marteau ; pesanteur spécifique 105,0. Souvent mélangé d'arsenic, d'antimoine ou de cuivre, quelquefois aurifère.

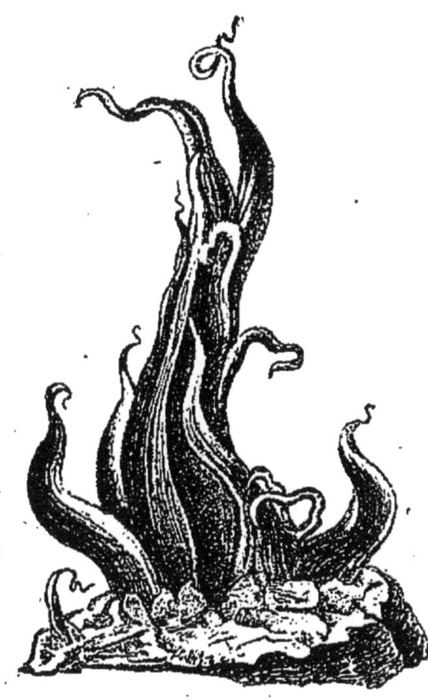

Fig. 157. — Argent natif.

Cristallisé; dans le système cubique, souvent à cristaux mal déterminés.

Dendritique; à ramifications formées de cristaux engagés les uns dans les autres.

En filaments droits ou réticulés ; forme la plus fréquente (fig. 157).

En plaques, plus ou moins étendues ; moins pures et renfermant jusqu'à 10 p. 100 d'arsenic et d'antimoine.

En morceaux amorphes, quelquefois très-volumineux.

Analogies ; avec l'argent antimonial et l'antimoine natif qui sont cassants et ont une texture lamelleuse ; avec le cobalt arsenical, qui est cassant et donne au chalumeau une odeur alliacée.

Gisement ; souvent disséminé dans des minerais de fer, qui en contiennent 0,001 à 0,004 (*terres rouges* d'Huelgoat). On le trouve aussi dans des roches ferrugineuses, dites *Colorados* par les Chiliens et les Péruviens ; l'argent natif se rencontre fréquemment avec le spath calcaire, la barytine, et quelquefois avec la serpentine ou des trapps en rapport avec le cuivre natif.

ARGENT AMALGAMÉ (Mercure argental). $Ag\ Hg^2$. Minerai blanc d'argent, cassant et donnant du mercure par la distillation.

Cristallisé ; dans le système cubique ; sa forme la plus fréquente est le *dodécaèdre régulier*.

Quelquefois *amorphe* ou *en plaques*.

Gisement ; accidentel dans quelques mines de mercure (Idria, Almaden).

ARGENT ANTIMONIAL. $Ag^2\ Sb$. Minerai blanc d'argent, lamelleux, souvent mélangé à l'argent natif, rarement pur ; fusible au chalumeau en un grain métallique, qui donne longtemps des vapeurs blanches antimoniées. L'acide nitrique y détermine rapidement un dépôt blanchâtre d'acide antimonieux.

Cristallisé ; sa forme primitive est un *prisme rhomboïdal droit* sous l'angle de 120°; il se présente habituellement sous forme de *prismes cannelés* imparfaits, à deux clivages.

Quelquefois *lamelleux* ou *amorphe.*

Analogies ; avec l'argent natif, qui est ductile, non lamelleux et entièrement soluble dans l'acide nitrique ; avec le cobalt arsenical qui est grenu, colore en bleu le borax, et devient attirable au chalumeau ; avec le fer arsenical qui est à grains serrés, et fait feu à l'acier avec une odeur alliacée.

ARGENT ARSENICAL (Ag Fe) As^2. Minerai blanc d'argent, ne se ternissant pas à l'air, fragile avec une odeur alliacée par le choc ; cassure testacée ; au chalumeau, il donne une odeur alliacée et des vapeurs blanches abondantes. Avec l'acide nitrique, il donne immédiatement un précipité rouge-brique d'arséniate d'argent ; composition très-variable, car le fer et l'argent d'une part, et l'arsenic et l'antimoine d'autre part, s'y remplacent. Ce minerai, très-riche pour le métallurgiste, est plutôt un minerai de fer arsenical et argentifère.

ARGENT SULFURÉ (Argent noir) Ag Su. L'un des minerais d'argent les plus riches et les plus abondants. Couleur gris de plomb terne, excepté sur les cassures fraîches ; malléable, il donne des copeaux au couteau ; dureté 2,5 ; pesanteur spécifique 69 à 72 ; fusible à la flamme d'une bougie. Au chalumeau, il se boursouffle et donne des vapeurs sulfureuses, et il se réduit après un bon coup de feu. Quelquefois mélangé de sulfures de fer, de cuivre et d'antimoine.

Cristallisé ; sa forme primitive est un *cube ;* ses formes ordinaires sont des *octaèdres réguliers* et des *cubo-octaèdres*, à angles et arêtes quelquefois arrondis.

Ramuleux ; par implantation irrégulière de cristaux les uns sur les autres, et souvent reliés par de l'argent natif.

Amorphe ; en masses moins ternes que les cristaux, à cassure vitreuse et conchoïdale.

Analogies ; avec le cuivre gris et le cuivre sulfuré, qui ne donnent pas au chalumeau de bouton d'argent.

Gisement ; en filons dans des terrains schistoïdes de formation primitive (Freyberg en Saxe), où il se trouve mélangé de divers sulfures.

ARGENT ROUGE (Argent antimonié sulfuré) 3 Ag Su + Sb Su [3]. Minerai lithoïde transparent et rouge ou gris rougeâtre, ou opaque et gris de fer avec éclat métalloïde, très-fragile, avec cassure conchoïdale et poussière rouge ; dureté 2,5. Fusible au chalumeau, sans odeur arsenicale, avec vapeurs abondantes d'oxyde d'antimoine; attaquable par l'acide nitrique avec précipité antimonial.

Cristallisé; sa forme primitive est un *rhomboèdre obtus* sous l'angle 108°,30′; ses formes ordinaires sont des *rhomboèdres* et des *prismes à 6 faces*, sans clivages.

Amorphe ; en masses rouges ou grises, à cassure largement conchoïde.

Analogies; cristallisé et transparent, il n'a aucune analogie; opaque, il ressemble au fer oligiste, qui agit sur l'aiguille aimantée, et au cuivre sulfuré qui a une poussière noirâtre; en fragments, il se distingue du réalgar, qui a une poussière orange et une densité moindre; du mercure sulfuré, qui a une densité plus grande et est entièrement volatil, et du cuivre sulfuré par sa poussière.

Gisement; minerai normal et régulièrement exploité de filons (Freyberg en Saxe, Guanajuato au Mexique), il se présente sous forme de petites veines à poussière rouge et offrant des géodes remplies de cristaux à sommets trièdres.

ARGENT SULFURÉ FRAGILE (Argent noir) $Sb\ Su^3 + Ag\ Su$. Couleur gris de fer ou gris foncé; éclat métallique plus vif que l'argent sulfuré; cassure inégale et conchoïde aiguë et fragile; poussière noire; dureté 2, 5, un peu plus que le spath calcaire; pesanteur spécifique 59 à 62,69; fusible au chalumeau avec odeur sulfureuse, peu ou point d'odeur arsenicale et des vapeurs blanches d'antimoine.

Cristallisé; sa forme primitive est un *prisme rhomboïdal droit* sous l'angle 115°,39′; sa forme ordinaire est un *prisme à 6 faces* très-mince, qu'Haüy avait considéré comme régulier.

Analogies; avec le cuivre sulfuré, le fer oligiste, le fer oxydulé, etc., mais il donne au chalumeau une odeur arsenicale et sa pesanteur spécifique est plus grande; avec l'argent et le cuivre sulfurés, qui sont ductiles.

Gisement; au voisinage de l'argent rouge et de l'argent sulfuré.

ARGENT CHLORURÉ (Argent corné) $Ag\ Cl^2$. Longtemps cru rare, ce minerai est un des plus riches du Chili; blanc jaunâtre, il se fonce à l'air et devient brun violacé; éclat cireux; transparent ou translucide; très-tendre, il se laisse entamer par l'ongle et couper comme de la cire; pesanteur spécifique 52,77. Fusible à la flamme d'une bougie; fusible au chalumeau en un bouton d'argent avec des vapeurs d'acide chlorhydrique.

Cristallisé; sa forme primitive est un *cube;* sa forme ordinaire un *cubo-octaèdre.*

Analogies; avec le mercure chloruré, qui est

volatil en entier; il se distingue des matières pierreuses qui ne sont pas aussi lourdes et n'offrent pas de parties violacées.

Gisement ; dans des roches ferrugineuses, *Colorados*, où il est associé à l'argent natif, à l'argent sulfuré et quelquefois à l'argent rouge (Pérou, Chili).

ARGENT BROMURÉ Ag Br^2. Souvent mélangé à l'argent chloruré ; vert clair, brunissant à l'air; pesanteur spécifique 44.

Gisement des minerais d'argent. Les minerais d'argent sont en général réunis dans les mêmes mines; cependant les minerais sulfurés et antimoniurés sont plus fréquemment réunis dans des filons analogues à ceux du plomb et du cuivre, pour leur direction, leur âge et les lois de leur formation, tandis que les minerais chlorurés se trouvent plutôt en gîtes de contact. Quand ils existent simultanément dans les filons, les minerais chlorurés et l'argent natif sont en dessus et les minerais arsenicaux et sulfo-antimoniurés sont en dessous.

Métallurgie. Les procédés d'extraction sont très-variables, mais ils se réduisent à ramener l'argent à l'état métallique et à former un alliage fusible qui permette de le séparer des gangues.

1° *Procédé d'amalgamation*, au moyen du mercure, le seul qui convienne aux minerais pauvres. Inventé au Mexique en 1557 par Bartholomeo de

Medina, introduit au Pérou en 1571 par Fernandez de Velasco, ce procédé fut mis en usage en Hongrie en 1786 par le baron de Born.

En Amérique, le minerai très-pauvre est bocardé, réduit en poudre impalpable avec le concours de l'eau par des moulins. Les boues prennent consistance dans des fosses, puis sont portées dans une cour (*patio*) dallée, où on les amasse en tas de 800 à 1200 quintaux qu'on saupoudre de 2 à 3 p. 100 de sel marin et qu'on fait piétiner par des mules; vingt-quatre heures après on y ajoute 1/2 à 1 p. 100 de pyrite de cuivre grillée, puis du mercure, et on fait piétiner de nouveau par les mules. On vérifie le lendemain si les proportions de pyrite étaient suffisantes par l'aspect du mercure extrait, et on laisse en contact pendant quinze jours; on ajoute alors de nouveau mercure et quinze jours plus tard on fait une troisième addition de mercure; on abandonne la masse à elle-même pendant plusieurs mois, puis on lave les boues à grande eau, on recueille l'amalgame, on le chauffe et on le distille. Par ce procédé on perd beaucoup de mercure qui est passé à l'état de protochlorure.

A Freyberg en Saxe, on bocarde le minerai qui est de l'argent sulfuré pauvre mêlé de pyrites; on le mêle de 0,1 de sel marin, on grille dans un fourneau à réverbère en prenant soin de bien brasser, on pulvérise sous des meules et on met le minerai dans des tonneaux tournants avec 30 parties d'eau et 5 à 6 de fer forgé ; on fait tourner les tonneaux pendant une heure avant d'y verser 50 p. 100 de mercure et on recommence la rotation pendant 15 à 18 heures. On lave alors pour séparer l'amalgame; celui-ci est exprimé dans des sacs de toile pour en séparer le mercure en excès, et on soumet à une distillation, qui dure six à huit heures, le résidu qui est placé dans un appareil à trépieds. On purifie l'argent par plusieurs fontes.

2° *Procédé de fondage.* Bon seulement pour les minerais riches, et généralement simple.

A Potosi, le procédé des Indiens consistait à mettre dans les endroits exposés au vent des fourneaux portatifs dans lesquels ils superposaient des couches de charbon, de plomb et de minerai ; le métal obtenu était refondu.

A Kongsberg (Norwège), le minerai bocardé et lavé est fondu avec partie égale de plomb, et coupellé ensuite.

OR.

Or natif. Rarement pur, souvent allié à l'argent et quelquefois au mercure et au palladium ; couleur jaune caractéristique, mais devenant très-pâle quand l'alliage est très-riche en argent (*Electrum*). Éclat métallique peu brillant sur les surfaces naturelles; dureté moindre que celle du fer, du cuivre et de l'argent, mais plus grande que celle de l'étain et du plomb. Malléabilité extrême; cassure inégale, crochue; pesanteur spécifique 148, pour les cristaux. Fusible au chalumeau; insoluble dans

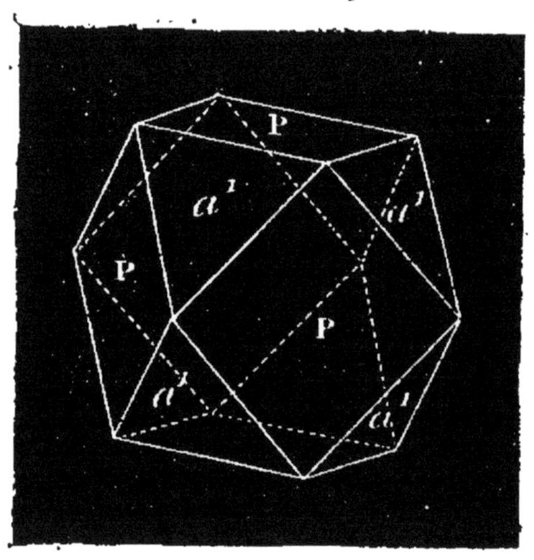

Fig. 158. — Or.

l'acide nitrique, soluble dans l'eau régale.

Cristallisé; sa forme primitive est le *cube;* ses formes les plus fréquentes sont l'*octaèdre,* et moins souvent le *dodécaèdre rhomboïdal* (fig. 158). Ses cristaux sont à faces ternes et généralement arrondies.

Lamelliforme; en lames planes ou contournées, à surfaces souvent réticulées.

Ramuleux et capillaire ; rameaux et dendrites qui semblent formés par la réunion de petits octaèdres, qui seraient implantés les uns dans les autres.

Analogies ; avec la pyrite de fer et la pyrite cuivreuse, mais l'or est inattaquable par l'acide nitrique, et il est ductile, non aigre.

Gisement ; 1° *En filons* à la séparation des terrains cristallins et des terrains stratifiés (Californie), dans le quartz aurifère (Sibérie), dans l'itacolumite (Brésil), dans les schistes talqueux (Australie).

2° *En veinules* ; au même point ; gisement le moins riche, assez commun, mais l'or y est disséminé très-irrégulièrement et en très-petite quantité (La Gardette en Dauphiné).

3° *En veinules* ; dans les roches métamorphiques ; gisement le plus riche (Minas Geraës au Brésil, dans une roche quartzeuse rougeâtre et feuilletée).

4° *En sables* résultant de la destruction des premiers gisements, et qui donnent des *pépites* (fig. 159), des *grains* ou des *paillettes*. Ce gisement fournit les 5/6 de l'or du commerce (Minas Geraës, Colombie, Chili, Monts Ourals, le Rhin, l'Ariège, la Garonne, etc.).

5° *Dans des pyrites*, où il existe à l'état natif (Freyberg en Saxe, Piémont). On exploite des pyrites qui n'en contiennent qu'1/200000e.

PLATINE.

PLATINE NATIF. En grains ou pépites, gris de fer, d'acier ou de plomb, généralement très-petits, à surface cariée et caverneuse. Rayé par le fer, il

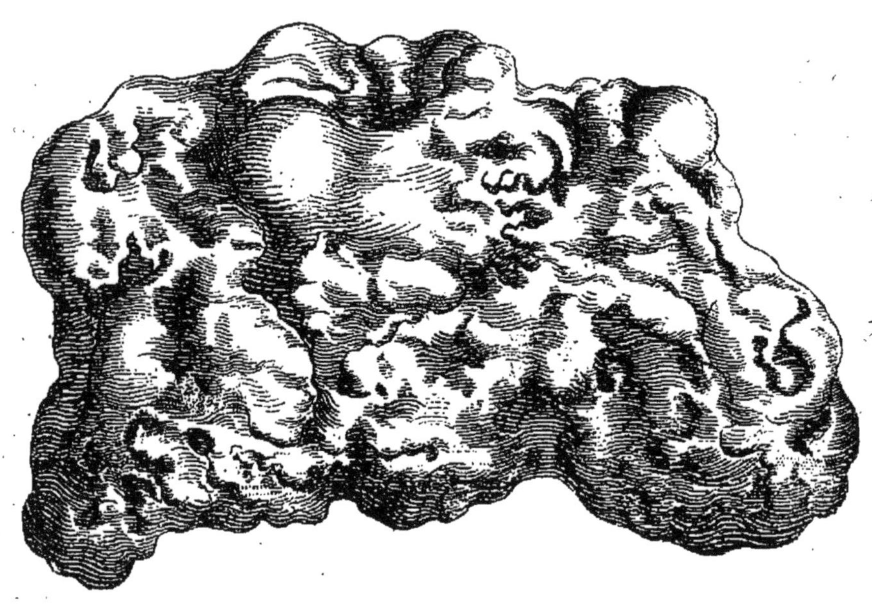

Fig. 159. — Pépite d'or.

raye tous les métaux natifs ; pesanteur spécifique, en grains 163,3 à 194, écroui et pur 215,3 ; cassant, peu ductile, à moins d'avoir été purifié et écroui ; inaltérable au chalumeau, soit seul, soit avec les flux. Attaquable seulement par l'eau régale ; jamais pur, il contient du rhodium, de l'osmium, de l'iridium, du palladium et surtout du fer (jusqu'à

12 et 13 p. 100, Oural). Quelques échantillons donnent des traces de cristaux du système régulier, *cubes, octaèdres.*

Gisement; dans des alluvions riches en serpentine, roche d'éruption, où il est mêlé à des grains d'or, des paillettes d'osmium et d'iridium, des grains aplatis blancs de palladium, du fer oxydulé titanifère. M. Boussingault l'a vu, dans la Colombie, en veines, associé à l'or, dans une syénite (roche d'éruption). Le platine de la Colombie est plus blanc que celui des Monts Ourals.

PALLADIUM.

PALLADIUM NATIF. En petits grains arrondis, à texture fibreuse, ce qui le distingue du platine; gris d'acier ou blanc d'argent; éclat métallique ; raye le fer, très-malléable ; pesanteur spécifique 11 (Wollaston). Soluble dans l'acide nitrique en une liqueur rouge foncé ; infusible au chalumeau.

Gisement; mêlé au platine en Colombie et en Sibérie.

IRIDIUM.

IRIDIUM NATIF (Osmiure d'iridium). Gris de fer ; éclat métallique ; pesanteur spécifique de

194,71 à 211,18 ; insoluble même dans l'eau régale. Composition variable suivant les localités; il renferme de l'osmium, du rhodium et du ruthenium; en petites tables très-minces, formant des paillettes à 6 faces simples ou émarginées.

Gisement; mêlé au minerai de platine dans la Colombie et l'Oural.

CHROME.

CHROME OXYDÉ. Les roches quartzeuses sont quelquefois recouvertes d'un enduit terreux, assez solide et fortement coloré en vert, par de l'oxyde de chrome ; ce n'est pas du silicate, car les différences de composition sont trop fortes. Les parties vert foncé ont la cassure esquilleuse. Infusible au chalumeau, le chrome oxydé donne avec le borax une belle couleur verte.

MOLYBDÈNE.

MOLYBDÈNE SULFURÉ Mb Su ^{2}. Gris de plomb bleuâtre, avec éclat métallique ; dureté faible, il reçoit l'empreinte de l'ongle, raye le talc, laisse sur le papier des traits gris, sur la porcelaine des traits verdâtres ; pesanteur spécifique 45,5. Au chalumeau, il dégage l'odeur d'acide sulfureux, fume et laisse un dépôt blanc ; attaquable par l'acide nitrique ; cassure inégale et lamelleuse.

Cristallisé; en petites *tables hexagonales* régulières très-minces.

En masses lamelleuses.

Analogies; avec le fer oligiste qui a une poussière rouge ; avec le graphite, qui donne des traits gris sur la porcelaine, et qui au chalumeau brûle sans odeur ni dépôt.

Gisement; en petites veines et petits amas, dans les formations granitiques les plus anciennes, où il accompagne souvent l'étain, le scheelin ferruginé et l'émeraude.

TRAITÉ DE GÉOLOGIE

TRAITÉ DE GÉOLOGIE

GÉOLOGIE.

Prolégomènes. La géologie s'occupe de la constitution physique de la Terre. Elle étudie la disposition des roches qu'on y observe, reconnaît si elles sont cristallisées ou disposées par couches stratifiées, si elles renferment ou non des restes d'organismes animaux ou végétaux, et quelle est leur nature; elle doit aussi vérifier les positions des couches les unes par rapport aux autres, pour en reconnaître l'âge relatif et le mode de formation.

Les ROCHES sont ou STRATIFIÉES, et alors elles sont disposées par couches parallèles, ou assises, visibles par des fentes ou par leur tendance à se diviser ; et en ROCHES NON STRATIFIÉES, compactes, sans fentes régulières, car elles proviennent d'une masse qui a été fondue et dont les éléments se sont séparés par le refroidissement en cristallisations diverses.

Les premières ont été nommées ROCHES SÉDIMENTAIRES OU ROCHES NEPTUNIENNES parce qu'on a attribué leur formation à l'action de l'eau; les secondes ont reçu le nom de ROCHES PLUTONIENNES, parce qu'elles sont considérées comme le résultat d'actions ignées.

L'âge des roches stratifiées est donné par leur position relative : les plus anciennes sont en dessous; elles sont horizontales dans les plaines, relevées, contournées (fig. 160) et quelquefois verticales dans les montagnes, ce qui est dû au soulèvement des roches non stratifiées. Celles-ci peuvent ne pas venir jusqu'au jour, ou percent quelquefois les couches susjacentes et viennent former la crête des montagnes; il arrive parfois qu'un dépôt horizontal postérieur se fait sur des couches ainsi relevées.

Quelquefois l'eau, dans ses mouvements, peut avoir entraîné les dépôts déjà formés, et les creux qui en résultent être remplis par de nouveaux dépôts : ce qui induit quelquefois l'observateur en erreur.

Les soulèvements peuvent être dus à des mouvements d'expansion du feu central ou à des combinaisons chimiques qui se passeraient dans l'intérieur de la terre. Si le soulèvement est porté à un certain degré, la croûte terrestre se brise et laisse échapper des matières gazeuses, liquides ou solides; il y a

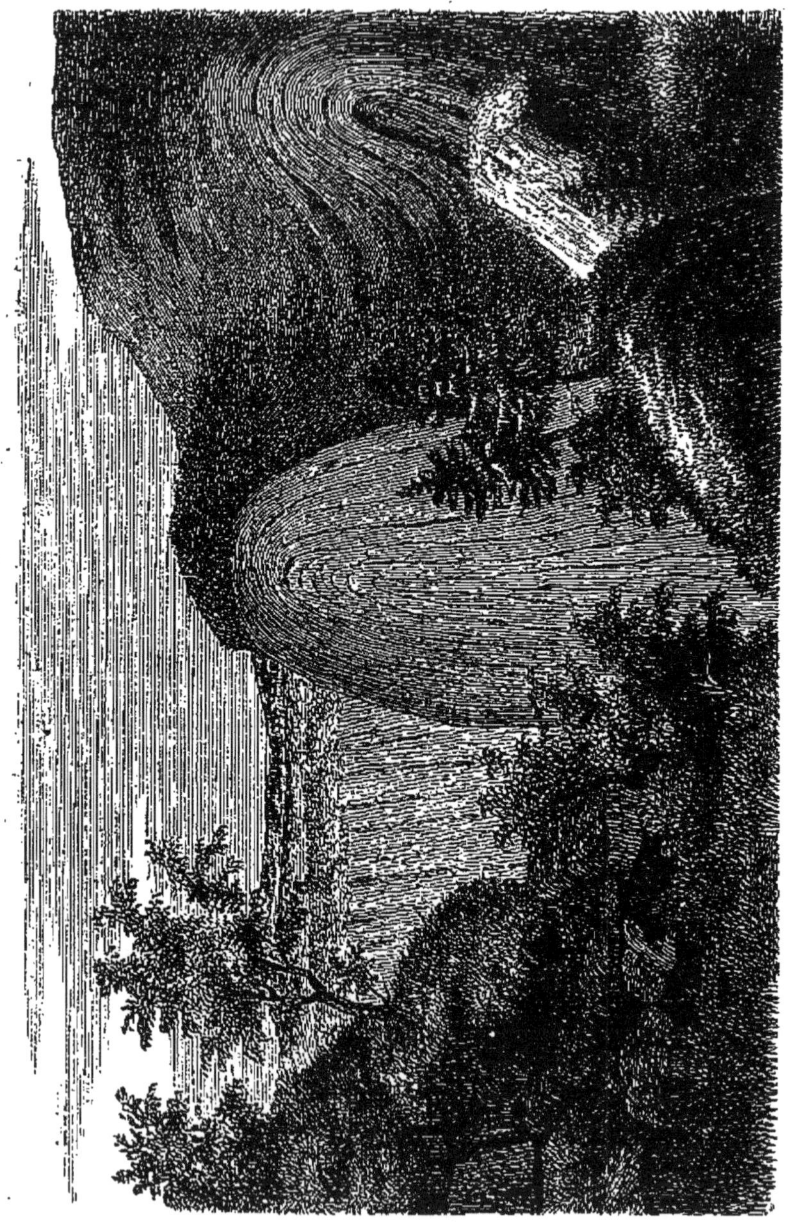

Fig. 160. — Contournement de couches stratifiées (Jura).

production d'un VOLCAN. Tout nous dit que les

volcans ont eu autrefois beaucoup plus d'énergie qu'à l'époque actuelle; aussi ne devrons-nous pas être étonnés de constater de grandes modifications de la surface de la Terre aux premiers âges de cette planète.

Les intervalles, souvent très-longs, qui se sont écoulés entre les perturbations géologiques, ont permis la production de dépôts quelquefois considérables, qui plus tard ont été bouleversés par de nouvelles perturbations, en même temps que les êtres qui y vivaient ont été détruits pour être remplacés, à une époque ultérieure, par de nouveaux êtres. Mais la vie n'a été possible que lorsque la croûte terrestre a eu acquis une certaine épaisseur et que des actions puissantes de l'eau se précipitant sur la terre refroidie, ont eu modifié la nature des roches et par suite des terrains. D'autres causes ont aussi contribué à former de nouveaux terrains, l'air, les animaux, tels que les foraminifères et les polypiers.

La série des terrains qui constituent la croûte terrestre, tels que nous les connaissons, a été divisée en :

Terrains primitifs ou *cristallisés*,
Terrains de sédiments.

Ces derniers ont été subdivisés en :

Terrains azoïques,
— *paléozoïques*,
— *mésozoïques* et
— *kaïnozoïques*.

TABLEAU CHRONOLOGIQUE DES TERRAINS.

		Terrain		
TERRAINS SÉDIMENTAIRES	Époque kaïnozoïque	Actuel		
		Quaternaire		Diluvium.
		Tertiaire		Pliocène.
				Miocène.
				Eocène.
	Époque mésozoïque	Crétacé	Craie	Danien.
				Sénonien.
				Turonien.
				Cénomanien.
				Albien.
				Aptien.
			Néocomien.	
		Jurassique	Oolithe	Portlandien.
				Kimmeridgien.
				Corallien.
				Oxfordien.
				Bajocien.
			Lias	Toarcien.
				Cymbien.
				Liasien.
				Infralias.
			Trias	Keuper.
				Conchylien.
				Grès bigarré.
				Grès vosgien.
	Époque paléozoïque	Permien		Supérieur.
				Moyen.
				Inférieur.
		Carbonifère		Supérieur.
				Inférieur.
		de transition.		Dévonien.
				Silurien.
				Cambrien.
	Époque azoïque.			Terrains sédimentaires.
				Terrain primordial.

DESCRIPTION DES TERRAINS.

TERRAIN PRIMORDIAL.

Époque azoïque.

TERRAIN PRIMITIF. La première couche formée par le refroidissement du globe est surtout constituée par des GNEISS, riches en feldspath et en mica, auxquels se trouve uni un peu de quartz; des MICASCHISTES, riches en mica et en quartz, et contenant quelquefois un peu de feldspath; des GRANITES, renfermant en quantités à peu près égales le mica, le quartz et le feldspath. A ces roches on peut en ajouter quelques autres à base d'amphibole, telles que les EURITES, puis plus tard quelques CALCAIRES saccharoïdes (jamais terreux) et des GNEISS, noircis par un peu de graphite. Toutes ces roches offrent des différences de composition qui les font insensiblement passer les unes dans les autres et alternent quelquefois de telle sorte qu'il est au moins extrêmement difficile de pouvoir spécifier laquelle a dû apparaître la première. Il paraît cependant démontré que, suivant les circonstances, il y a eu production prédominante d'un élément, tantôt le quartz, tantôt le feldspath par exemple.

Pendant toute la période où s'est formé le terrain primitif, il semble prouvé que la croûte terrestre subissait des modifications, des fluctuations, sous l'influence des attractions lunaire et solaire; ce qui a déterminé, dans le plus grand nombre de cas, des fractures et, dans d'autres circonstances, des plissements qui ont donné aux roches des dispositions très-curieuses en zigzag, qu'on trouve seulement dans les roches les plus anciennes. Bien que la croûte terrestre fût alors extrêmement mince, ce qui la faisait obéir aux influences astrales, elle n'en a pas moins constitué des bancs d'une épaisseur très-grande et dont on n'a pu reconnaître les limites.

Dans les GNEISS, qui se présentent sous forme de feuillets d'épaisseur variable, et quelquefois très-contournés, on trouve des grenats, du fer sulfuré, du quartz hyalin, du cuivre gris, de l'argent natif, du fer spathique, etc.

Les MICASCHISTES, plus schisteux que le gneiss et fréquemment aussi contournés et plissés, renferment surtout du quartz hyalin, de la tourmaline, du disthène, de la staurotide, du fer oligiste et hydroxydé, etc. A ces roches on doit joindre l'HYALOMICTE, qui sert de gisement habituel au diamant, à l'or et à l'étain oxydé.

Les GRANITES se distinguent des gneiss et des micaschistes, dont la composition n'en diffère pas essentiellement, parce qu'ils ne sont jamais schisteux; ils servent souvent de gangue aux mêmes minerais.

Au moment où la croûte terrestre a eu acquis une épaisseur suffisante pour que la température eût baissé, les vapeurs d'eau contenues dans l'atmosphère se sont condensées et précipitées sur le sol. Les bouleversements étaient alors moins violents, par suite de la résistance plus grande qu'offrait la croûte terrestre épaissie; mais il s'en faisait encore qui mettaient en mouvement les eaux réunies dans les dépressions de la terre, et un nouvel ordre de phénomènes s'est effectué; en effet, les eaux ont corrodé et détruit les roches primitives et ont entraîné avec elles des sédiments, qui se sont déposés plus tard pour former des couches superposées ou contiguës. Cette stratification ne s'est pas faite d'une manière uniforme, et elle a été dérangée par des soulèvements ou par l'injection de roches volcaniques; de telle sorte que la concordance des diverses couches devient souvent assez difficile à établir.

Les roches du terrain azoïque sont pour la plupart schisteuses : ce sont des GNEISS, des MICASCHISTES, des TALSCHISTES et surtout des SCHISTES ARGILEUX ou PHYLLADES, de puissance variable. On y reconnaît aussi la présence de GRANITES, de PEGMATITES, d'ARMOPHANITE, de SYÉNITE, de DIORITE et de SERPENTINE. On y voit aussi apparaître les PSAMMITES ou GRAUWACKES.

Dans ces roches se rencontrent des filons riches en minerais métallifères, comme l'étaient ceux du terrain primitif, et renfermant du cuivre, du plomb, de l'or, de l'argent et des minerais de fer. Les substances charbonneuses sont rares, surtout à la partie inférieure, où l'on rencontre quelques schistes carburés par du graphite ou un peu d'anthracite.

Les conditions que présentait alors la surface de la terre étaient telles que la *vie* n'y était pas possible, et par conséquent on ne peut rencontrer dans ces terrains aucune trace de fossile; mais vers la fin de cette époque géologique commencent à apparaître quelques êtres organisés, appartenant les uns au règne végétal, les autres au règne animal, mais tous d'organisation assez inférieure. Nous passons de la période azoïque à la période paléozoïque ou de transition, qu'on a divisée en plusieurs terrains : le CAMBRIEN, le SILURIEN, le DÉVONIEN, le CARBONIFÈRE et le PERMIEN.

TERRAINS SECONDAIRES.

Les Terrains secondaires peuvent être divisés d'après leurs fossiles, en deux époques, *paléozoïque* et *mésozoïque*, qui se subdivisent elles-mêmes en *terrains de transition, carbonifère, permien, triasique, liasique et jurassique.*

Époque paléozoïque (Terrains de transition).

Les roches qu'on trouve dans les Terrains de transition sont des granites, des syénites, des porphyres granitiques, pyromérides, dioritiques et protogyniques, de l'ophitone, de l'aphanite, de l'ophite, du porphyre pétrosiliceux et de l'anthracite.

La surface de la terre était partagée en continents et en mers, et était animée par les premiers représentants de la vie organique, des Sigillaires, des Fougères et des Lycopodiacées, surtout parmi les végétaux ; des Mollusques céphalopodes et brachiopodes, des Crustacés trilobites, des Crinoïdes fixes et quelques Poissons (ganoïdes et placoïdes).

Les Mammifères, les Oiseaux, les Dicotylédones angiospermes manquaient. Les Oursins étaient rares.

Terrain cambrien.

(Localités en France: Bretagne et Normandie, entre Saint-Lô et Pontivy.)

Sous ce nom on désigne un Terrain stratifié qui existerait immédiatement au-dessus des schistes cristallins et des gneiss, mais dont l'existence devient de plus en plus problématique depuis que de nombreux géologues, se basant sur la ressemblance de ses roches (schistes maclifères, satinés et phyllades en Bretagne; schistes lustrés, grès et conglomérats rouges en Angleterre) avec celles du Silurien, ont pensé qu'il fallait rapporter à ce dernier Terrain toutes les couches qui renferment des fossiles. La différence entre le cambrien et le silurien serait donc indiquée par l'absence de faune dans le plus ancien de ces terrains.

Terrain silurien.

(Localités en France : en Bretagne [Angers, Vitré], Vosges, Pyrénées.)

Composé de poudingues, de grès, de calcaires, de trappes et de schistes, tantôt terreux, tantôt ardoisiers, le Terrain silurien offre des couches qui ne concordent pas avec celles sur lesquelles elles reposent.

On a divisé ce Terrain en trois étages, suivant la faune qui s'y trouve et qui est tout à fait différente, au moins pour les deux inférieures, car la supérieure offre, avec des genres et des espèces propres, un mélange de la faune des deux précédentes.

Le *Silurien inférieur* est caractérisé par la pré-

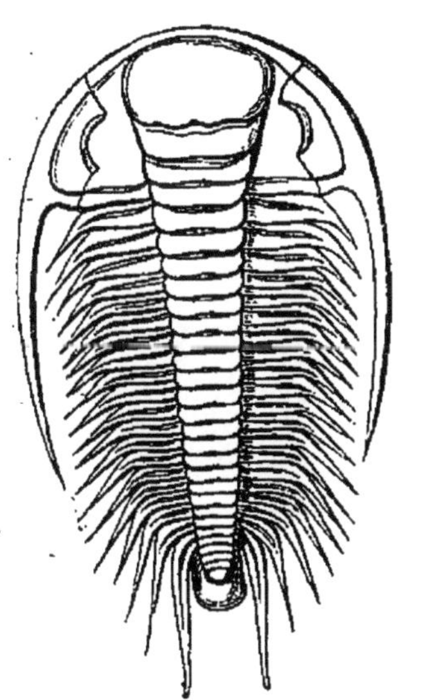

Fig. 161.
Paradoxydes bohemicus.

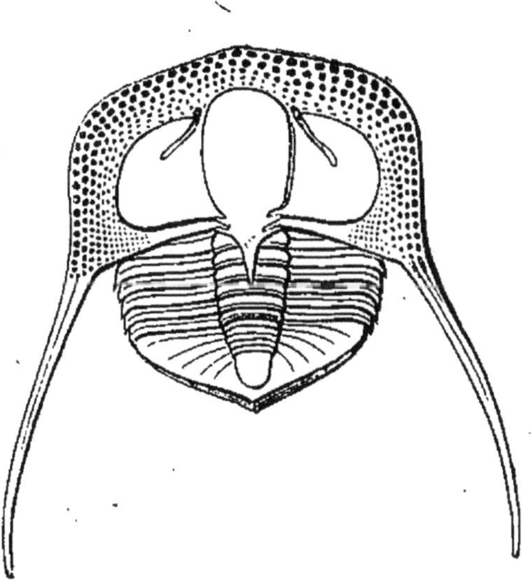

Fig. 162.
Trinucleus concentricus.

sence de PARADOXYDES (Trilobites crustacés) (fig. 161) et par des Céphalopodes, surtout le LITUITES CORNU-ARIETIS (fig. 163).

Le *Silurien moyen* offre des TRINUCLEUS (Trilobites) (fig. 162), ORTHOCERAS (Céphalopodes) et ASAPHUS (Trilobites).

Le *Silurien supérieur* présente le CALYMENES

BLUMENBACHII (Trilobites) et le GRAPTOLITES PRIODON (Bryozoaires).

D'une manière générale, la faune du Silurien se composait de Rayonnés échinodermes, de Trilobites (crustacés à yeux à facettes), de Mollusques céphalopodes et de quelques Poissons. D'abord il y eut prépondérance de Crinoïdes, puis des ORTHOCERAS, puis des Trilobites. La flore était principale-

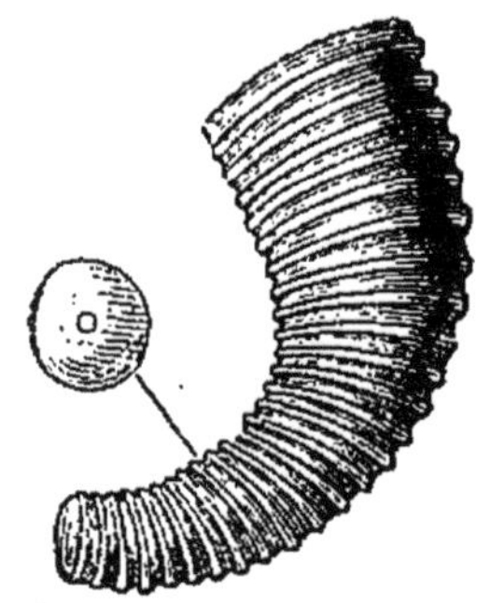

Fig. 163.
Lituites cornu-arietis.

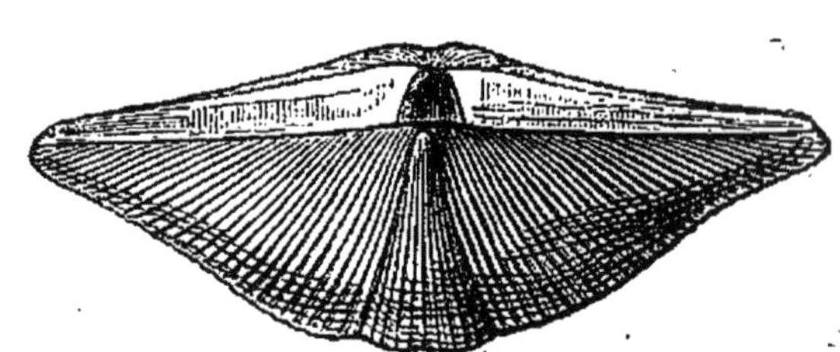

Fig. 164.
Spirifer disjunctus.

ment constituée par des plantes marines, et sur quelques points par des végétaux terrestres (houille de Vallongo en Portugal).

Terrain dévonien.

(Localités en France : Brest, Angers, Ferques, Campan).

Le Terrain dévonien est constitué par des poudingues, des grès argileux et grauwackes, des schistes, des calcaires. Il contient des dépôts d'anthracite et quelquefois même de houille (Angers).

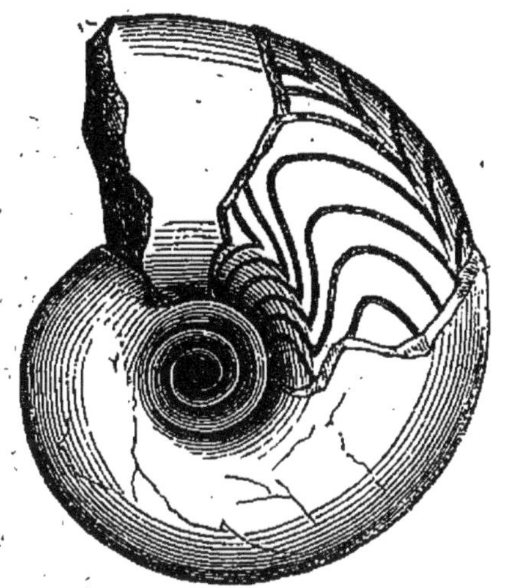

Fig. 165. — Goniatites intumescens.

On l'a partagé en trois étages :

1° L'*inférieur*, formé de roches grossières, quartzeuses et schisteuses, de couleur rouge et mêlées de poudingues ; on n'y trouve que quelques fossiles, du SPIRIFER DISJUNCTUS (fig. 164) (Mollusques brachiopodes) et des

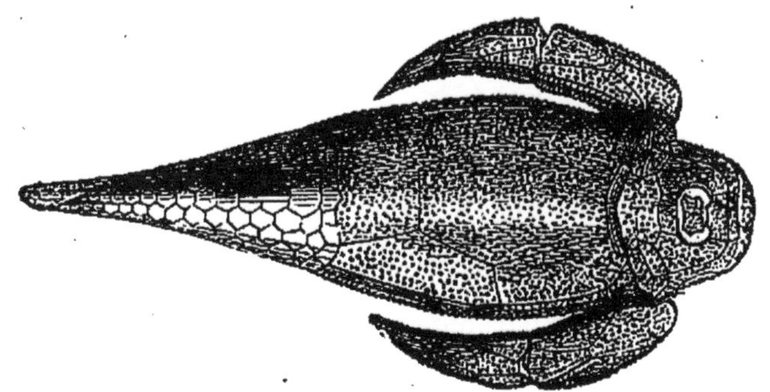

Fig. 166. — Pterichthys Milleri.

RETIPORA (Bryozoaires).

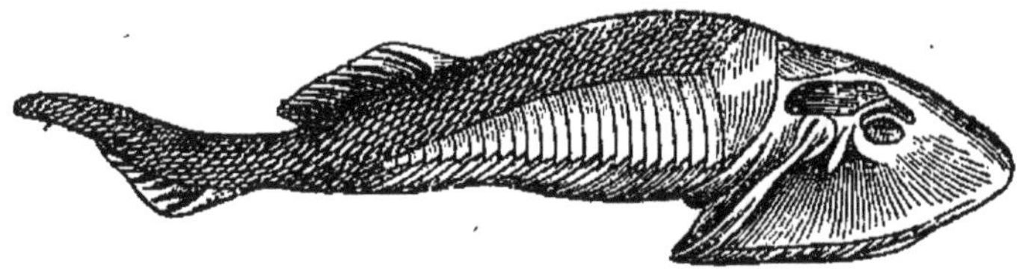

Fig. 167. — Cephalaspis Lyelli.

2° Le *moyen*, formé surtout de calcaire non fétide, rempli d'ENTROQUES (Crinoïdes) et passant à la Dolomie (Givet). Il renferme une faune riche de Favosites, Calcéoles (Polypiers), Térébratules (Mollusques), Cyatophylles (Rayonnés et GONIATITES) etc. (fig. 165).

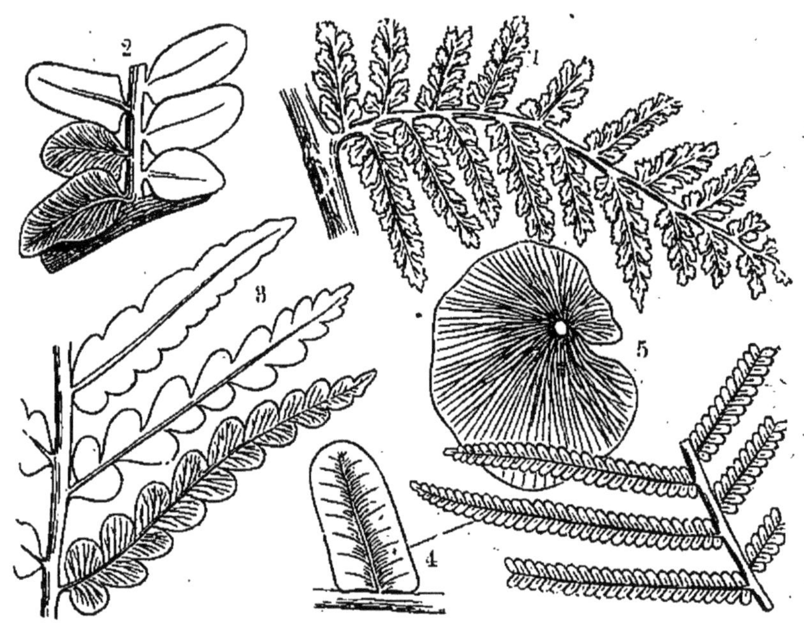

Fig. 168 à 172. — 1 Sphœnopteris Gravenhorstii; 2 Neuropteris Loshii; 3 Odontopteris Schlotheimi; 4 Pecopteris arborescens. — 5 Cyclopteris elegans.

3° Le *supérieur*, composé de grès argileux colorés et de schistes colorés, avec quelques couches de marbre commun. Moins riche en fossiles que le moyen, il a pour caractéristique le CLYMENIA LINEARIS (Céphalopodes).

La faune du Dévonien s'enrichit par l'apparition des Annélides tubicoles et du SAUROPTERIS, le premier représentant des Reptiles. Les Mollusques,

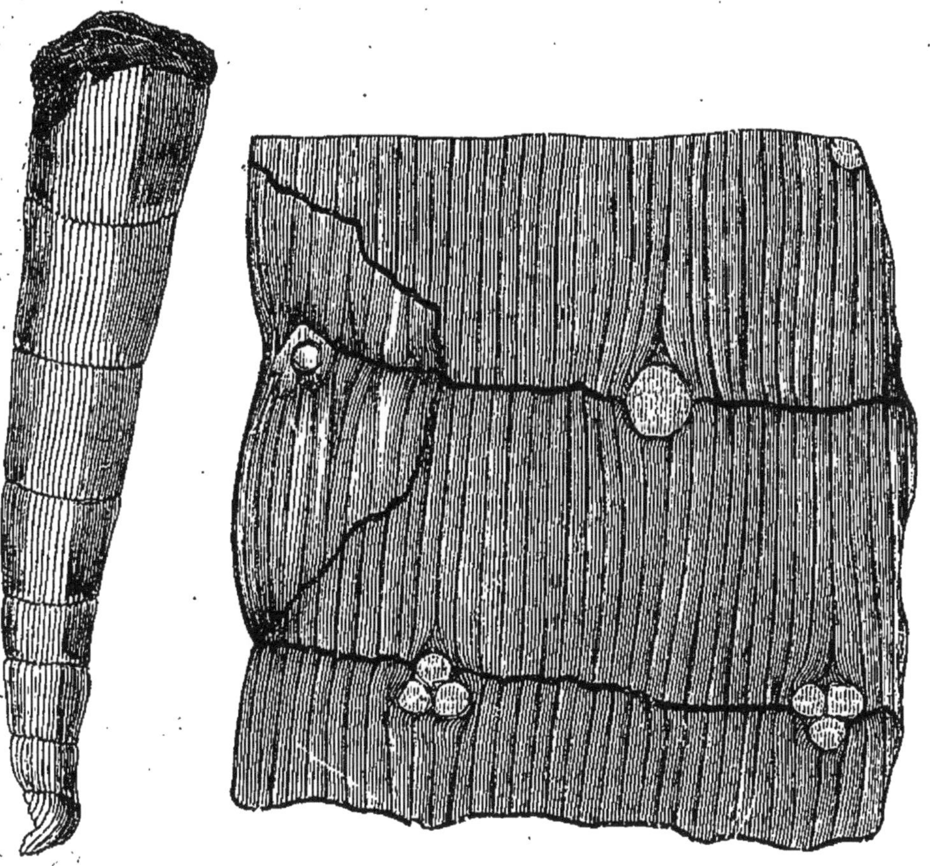

Fig. 173. — Calamites. Fig. 174. — Calamites.

les Crinoïdes, les Mollusques brachiopodes et les Poissons ganoïdes, tels que le PTERICHTHYS (fig. 166), CÉPHALASPIS (fig. 167), sont surtout abondants.

La flore comprend encore un certain nombre de

plantes marines, mais elle s'enrichit surtout en es-

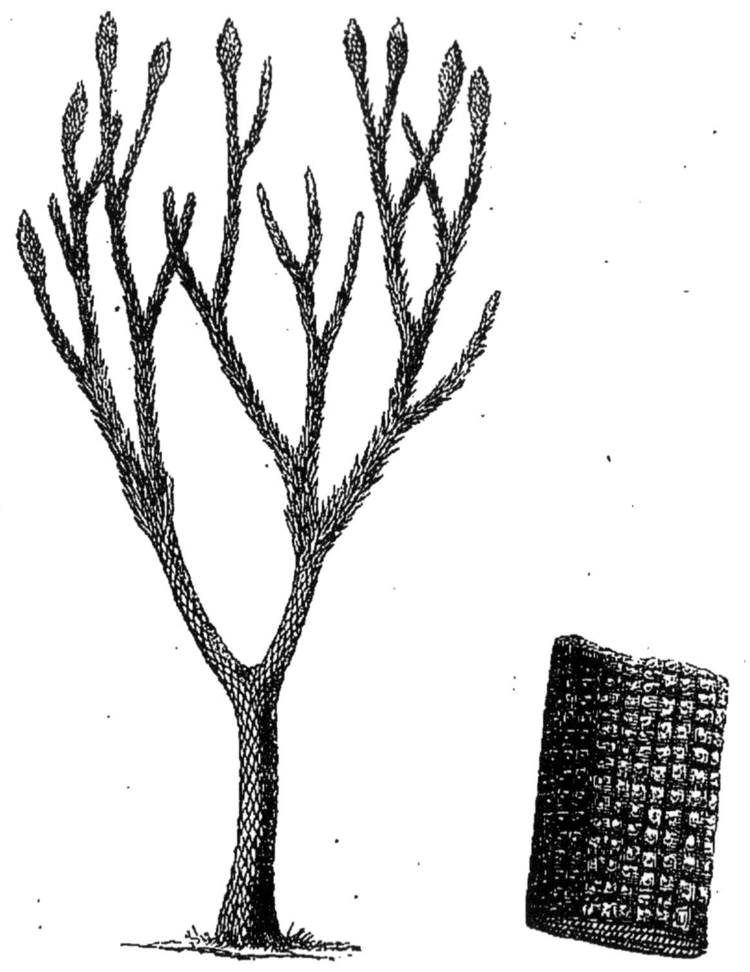

Fig. 175. — Lepidodendron. Fig. 176. — Lepidodendron.

pèces terrestres, qui sont très-nombreuses, ainsi que le montre la houille de Subéro (Espagne).

Terrain carbonifère.

(Localités en France : Aubin, Decazeville, Blanzy, Alais, Carmeaux, Decize, Mons. etc., etc.)

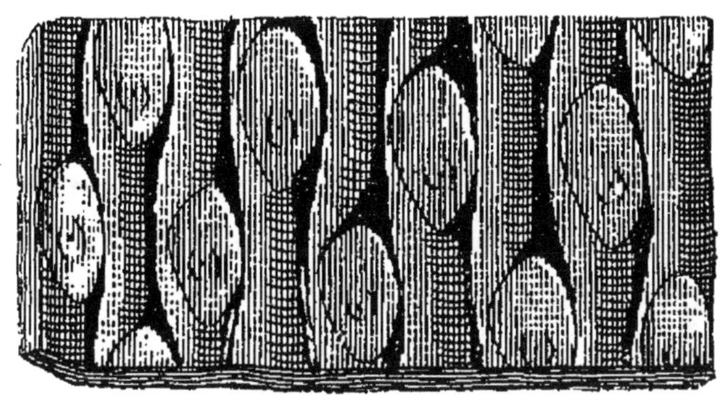

Fig. 177. — Sigillaria.

La houille y est à son maximum de développe-

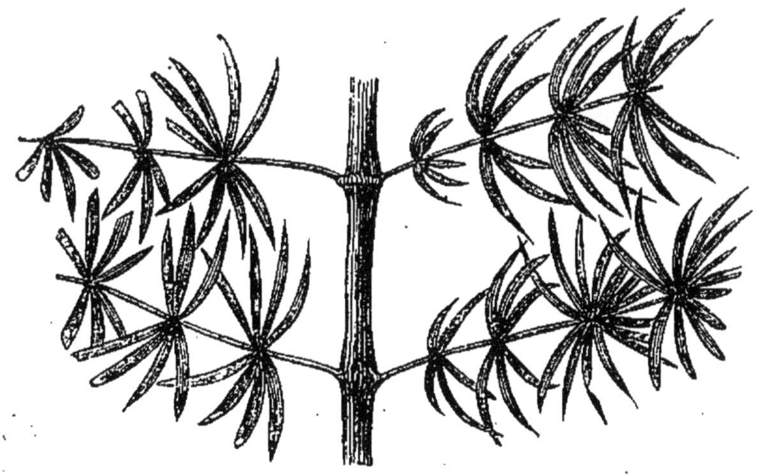

Fig. 178. — Asterophyllites foliosus.

ment. La faune y est pauvre et représentée par quelques Poissons placoïdes et ganoïdes à écailles osseuses, auxquels se sont joints quelques Insectes, Arachnides et Foraminifères; mais la végétation était exubérante (plus de 500 espèces) et consistait en plantes gigantesques, Fougères (PECOPTERIS, NEUROPTERIS, SPHŒNOPTERIS (fig. 179), CYCLOP-

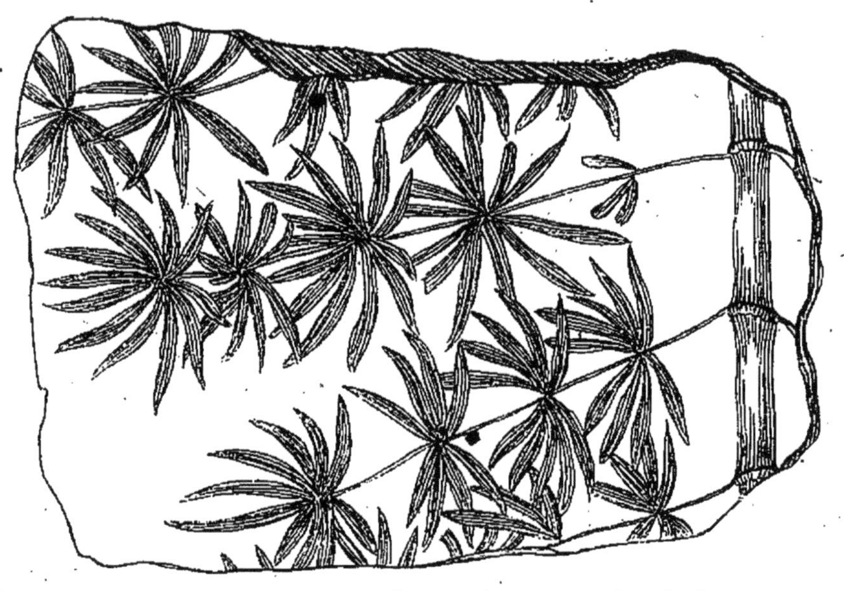

Fig. 179. — Sphœnopteris.

TERIS, ODONTOPTERIS (fig. 168, 172), Equisetacées (CALAMITES) (fig. 173, 174), Lycopodiacées (LEPIDODENDRON) (fig. 175, 176), Sigillariées (SIGILLARIA) (fig. 177), ASTEROPHYLLITES (fig. 178), STIGMARIA (fig. 180), Cycadées et Conifères (WALCHIA), ce qui peut s'expliquer par l'influence d'une atmosphère très-chargée d'acide

20

carbonique et d'un climat toujours humide et chaud.

Le Terrain carbonifère se compose :

1° D'une couche de grès jaune (Irlande) dans laquelle on trouve un certain nombre de fossiles du Dévonien mélangés à ceux du Terrain carbonifère.

2° De schistes argileux renfermant des empreintes de végétaux marins (Irlande).

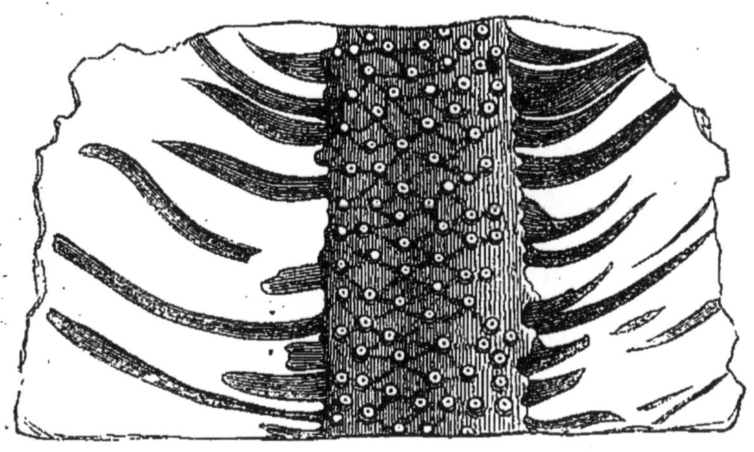

Fig. 180. — Stigmaria ficoïdes.

3° De *Calcaire carbonifère*, compacte, gris ou noir, et souvent veiné de blanc, donnant une odeur fétide sous le marteau et fréquemment traversé de filons métallifères (Derbyshire, Cumberland); quelquefois très-développé, surtout en Angleterre, il ne se retrouve guère en France qu'à Anzin et dans le bassin de la Loire. Il renferme de nombreux fossiles, principalement des Mollusques (PRODUCTUS) (fig. 181) et SPIRIFER (fig. 182), et des Rayonnés

(Polypiers, Encrines). Les Oursins et les Foraminifères y font leur apparition; les Trilobites, représentés par le genre PHILLIPSIA, y terminent leur existence; il renferme aussi quelques Poissons sauroïdes.

4° Des roches arénacées ou grès, quelquefois très-grossiers, et utilisés en Angleterre pour faire des meules de moulin.

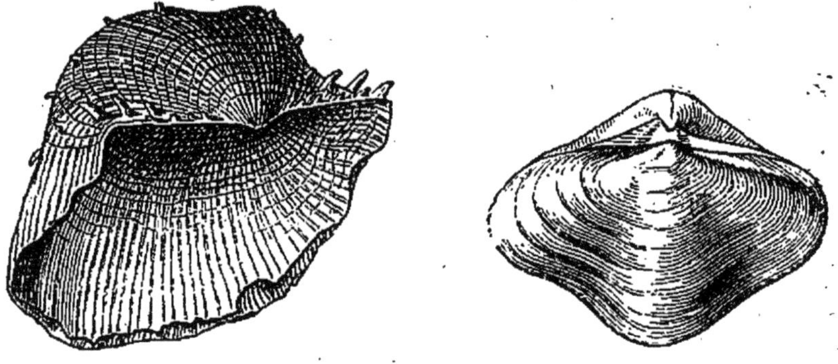

Fig. 181. — Productus semireticulatus. Fig. 182. — Spirifer glaber.

5° Du *Terrain houiller* proprement dit, composé de trois éléments qui se sont déposés d'après leur poids :

a) Le *Grès houiller* passant quelquefois à l'arkose, aux psammites ou aux poudingues quartzifères, et d'autant plus grossier qu'il est plus inféférieur.

b) Le *Gorre*, roche argileuse noirâtre, mélangée de charbon, souvent schisteuse et fossile, et en contact immédiat avec la houille. Quelquefois trèsbitumineux, il offre souvent de nombreuses empreintes de poissons PALŒONISCUS et AMBLYP-

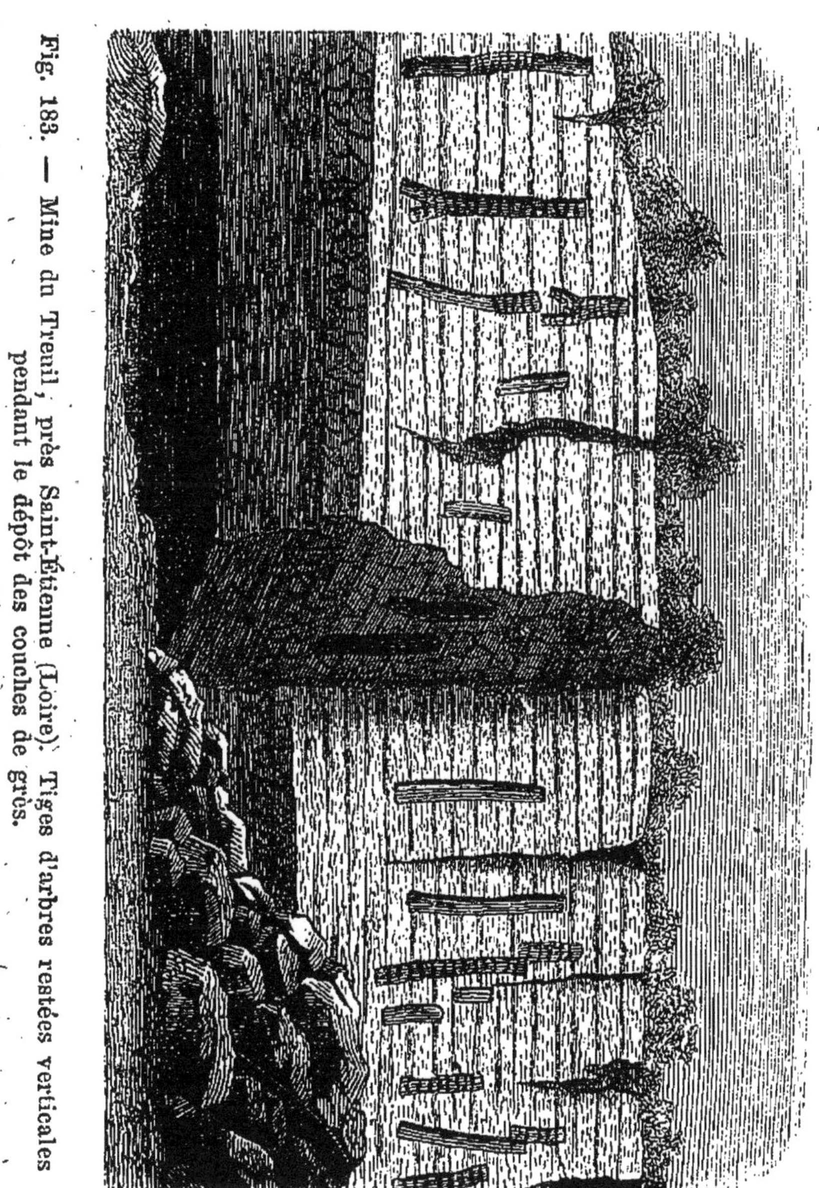

Fig. 183. — Mine du Treuil, près Saint-Étienne (Loire). Tiges d'arbres restées verticales pendant le dépôt des couches de grès.

TERUS, et plus souvent encore des empreintes végétales.

c) La *Houille* (fig. 183), élément de la moindre importance géologique, en couches concordantes, même quand la stratification est en zigzag (Anzin), mais rarement puissante et de qualité très-variable ; ses couches sont quelquefois très-nombreuses. Suivant les localités, la houille est de formation marine (Angleterre, Belgique, Anzin) ou de formation lacustre (Commentry, Aubin, Carmeaux). Dans tous les cas elle paraît être le résultat de deltas où ses éléments se sont accumulés.

La houille est souvent en contact avec le fer lithoïde, quelquefois avec le plomb, le zinc, la fluorine ou le spath calcaire, dont la production paraît être due à des injections lithoïdes et trappéennes.

Terrain permien.

(Localités en France : Vosges). Le Terrain permien (du comté de Permes), nommé aussi quelquefois TERRAIN PÉNÉEN, existe surtout en Thuringe. On le distingue en trois étages :

1° L'*inférieur*, d'une épaisseur de 200 mètres, est formé de grès rouges, sans fossiles ni minerai de cuivre, reposant immédiatement sur les PSÉPHITES qui résultent de la décomposition du grès rouge apparu à la fin de la période houillère et de grès blancs superposés et contenant un peu de minerai.

Au-dessus existe une couche argileuse, riche en débris végétaux et surtout en WALCHIA (Conifères) (fig. 184).

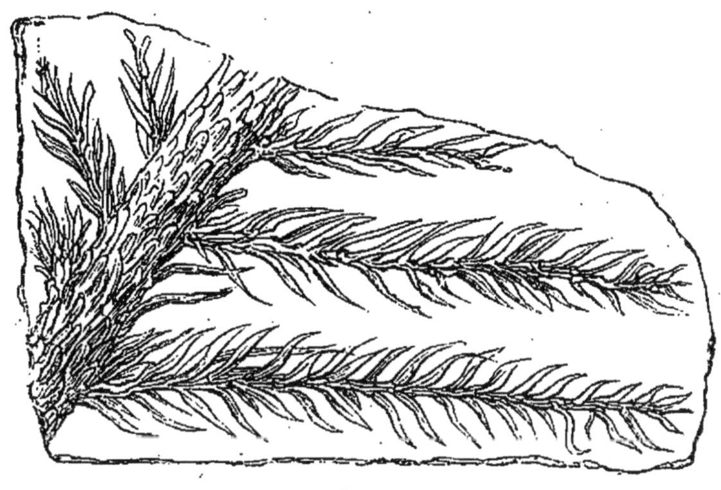

Fig. 184. — Walchia piniformis.

2° Le *moyen*, formé d'une couche mince de

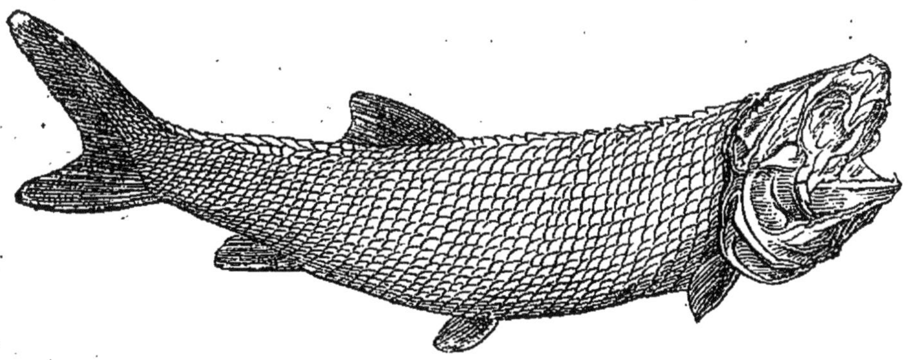

Fig. 185. — Palœoniscus Freiesleben'.

schistes bitumineux et renfermant une grande quantité de paillettes de chalcopyrite alternant avec des empreintes de PALŒONISCUS (fig. 185) et AM-

BLYPTERUS, de Fucus et de quelques Fougères. Il est l'objet d'exploitations importantes.

3° Le *supérieur*, d'une épaisseur de 20 mètres, formé de calcaire magnésien, offrant le PRODUCTUS HORRIDUS (fig. 186), le SPIRIFER UNDULATUS! et quelques débris de Sauriens ; d'une sorte de cargneule (15 mètres), de dolomie grise fossili-

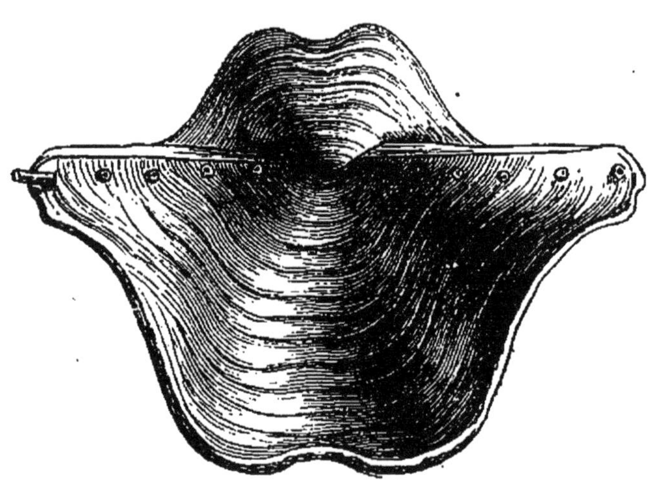

Fig. 186. — Productus horridus.

fère, de calcaire fétide (50 mètres), mélangé de marnes blanches et fines, et d'argiles marneuses dans lesquelles on trouve du gypse, de la barytine, du sel et des minerais de fer.

En France, on trouve le Permien dans l'Hérault, où il constitue un conglomérat très-dur, non rouge et surmonté de schistes argileux et micacés dont on fabrique des tuiles. Ces argiles contiennent des

WALCHIA et supportent des psammites rouges avec PRODUCTUS HORRIDUS.

A Autun, on rapporte au Terrain permien des grès grossiers recouverts de schistes bitumineux riches en PALŒONISCUS et en COPROLITHES, et qu'on exploite pour en tirer de l'huile de schiste. Au-dessus de ces schistes existe un calcaire dolomitique gris avec PRODUCTUS HORRIDUS.

Le Terrain permien offre un assez grand nombre de plantes marines, et comme plantes terrestres des Fougères (NŒGGERATHIA), des Équisetacées, des Lycopodiacées et des Conifères.

C'est durant cette période qu'ont apparu les premiers OSTREA et PANOPEA. Elle est surtout caractérisée par le règne des Reptiles, NOTHOSAURUS, PROTOSAURUS et PALŒOSAURUS.

Époque mésozoïque.

A cette époque disparaissent les Trilobites, les Goniatites, les Orthoceras et les Productus.

Terrain de trias. (Localités en France : Calvados, Lorraine, Vosges, Côte-d'Or, Allier, Lodève, etc.) Développé en Europe, surtout dans l'espace compris entre la Vistule et Heligoland, ce terrain offre une flore riche en Fougères anomales, en CALAMODENDRON, WOLTZIA et HAI-

DINGERIA ; les Oiseaux y font leur apparition, dévoilée par l'empreinte de leurs pas, avec les Cheloniens TRIONYX, les Crustacés décapodes et les Ammonites; les Trilobites ont disparu; les Brachio-

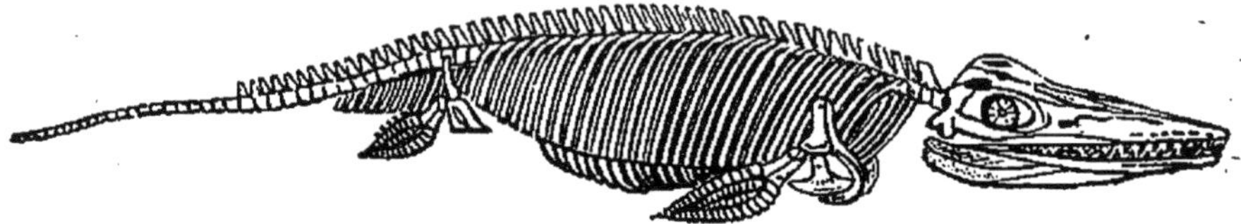

Fig. 187. — Ichthyosaurus.

podes et Céphalopodes sont peu nombreux; mais c'est l'époque où règnent les gigantesques ICHTHYOSAURUS (fig. 187) et PLESIOSAURUS (fig. 188).

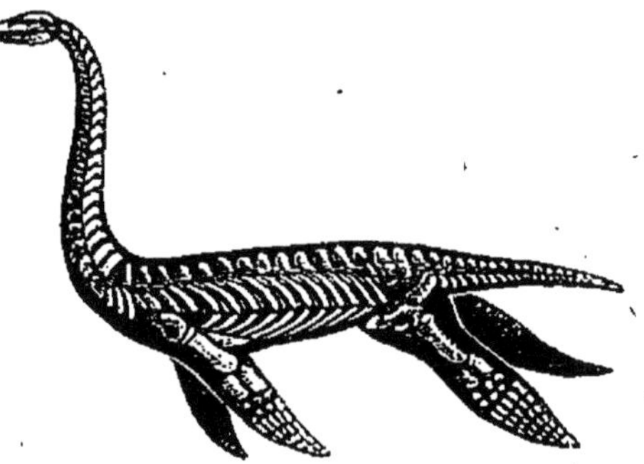

Fig. 188. — Plesiosaurus.

Le Terrain de trias est formé :

1° Du *Grès vosgien*, rapporté par quelques auteurs au Terrain permien, et composé de cailloux quartzeux engagés dans un ciment.

2° Du *Grès bigarré* ou *pœcilien* (150 mètres), rouge ou alternativement rouge et jaune, ou maculé de teintes diverses, quartzeux et se mélangeant d'autant plus de mica qu'on s'élève davantage;

en même temps ses couches deviennent argilifères, plus fines et passent aux psammites. On y trouve des moules de Mollusques (AVICULA, LITTORINA et TURRITELLA) habitant les plages basses, et une flore terrestre de WOLTZIA, de Fougères et de Calamites; il semble qu'il y ait eu des envahissements, à de certaines époques, par les eaux du rivage qui auraient déposé quelques coquilles au milieu de la flore terrestre; sur le sol encore mou, on a trouvé les empreintes des pas du LABYRINTHODON et de diverses espèces d'oiseaux, ORNITHICHNITES; à cette époque existaient aussi les NOTHOSAURUS (fig. 189) SIMOSAURUS et ICHTHYOSAURUS.

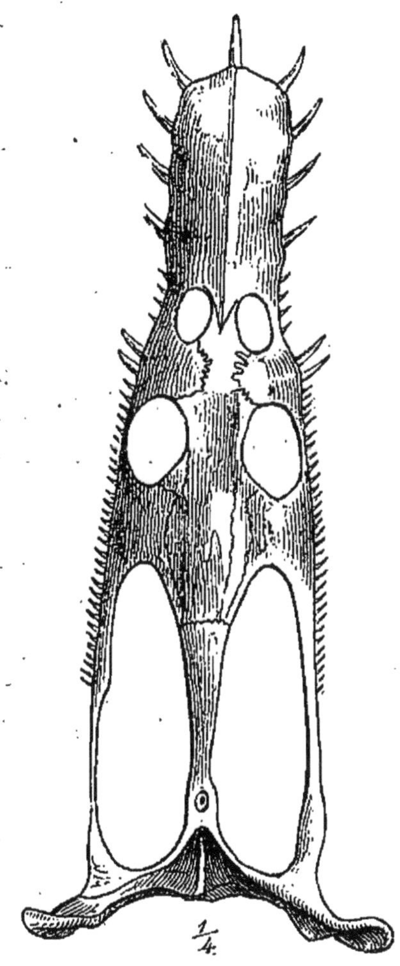

Fig. 189.
Nothosaurus mirabilis.

3° Un *Calcaire conchylien*, *Muschelkalk* (100 à 150 mètres), magnésifère, compacte, gris ou jaunâtre, offrant des nodosités siliceuses et de la dolomie caverneuse, CARGNEULE, vers sa base. Il est riche en fossiles : CERATITES NODOSUS, ENCRINUS MONILIFORMIS ! (fig. 190 et 191), MYOPHORIA GOLDFUSII !

4° Une couche de marnes schistoïdes (Alsace).

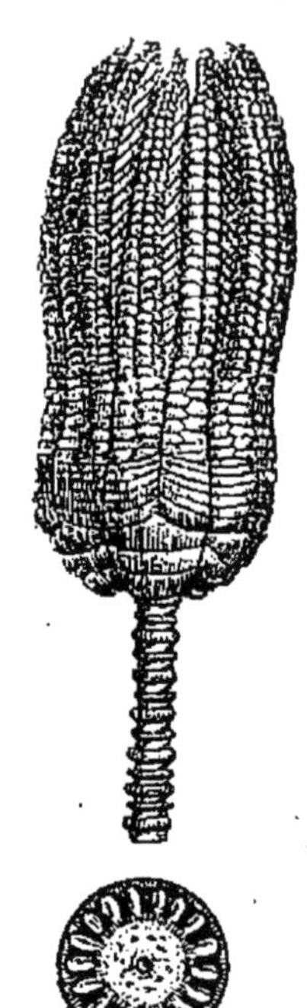

Fig. 190 et 191. Encrinus liliformis ou moniliformis.

5° Le *Keuper* ou *Marnes irisées* (non calcaires, ce sont donc des argiles), d'une épaisseur de 200 mètres, massives, fragiles, irrégulièrement et diversement colorées, ce qui leur a valu leur nom. A la partie inférieure se trouve le sel gemme, qui présente des couches souvent nombreuses sur une épaisseur de 60 mètres, et qui est recouvert d'une couche de marne mélangée de gypse et d'anhydrite, en amas ou en veines. Au-dessus sont des lits d'argiles schisteuses ou de grès plus ou moins argileux, plus ou moins bariolés, et dans lesquels on ne rencontre que de rares coquilles au milieu de nombreuses Fougères, Équisetacées (EQUISITITES COLUMNARIS !), Cycadées et Conifères. Il est à remarquer que les grès qui terminent le Trias ressemblent beaucoup à ceux qui se trouvent à sa base, et ils sont sans doute dus à un retour des eaux de la même mer.

Époque jurassique.

Cette Époque a été troublée une dizaine ou une douzaine de fois par des perturbations géologiques, qui ont eu pour effet de faire disparaître les espèces, mais en laissant subsister les genres; ce qui explique le nombre des étages différents qu'y indiquent les géologues.

Ses roches sont des calcaires compactes ou oolithiques, des marnes, des argiles, des grès, au milieu desquels on trouve du fer oolithique, de la syénite, du granite et du porphyre pyroxénique.

Sa faune s'enrichit des Insectes diptères, hyménoptères et hémiptères, de Crustacés isopodes et de Crinoïdes libres; elle offre une abondante population de Crustacés décapodes, d'Échinides et de Crinoïdes libres.

Sa flore se compose d'Algues, de Fougères, de Cycadées et de Conifères.

On l'a partagée en deux systèmes, le LIAS et l'OOLITHE, subdivisés eux-mêmes en plusieurs étages.

L'Époque jurassique, largement représentée en

Angleterre, se trouve aussi exister sur une grande partie de la France, en Normandie, en Bourgogne, dans le Jura, etc. Elle offre ce caractère que le calcaire y prédomine sur l'élément marneux, au contraire de ce qu'on observe en Angleterre.

Lias.

Les roches qui le constituent sont des calcaires, des grès, de l'arkose, des marnes schisteuses, bitumineuses ou houillère (Mende). A sa base est un grès fin, au-dessus d'un calcaire assez grossier.

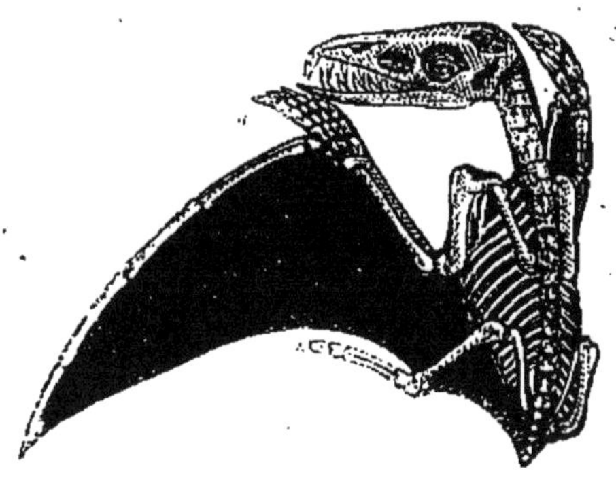

Fig. 192. — Pterodactyus.

La flore y est constituée par des Algues, des Fougères, des Cycadées et des Conifères.

La faune offre pour la première fois des PTÉRODACTYLES (fig. 192), des ACIPENSER; les énormes ICHTHYOSAURUS (fig. 193) et PLESIOSAURUS (fig. 194) sont à leur maximum de développement.

On a partagé le Lias en :

1° *Infralias*, caractérisé par l'AVICULA CONTORTA et le CARDINIA CONCINNA (Côte-d'Or).

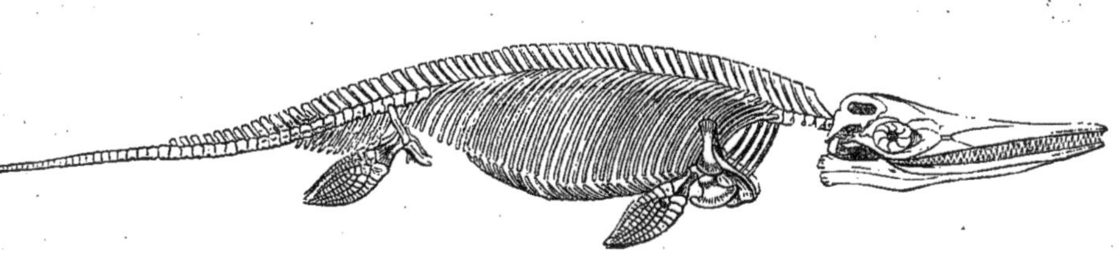

Fig. 193. — Ichthyosaurus scalaris.

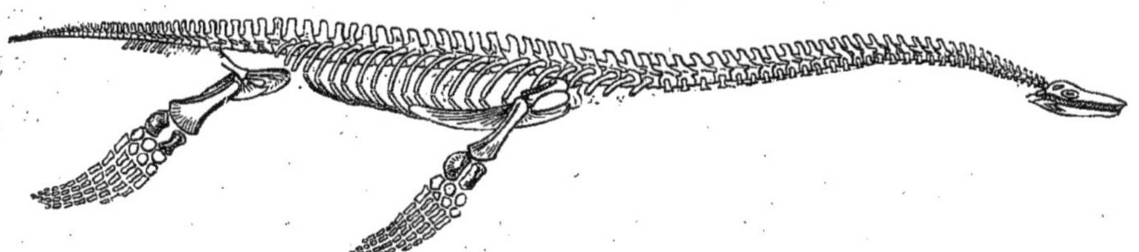

Fig. 194. — Plesiosaurus communis.

2° *Liasien*, où dominent les GRYPHŒA ARCUATA (Avallon).

3° *Cymbien*, où dominent les GRYPHŒA CYMBIUM, PECTEN Æ ÆQUIVALVIS (Bourgogne). Cet

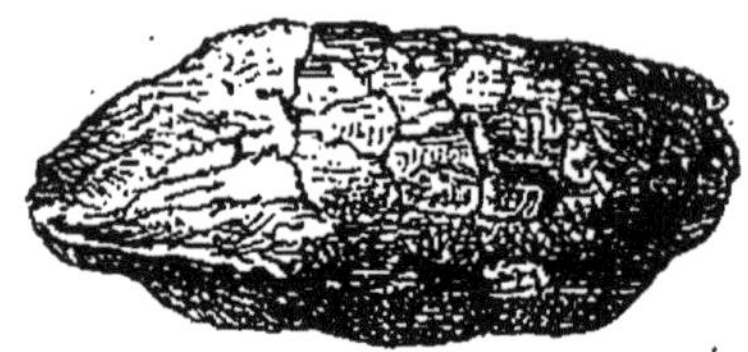

Fig. 195. — Coprolithe d'Ichthyosaure.

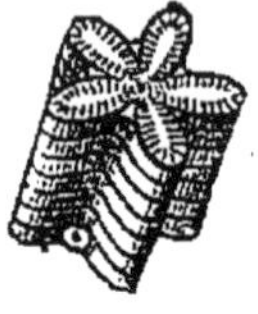

Fig. 196. — Pentacrinus scalaris.

étage fournit des ICHTHYOSAURUS et PLESIOSAURUS et leurs coprolithes (fig. 195), ainsi que quelques Poissons (Angleterre), des PENTACRINUS (fig. 196).

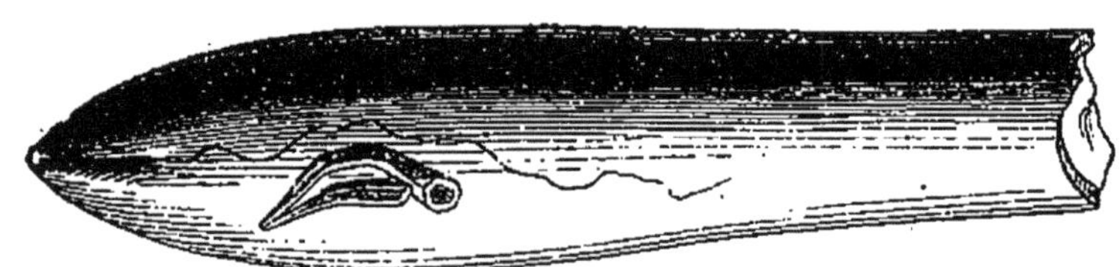

Fig. 197. — Belemnites paxillosus.

4° *Toarcien*, calcaire, plus marneux (gisement du ciment de Vassy), où se trouvent des Bélemnites recouverts de pyrite (fig. 197); tels que BELEMNITES BREVIS avec les AMMONITES BIFRONS et SERPENTINUS, le NUCULA HAMMERI, etc.

Oolithe.

Constituée presque exclusivement par du calcaire oolithique, l'Oolithe offre un grand nombre de plantes marines, des Fougères, des Cycadées (*Zamites*), des Conifères, BRACHYPHYLLUM et THUITES. Sa faune s'enrichit de Mammifères (PHASCOLOTHERIUM et THYLACOTHERIUM), de MEGALOSAURUS, de TELEOSAURUS et de Tortues.

On y distingue trois étages :

1° L'*inférieur* (*Bajocien*, en raison de son développement et de sa richesse en beaux fossiles à Bayeux), formé de sable jaune et micacé, de marne, d'argile, de calcaire (assez tendre et exploité à Caen). On retrouve ce Terrain en Bourgogne avec ses fossiles caractéristiques, AMMONITES HUMPHRESIANUS, BELEMNITES SULCATUS, TRIGONIA COSTATA, TEREBRATULA COSTATA, etc. C'est dans le calcaire de Caen qu'on a trouvé le TELEOSAURUS.

2° Le *moyen*, formé par : *a*) une couche d'argiles bleues (*Oxford Clay*, *argile de Dives*), qui renferme des fossiles : GRYPHŒA DILATATA, BELEMNITES HASTATUS, AMMONITES JASON, RHYNCHONELLA VARIANS, etc.; *b*) par du sable, du grès et du calcaire riches en Polypiers astréidés (d'où les noms de CORAL-RAG et CORALLIEN), et dans lesquels on trouve le NERINŒA MOSÆ, l'ASTARTE MINIMA, l'HEMICIDARIS CRENULARIS, etc.

3° Le *supérieur*, constitué par : *a*) des argiles (*Kimmeridge Clay, argile de Honfleur*), qui renferment de nombreux EXOGYRA VIRGULA, des ossements de CROCODILIENS et de PLÉSIOSAURES; *b*) un calcaire compacte, employé à faire le ciment de Portland, d'où le nom *Portlandie*, dans lequel on trouve les AMMONITES GIGAS, CHEMNITZIA GIGANTEA, etc.

Époque crétacée.

Au-dessus du terrain jurassique s'est formée la Craie, qui a pris un grand développement (elle offre une épaisseur de 2000 à 3000 mètres), et dont les couches, en général presque horizontales, semblent témoigner d'une tranquillité assez grande, sans secousse ni agitation des eaux. Cependant la présence de basaltes, de porphyres pyroxéniques et de mimosites (roche à base de pyroxène, de fer titané et de feldspath vitreux) démontre que les phénomènes plutoniens n'avaient pas cessé complétement.

Les géologues ont divisé l'époque crétacée en *Néocomien*, *Grès vert* et *Craie* proprement dite.

La flore était aussi rare que les animaux étaient

communs, ou tout au moins elle n'a laissé que quelques traces. La faune très-riche de l'époque crétacée consistait surtout en Mollusques brachiopodes et céphalopodes, et en Bryozoaires, auxquels sont venus s'ajouter des Poissons cycloïdes et cténoïdes, quelques Oiseaux palmipèdes et des Foraminifères.

Terrain néocomien.

Ce terrain, dont nous trouvons en France des traces à Vandeuvre (Aube), à Saint-Sauveur (Yonne) et aux Alpines (Var), offre une flore marine riche en Algues, et sur ses continents des Fougères, des Marsiléacées, des Équisetacées, des Cycadées et des Conifères.

Sa faune, qui présente l'apparition des Oiseaux palmipèdes et des RUDISTES (Mollusques) offre aussi des SPATANGUES.

Il se compose : 1° de sables purs ou ferrugineux, donnant quelquefois du minerai de fer ; 2° de calcaire à spatangue, qui offre les SPATANGUS RETUSUS, l'EXOGYRA SUBSINUATA, des dents de poissons, des vertèbres de PLESIOSAURUS, et de nombreux fossiles ; de couleur jaunâtre, il donne des pierres non gélives et sert à faire de la chaux hydraulique; 3° d'argile figuline ostréenne et de lumachelles, à OSTRÆA LEYMERII, ASTARTE SIMILIS.

et CORBULA PUNCTUM ; 4° d'argiles très-réfractaires et de sables bigarrés, contenant très-peu de fossiles, quelques ASTARTE SIMILIS et CORBULA PUNCTUM, avec des Fucoïdes. Cette couche offre à Vandeuvre (Marne) du minerai de fer oolithique, qu'on exploite.

Grès vert.

Le Grès vert, qui renferme souvent de la glauconie, se subdivise en terrains APTIEN, ALBIEN et CÉNOMANIEN.

Le *terrain Aptien*, qu'on trouve à Apt (Vau cluse) diffère du néocomien par ses fossiles, l'EXOGYRA SINUATA, Sow. et le PLICATULA PLACUNŒA, Lam. des CONOTHEUTIS, des Vermets.

Sa flore présente surtout des Conifères.

Il est constitué principalement par des argiles grises, propres à la fabrication des tuiles, et riches en fossiles, tels que l'EXOGYRA SINUATA, le PLICATULA PLACUNŒA, l'AMMONITES NISUS, l'OSTRÆA CARINATA, etc.

Le *terrain Albien*, très-caractérisé dans l'Aube, est constitué par des argiles grises tégulines et des sables et grès friables verts, qui renfermen de nombreux fossiles : AMMONITES LYELLY et DELUCI, INOCERAMUS SULCATUS, CARDITA TENUICOSTA, etc.

Le *terrain Cénomanien* offre son type principal aux environs du Mans (*Cenomanum*), où il est constitué par des grès grossiers, ferrugineux ou glauconieux, et par des calcaires marneux.

Sa flore est composée de Fougères, de Palmiers, de Cycadées, de Conifères, de Salicinées et de Juglandées, outre un certain nombre d'Algues.

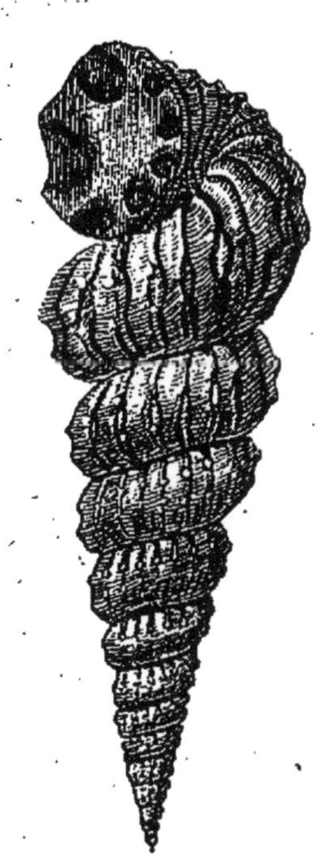

Fig. 198.
Turrilites catenatus.

De nombreux Poissons animaient ses eaux, qu'habitaient aussi beaucoup de Gastéropodes, de Rudistes, d'Échinites et de Polypiers; on y remarque les TRIGONIA CRENULATA, EXOGYRA COLUMBA, TURRILITES CATENATUS (fig. 198), etc.

Quelques Reptiles vivaient à cette époque.

La *Craie chloritée* (Glauconie crayeuse) de Rouen, grisâtre, friable, parsemée de grains verts de chlorite, qui appartient à cette époque, offre les AMMONITES ROTHOMAGENSIS (fig. 199) et VARIANS, SCAPHITES EQUALIS, AVELLANA CASSIS, etc.

Craie.

La *Craie* proprement dite, constituée exclusivement de calcaire plus ou moins terreux, et dont la puissance n'est pas moindre de 400 à 500 mètres, se subdivise en trois étages, TURONIEN, SÉNONIEN et DANIEN.

Le *terrain Turonien* (Tours), qui commence

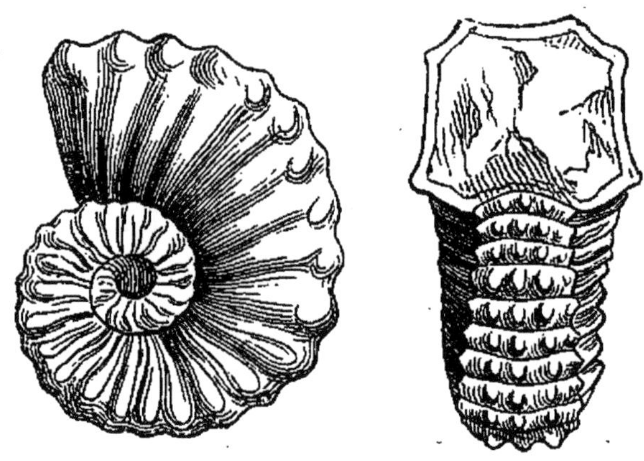

Fig. 199 et 200. — Ammonites rothomagensis.

la craie proprement dite, est formé presque exclusivement de craie tuffeau facile à creuser, jaunâtre ou grisâtre. Il contient des silex ternes, peu foncés, plus ou moins fondus dans la roche et non disposés en lits bien réguliers; il renferme aussi des marnes.

La flore était riche, mais presque toutes les plantes ont été détruites et n'ont laissé d'autres traces que des bois nombreux, mais indéterminables.

Les animaux terrestres avaient disparu, mais les mers présentaient une population nombreuse, beaucoup de Polypiers, des Ammonites, etc.

Le *terrain Sénonien* (Sens), constitué par de la craie plus pure, est caractérisé par des lits de silex foncés, nettement définis et disposés à divers niveaux bien alignés.

Dans le bassin de Paris, dont elle forme la base

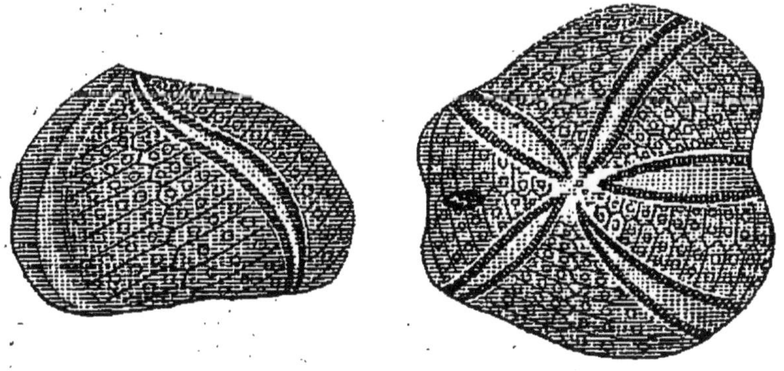

Fig. 201 et 202. — Ananchytes ovatus.

(Meudon), la craie contient des pyrites globuleuses, de petits cristaux de strontiane sulfatée, transparents et bleuâtres (des variétés apotome et dyaxinite d'Haüy). La flore consiste principalement en Algues.

Les Poissons cycloïdes et cténoïdes font leur première apparition, et vivent avec les Squales dont on retrouve assez souvent les dents (fig. 203 et 204); on rencontre aussi des Coprolithes, que leur forme avait longtemps fait prendre pour des cônes de

Conifères. Les Échinides, ANANCHYTES OVATUS (fig. 201 et 202), MICRASTER BRONGNIARTI, BELEMNITELLA, sont nombreux; les Ammonites disparaissent ainsi que les Rudistes.

A cette époque vivaient le MOSASAURE et quelques Oiseaux du genre SCOLOPAX.

La *Craie tubulée* de Meudon, qui correspond au

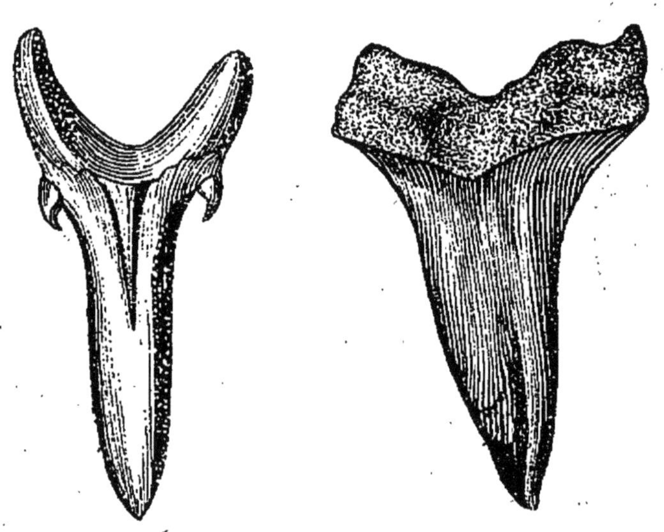

Fig. 203 et 204. — Dents de Squales.

Calcaire de Maestricht, repose immédiatement sur la Craie blanche.

Le *terrain Danien* (Danemark), qui termine l'époque crétacée, forme un véritable tuffeau, quoique quelquefois très-résistant, et présente le plus souvent des fossiles brisés.

Il offre de nombreux Polypiers, des Oursins particuliers, le PLEUROTOMARIA DANICA, et les NAUTILUS DANICUS et FERRICUS.

Il est représenté aux environs de Paris, à Meudon par le *Calcaire pisolithique*, jaunâtre et souvent grumelé.

A l'époque où existait la mer océanienne crétacée dont nous venons d'esquisser l'histoire, le midi de la France était occupé par une autre mer crétacée, mais méditerranéenne, offrant en partie les mêmes fossiles caractéristiques, mais caractérisée surtout par des Mollusques particuliers, les RUDISTES (fig. 205), qu'on trouve à des étages correspondant aux terrains néocomien, cénomanien, turonien et sénonien. Il paraît exister en outre un terrain supérieur au danien, le *Garumnien*, de M. Leymerie.

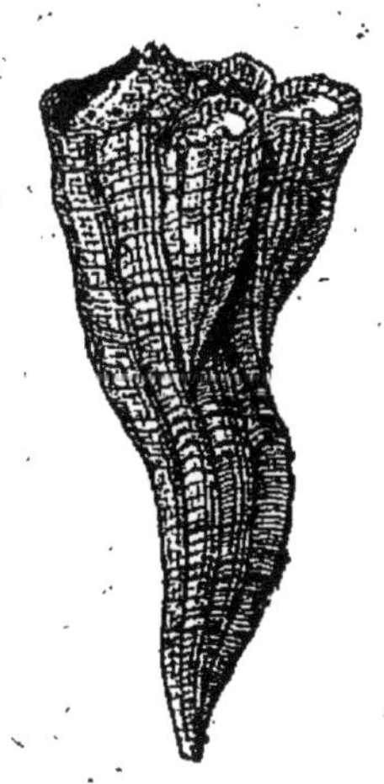

Fig. 205. Hippurites agglutinans.

Au voisinage des Pyrénées, cette Craie offre sur des points nombreux des roches éruptives, OPHITE LHERZOLITE.

TERRAINS TERTIAIRES.

(Époque kaïnozoïque).

Bien étudiée au commencement de ce siècle (1810) par Cuvier et Brongniart, l'époque tertiaire ne présente pas des couches aussi puissantes ni aussi continues que les époques précédentes; mais ses dépôts se sont formés en bassins ou nappes à la surface des bas plateaux, où ils présentent des alternances de couches marines et d'eau douce.

Les éléments très-nombreux du terrain tertiaire présentent une faune très-riche et dont l'aspect général se rapproche de plus en plus des animaux existant actuellement; ils ont été divisés en trois étages : *Eocène* ou inférieur, *Miocène* ou moyen, et *Pliocène* ou supérieur.

L'époque tertiaire a vu apparaître les Myriapodes et les Mammifères rongeurs; mais elle présentait surtout un grand nombre de Mammifères pachydermes, édentés et carnassiers, auxquels venaient se joindre des Quadrumanes, des Cheiroptères, des Cétacés, des Amphibies, des Ruminants, des Oiseaux, des Reptiles, des Batraciens, des Poissons et des Mollusques d'eau douce. L'Homme apparait; les Ammonites, Bélemnites, Rudistes et Gryphées disparaissent.

La flore consistait en Algues assez nombreuses, en Dicotylédones angiospermes et en Monocotylédones, surtout des Palmiers, en Conifères, Protéacées, Bétulacées et Légumineuses.

Les roches qu'on trouve dans les terrains de cette époque sont, outre les Calcaires plus ou moins siliceux, les Argiles et les Marnes, la Mimosite, la Phonolite, la Leucostite, le Trachyte, la Bolérite, la Basanite, le Basalte, la Péridotite, le Fer limoneux, des Lignites et des Pyrites.

Terrain éocène.

(Soissons, Paris.) Au-dessus de la craie, et formant les assises inférieures de ce terrain, sont:

1° Des Sables, dits *de Bracheux*, jaunes, riches en fossiles et caractérisés par le CUCULLEA CRASSATINA, et qui, par leur agglutination, constituent le *Tuffeau* de la Fère (CYPRINA SCUTELLARIA). Cette première couche, abondante en Belgique, ne descend pas au-delà de Beauvais.

2° Des *Argiles plastiques*, versicolores, mais généralement grises, formées par des eaux saumâtres, peu fossilifères, mais offrant à leur base quelques Paludines, des lignites et des végétaux transformés en pyrites : leur épaisseur atteint une cinquantaine de mètres à Vaugirard, où on les exploite.

3° Les argiles, à leur partie supérieure, passent à des sables gris (*Fausses Glaises*), qui présentent quelques troncs d'arbres silicifiés ; des NERITA et quelques CERITHIUM ; ces sables (*sables de Guise*) sont caractérisés par le NUMMULITES PLANULATA, et correspondent aux sables blancs de Sèvres.

4° Un conglomérat formé de débris animaux et végétaux (Ornans).

5° Des marnes strontianifères renfermant le PHYSA GIGANTEA, le PALUDINA BIFRONS et l'UNIO CORDIERI. D'un autre côté le *Conglomérat de Meudon,* dans lequel on a trouvé des os de Reptiles, de Mammifères et d'Oiseaux (GASTORNIS).

Toutes ces diverses couches correspondent à ce qu'on a nommé l'Éocène inférieur.

L'*Éocène moyen*, qu'on nomme aussi *Calcaire grossier*, s'est fait sur des plages basses avec des estuaires où venaient se déverser des courants d'eau douce, ce que démontre la faune dont il présente les restes. Il est formé :

1° De SABLES GLAUCONIENS, couche épaisse de $0^{m},20$ à 2 mètres, plus ou moins mélangés de cailloux qui forment des poudingues, et caractérisés par le NUMMULITES LÆVIGATA!

2° Au-dessus, par des calcaires formant des couches peu épaisses et où on trouve L'ECHINANTHUS CUVIERI, L'ECHINOLAMPAS AFFINIS, le NAUTILUS LAMARCKII et le CERITHIUM GIGANTEUM (celui-ci en coquille à Dommery) (fig. 206)!

3° Puis sont apparus les *Calcaires à miliolithes* (ORBITOLITES), qui forment un banc peu épais (un tiers de moins que celui à Nummulithes), dans lequel on trouve des lits d'Algues (buttes Chaumont, ferme de l'Orme) et le TEREBELLUM SOPITUM!

4° Au-dessus, on trouve le *Calcaire grossier* rempli de moules de CERITHIUM LAPIDUM, SERRATUM et HEXAGONUM (fig. 207)! et de NATICA STUDERI et MUTABILIS. La partie supérieure de cette couche offre à Passy des Lignites avec quelques Paludines et Avicules. Le Calcaire grossier forme trois étages superposés, d'une grande épaisseur, dont les deux inférieurs sont exploités, aux environs de Paris, comme pierre à bâtir, et dont le supérieur (*Caillasse* des carriers) compacte, très-fragile, ne renferme qu'un petit nombre de moules de fossiles, et offre dans son épaisseur des marnes plus ou moins siliceuses (les cavités, résultant de leur retrait, sont remplies de silice, et on y trouve

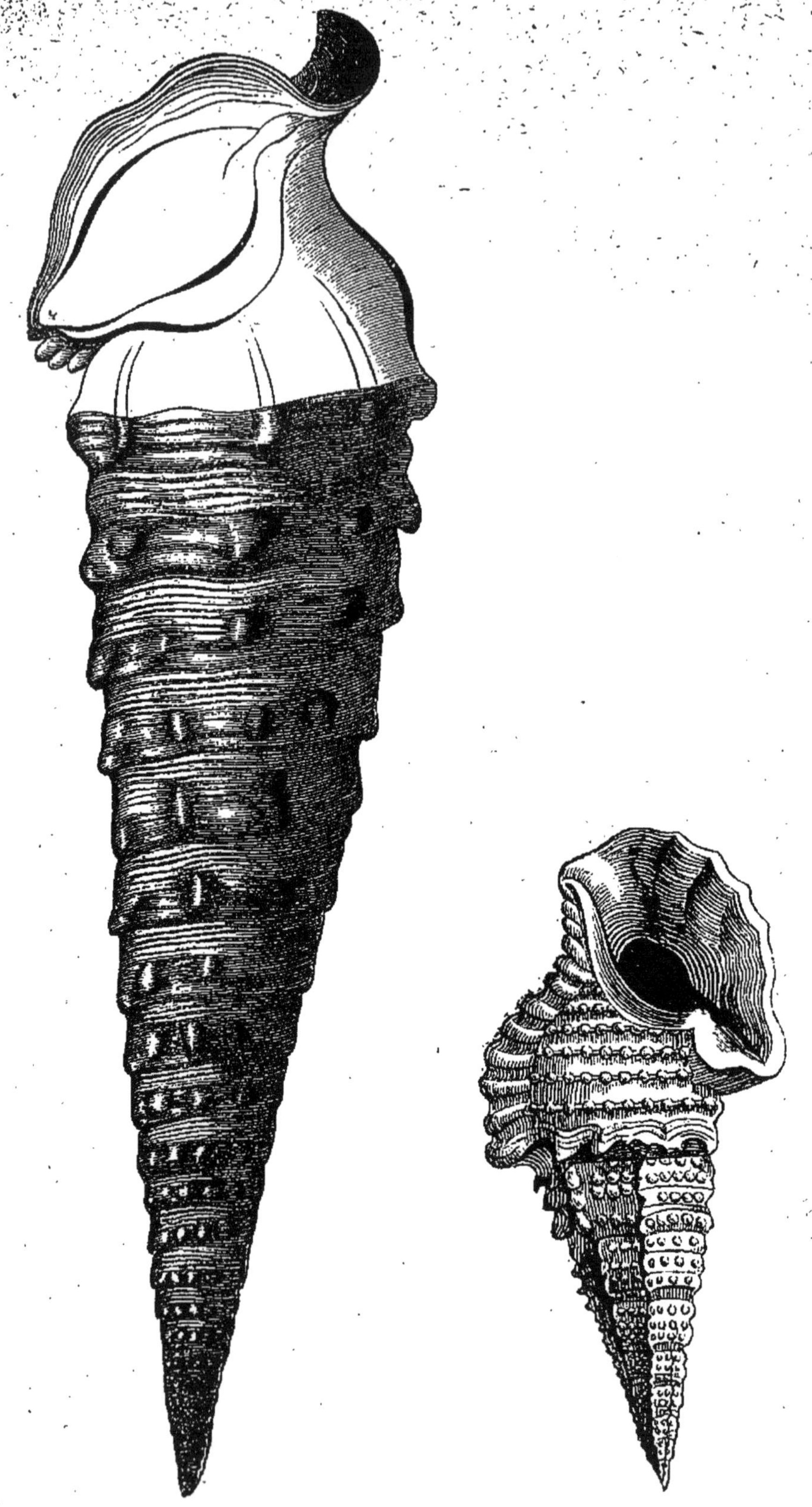

Fig. 206. — Cerithium giganteum. Fig. 207. — Cerithium hexagonum.

des cristaux siliceux, épigènes des cristaux lenticulaires du gypse). La caillasse offre à Gentilly une épaisseur de 4 à 5 mètres et se retrouve à Beauchamp où sa partie supérieure est perforée par des Pholades.

5° Le Calcaire grossier est recouvert par les *Sables de Beauchamp* ayant une épaisseur de 40 à 50 mètres, dont la partie inférieure est ocreuse et présente quelques cailloux agglutinés. Les fossiles caractéristiques de cet étage, qui indiquent l'influence de l'eau douce et saumâtre, sont les NUMMULITES VARIOLARIA ! presque microscopiques, de nombreux Polypiers, les CERITHIUM CORDIERI, PLEUROTOMOÏDES et BOUEI ! le FUSUS MINAX ; le NATICA MUTABILIS ! etc. On y distingue trois couches, les *Sables d'Auvert*, riches en NUMMULITES VARIOLARIA et en FUSUS MINAX, les *Sables de Beauchamp*, qui offrent le LUCINA SAXORUM, le CERITHIUM MUTABILE, et que couvrent les *Grès d'Herblay* caractérisés par le NATICA MUTABILIS et la MELANIA HORDACÉA, et la *Couche de Mortefontaine* caractérisée par le CERITHIUM TRICARINATUM et le FUSUS BICARINATUS (fig. 208 à 233).

6° Au-dessus des sables de Beauchamp, se trouve un horizon d'eau douce, formé de grès siliceux ou calcaires et de grès marneux, dans lesquels se rencontre l'AVICULA FRAGILIS !

7° Un horizon de cailloux roulés et des sables blanchâtres.

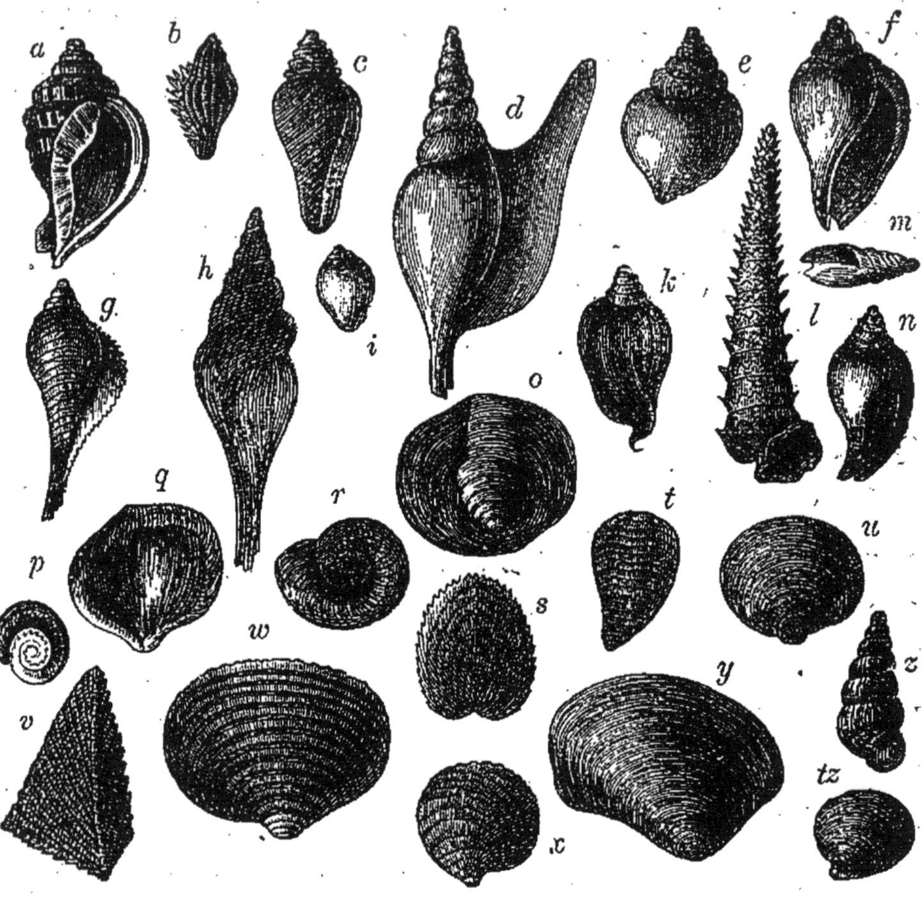

Fig. 208 à 233. — *a* Cassidaria carinata ; *b* Strombus ornatus ; *c* Conus diversiformis ; *d* Rostellaria columbella ; *e* Ampullaria accumulata *f* Buccinum stromboides ; *g* Pyrula nexilis ; *h* Pleurotoma transversaria ; *i* Marginella ovulata ; *k* Harpa mutica ; *l* Cerithium tricarinatum ; *m* Oliva nitidula ; *n* Fusus bulbiformis ; *o* Bifronta laudinensis ; *p* Cyrena depressa ; *q* Natica cepacea ; *r* Neritina conoides ; *s* Pileopsis cornucopiæ ; *t* Lucina concentrica ; *u* Cardium aviculare ; *v* Corbis tumida ; *w* Venericardia coravium ; *x* Chama lamellosa ; *y* Cyrena depressa ; *z* Cyclostoma mumia ; *tz* Venus turgidula.

8° Enfin le *Calcaire de Saint-Ouen*, de formation d'eau douce, ainsi qu'en témoignent les LYMNEA LONGISCATA! les Planorbes, les Cyclostômes et les Paludines qui s'y trouvent (Docks de la Villette, Arc de Triomphe) et dans lequel on rencontre du quartz nectique et la ménilite (quartz résinite).

L'Éocène supérieur commence: 1° par une couche assez puissante de marnes, caractérisée par le PHOLADOMYA LUDENSIS! et au-dessus par des NATICA et des CYTHEREA, (Fleurines, Champigny).

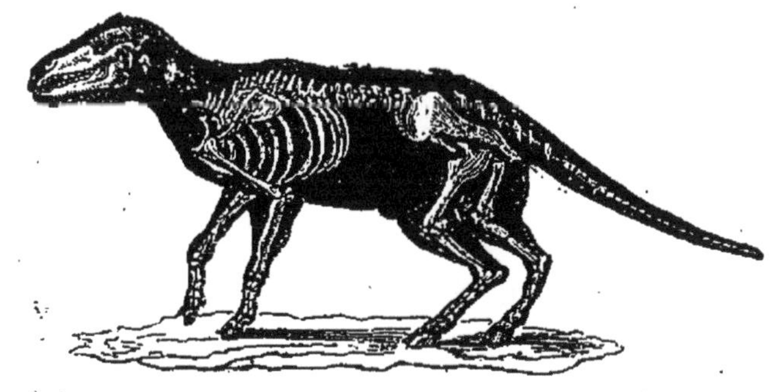

Fig. 234. — Anoplotherium commune.

2° Le *Gypse* ou *Pierre à plâtre* de Paris, si bien étudié par Brongniart et Cuvier, et qui offre trois masses :

L'inférieure peu épaisse, 7 à 15 mètres, partagée en plusieurs couches, dans laquelle on trouve quelques fossiles marins et des PIEDS D'ALOUETTE (gypse cristallisé en lentilles géminées); la moyenne, qui en est séparée par une couche de marne riche en fossiles marins (Argenteuil) et qui présente en grande quantité les PIEDS D'ALOUETTE, et le GYPSE EN FER DE LANCE; et la supérieure, séparée de la moyenne par une couche de Fers de lance enveloppés dans de la marne, où manquent les PIEDS D'ALOUETTE, mais où on trouve une faune très-riche et en particulier les ossements des PALŒOTHERIUM, ANOPLOTHERIUM (fig 234), etc., mais pas de coquilles ; elle offre quelques silex disposés en lits réguliers, avec des Algues; on y trouve abondamment la strontiane sulfatée argilifère.

3° Au-dessus du gypse existe un lit de troncs de Palmiers (ENDOGÉNITES) silicifiés, et un lit pétri d'huîtres.

4° L'Éocène se termine par des marnes blanches, qui renferment le LYMNŒA STRIGOSA (Romainville).

Notons qu'au moment où le gypse se formait, des geysers déposaient à Champigny des quantités de silice, qui constitue le *Travertin de Champigny*, lequel repose directement sur les marnes à PHOLADOMYA LUDENSIS, et qui prend l'aspect de calcédoine plus ou moins caverneuse.

Terrain miocène.

(Fontainebleau, Paris, Dax.) Au-dessus des

marnes à LYMNŒA STRIGOSA, qui terminent le terrain éocène, se trouvent :

1° Les *Marnes* à CYRENA CONVEXA! blanchâtres, de 2 à 3 mètres d'épaisseur, et dans lesquelles on trouve aussi le PALŒONISCUS BRONGNIARTI! le CERITHIUM PLICATUM! etc., ce qui prouve une formation marine ou tout au moins saumâtre.

2° Les *Marnes vertes*, colorées par la strontiane, peu épaisses, et qui offrent quelques cérithes, ce qui indique aussi une production marine.

On rapporte à la même époque un lit peu épais de calcaire, contenant des os de Batraciens (Villejuif) et d'origine lacustre.

3° Un calcaire de plus en plus siliceux, *Calcaire de Brie*, qui renferme le LYMNŒA BRIARENSIS!

4° Des assises marines renfermant en grand nombre dans le bas l'OSTRÆA LONGIROSTRIS! et dans le haut l'OSTRÆA CYATHULA, et coupées par quelques assises de calcaire grossier, avec les fossiles du sable de Fontainebleau (porte de Romainville).

5° Les *Sables de Fontainebleau*, dont la partie inférieure ocreuse, et offrant le VOLUTA RATIERI! constitue par son agglutination le *Grès de Romainville*. Au-dessus s'est formé le vrai *Grès de Fontainebleau* et *d'Orsay*, cimenté, mais sans fossiles et offrant quelquefois des cristaux de chaux carbonatée inverse quartzifère; puis à la partie supérieure des sables non agglutinés, sans fossiles, excepté vers le haut, où on trouve le POTAMITES LAMARCKII! et le CARDITA BAZINI (*Sables d'Harmass*).

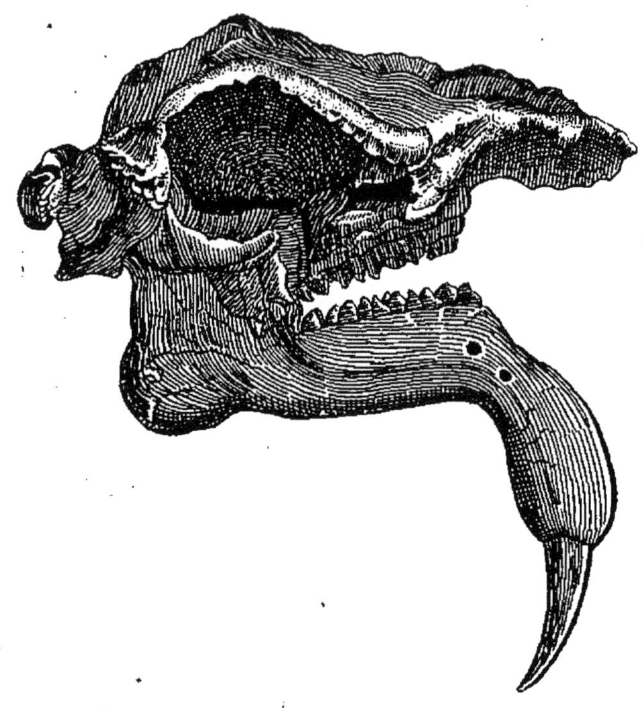

Fig. 235. — Dinotherium giganteum.

6° Des assises puissantes de calcaire dont on distingue deux couches : *Calcaire de Meudon* caractérisé par le POTAMITES LAMARCKII! le LYMNŒA CYLINDRACEA, des GYROGONITES et d'autres débris végétaux (Meudon, Montmorency) et le *Calcaire de Beauce* rempli de LYMNŒA CORNEA, de PLANORBIS CORNEA, et d'HELIX RAMONDI.

Là se termine le *terrain parisien* proprement dit; mais le Miocène offre encore les *Faluns* de la Touraine, du Bordelais et de Dax, vastes accumulations de coquilles dans lesquelles on trouve des dents de Poissons, CARCHARIAS, des Pyrules, des OSTRÆA, le PYRULA LAMBERTI, des ossements de DINO-

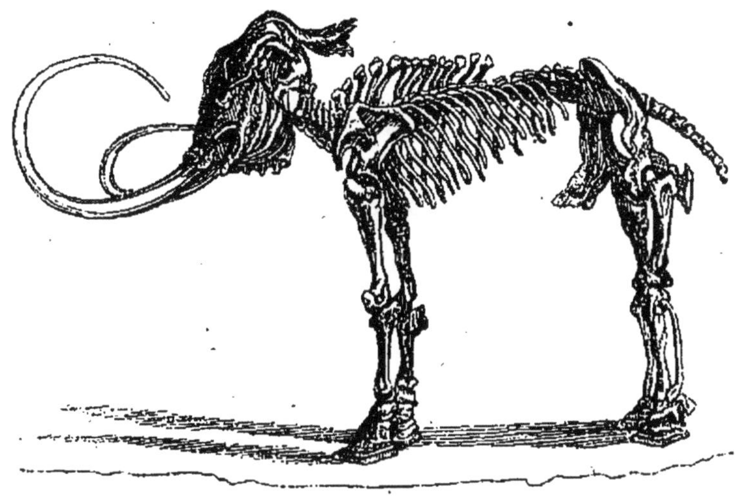

Fig. 236. — Elephas primigenius (mammouth).

THERIUM (fig. 235), de mastodonte, de rhinocéros, de tapir, de cerf, de couleuvres, de salamandres, etc.

La flore du miocène offre des Graminées, des Palmiers, quelques Laurinées et un plus grand nombre de Dicotylédones que les terrains antérieurs.

Terrain pliocène.

Les Mammifères y dominent et sont représentés

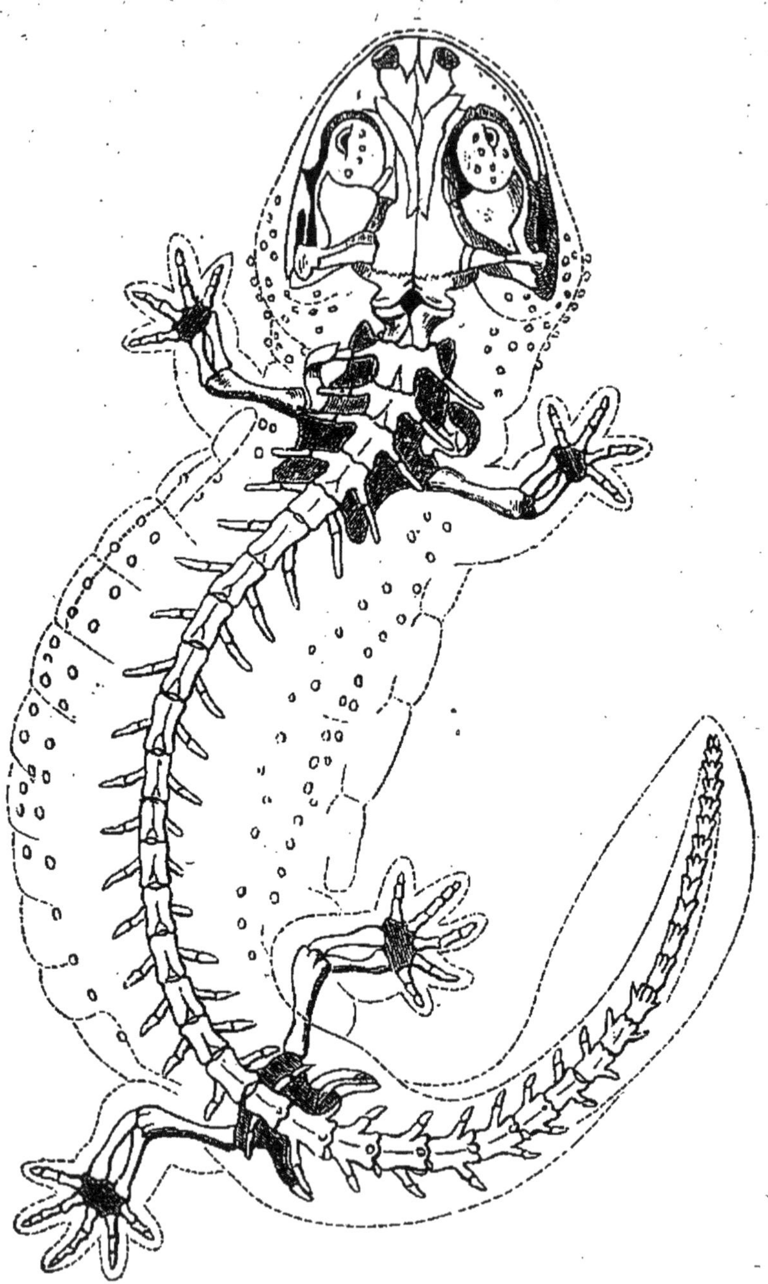

Fig. 237. — Andrias Scheuchzeri.

par des Pachydermes, mastodonte (fig. 236), sangliers, rhinocéros, tapirs, éléphants, hippopotames, ours, etc., des Édentés tels que le MEGATHERIUM et le GLYPTODON, des Ruminants en particulier, le CERVUS MEGACEROS, des Salamandres, telles que celle de Scheuchzer, qu'on a nommée HOMO DILUVII TESTIS, (erreur que rappelle son nom d'*Andrias Scheuchzeri*) (fig. 237), et enfin l'HOMME lui-même.

La flore est riche surtout en plantes dicotylédones.

Le terrain pliocène est composé surtout par les marnes bleues subapennines à ELEPHAS PRIMIGENIUS, le terrain de la Bresse, les sables des Landes (*alios* des Landes, imprégnations bitumineuses de Bastennes), le bassin sous-pyrénéen et la production lacustre de Sansan (Gers). Le terrain pliocène a été fréquemment percé par des roches volcaniques, surtout en Auvergne.

TERRAINS QUATERNAIRES OU DILUVIUM.

A cette époque des dépôts se sont faits, mais bien moins étendus qu'aux périodes antérieures; ils sont constitués par des argiles plus ou moins mêlées de sables, des limons jaunes ou rouges et peu calcaires, des graviers et des cailloux roulés.

Tout semble démontrer l'existence d'une grande période glaciaire, qui a couvert la surface du globe, transporté au loin des blocs, comme ceux de *moraines*, strié, lissé, usé les roches sur lesquelles glissaient les glaciers.

Les matériaux entraînés par les glaciers et par les puissants cours d'eau qui en provenaient, se sont déposés dans les vallées et dans les plaines, et ont constitué des couches d'*alluvion*, dont on distingue plusieurs étages caractérisés par leur couleur, *diluvium gris*, *diluvium rouge*, auquel il faut joindre le *Lœss* ou *Lœm*, marne argileuse jaunâtre et douce au toucher.

Dans ces terrains, on trouve des fossiles assez peu différents de nos espèces actuelles, mais dont les plus intéressants sont des Mammifères, tels que RHI-

NOCEROS TICHORINUS (fig. 238), ELEPHAS PRIMIGENIUS, URSUS, HYENA, BOS, CERVUS, EQUUS

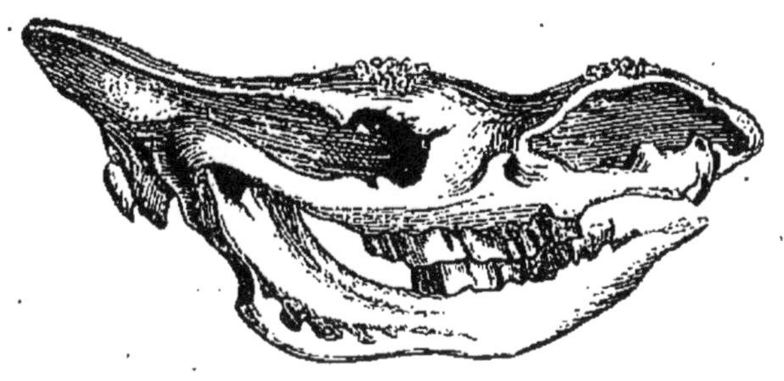

Fig. 238. — Rhinoceros tichorhinus.

(en Amérique, MEGATHERIUM et GLYPTODON; à la Nouvelle-Zélande, DINORNIS). L'homme

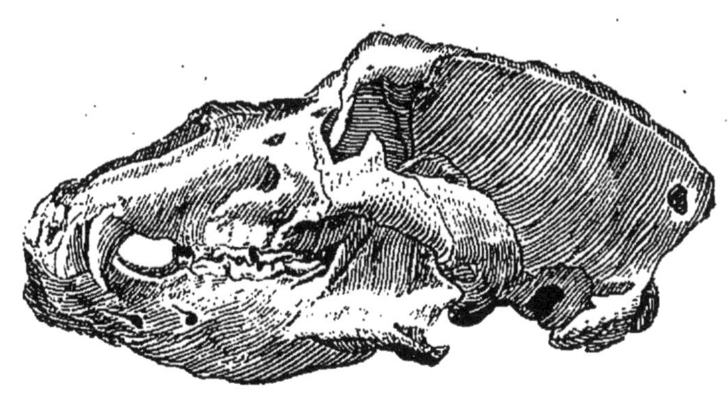

Fig. 239. — Ursus spelœus.

existait avec ces animaux d'un autre âge auxquels il faisait la chasse au moyen d'armes en pierre taillée.

A cette même époque on doit rapporter les *cavernes*, riches en ossements d'URSUS SPELŒUS (fig. 239), FELIS SPELŒA, RENNE, etc., et les BRÈCHES OSSEUSES du bassin méditerranéen.

ÉPOQUE ACTUELLE.

Les dépôts se continuent d'une manière plus restreinte encore et renferment des fossiles qui ne diffèrent presque plus de la faune actuelle. L'homme y a laissé des traces de son existence par ses instruments et ses armes qu'on rapporte aux âges de la PIERRE TAILLÉE, de la PIERRE POLIE, du BRONZE et du FER.

LES EAUX MINÉRALES

EAUX MINÉRALES

Les eaux minérales sont des eaux fréquemment utilisées pour les besoins de la médecine, qui remontent des profondeurs du sol où elles se sont chargées de principes dits *minéralisateurs*, sous l'influence d'une pression considérable et d'une température élevée.

Leur action sur la zone d'action chimique du globe a été beaucoup plus grande aux époques géologiques antérieures que maintenant ; mais pour être diminuée, elle n'en existe pas moins. Aujourd'hui les eaux minérales font l'exception ; autrefois, au temps où toute pluie se chargeait de principes minéralisateurs, elles étaient l'état normal, et c'est avec raison que Berzélius et Élie de Beaumont considèrent les eaux minérales actuelles comme les représentants affaiblis des émanations anciennes.

Gisement. Beaucoup plus abondantes dans les pays de montagnes que dans les plaines, les eaux minérales sont fréquemment en rapport avec les roches cristallines, ce qui permet de les considérer, avec Élie de Beaumont, comme des *produits volcaniques à la manière du soufre.*

Dans une même chaîne de montagnes, les eaux minérales paraissent tendre à se grouper suivant des lignes droites parallèles à l'axe, à la limite des massifs cristallins, ou sur les axes de fracture.

C'est en général au contact de deux roches, dont l'une au moins est éruptive, et en suivant les lignes de fracture occasionnées par l'expansion des roches ignées, qu'apparaissent les eaux minérales (François). Le plus souvent même, c'est juxtaposées à des roches d'un âge relativement moderne qu'elles se montrent, plutôt qu'au voisinage des roches cristallines anciennes. C'est ainsi que dans les Pyrénées nous trouvons les eaux de Bonnes et de Labassère au contact des ophites ; que dans les Pyrénées orientales, les eaux sortent autour du massif du Canigou du S au N-O de la Preste à Fontpédrouse, se faisant jour aux thalwegs des lignes de fracture (La Preste et Le Vernet) ; à l'affleurement du porphyre (Amélie-les-Bains) ; dans des filons de pétrosilex et de quartz (Olette). Dans les Alpes, les eaux d'Aoste et d'Acqui sont en rapport avec les serpentines. Dans les Cévennes les eaux acidules sont abondantes sur la limite du massif granitique (La Malou, Riou-Majou), tandis que les eaux salines se trouvent au contact du porphyre, qui s'est fait jour dans les calcaires secondaires (La Caune). Dans la France centrale, la ligne des sources, qui se trouve entre Chatel-Guyon et Château-Neuf en passant par Rouzat et Saint-Myon, coïncide avec une bande de porphyre. Bains et Plombières enfin, qui forment une exception dans leur groupe, sont également en rapport avec des formations ignées.

Dans les terrains sédimentaires, les eaux minérales ne se rencontrent que là où ces terrains ont été disloqués (sources chlorurées du Jura et de la Haute-Saône), tandis qu'elles manquent généralement là où ces terrains sont régulièrement stratifiés et peu accidentés.

Les rapports des eaux minérales avec leur gisement sont indiqués par leur groupement ; c'est ainsi que les eaux du massif central de la France sont en général acidules, tandis que celles des Pyrénées sont sulfureuses à base de sodium, et que celles des Alpes sont plutôt sulfureuses à base de calcium. Nous reviendrons du reste sur cette question en examinant plus loin les groupes d'eaux minérales de la France.

En général les sources des montagnes sont plus

ou moins chaudes; celles des plaines sont plus ordinairement froides et sont dues, soit à des infiltrations des terrains, soit à des décompositions des éléments des roches au contact de l'eau. Dans le premier cas ce peuvent être, comme à Arcueil, des terrains calcaires ou tertiaires qui ont été infiltrés, des terrains séléniteux tertiaires (sources des environs de Paris), des terrains triasiques riches en chlorure de sodium (Vic, Dieuze), ou en magnésie (Contréxeville), et la nature des eaux sera alors ou calcaire, ou séléniteuse, ou salée, ou magnésienne. Dans le second cas, l'eau pourra être sulfureuse par suite de la décomposition de sulfates par des matières organiques (Enghien), de terrains pyriteux (eaux ferrugineuses sulfatées de Cransac), de terrains ferrugineux au contact de la végétation des prairies (eaux de Pierrefonds, de Cambo).

Température. Les limites de température des eaux minérales sont très-étendues pour les diverses sources et varient de degrés, presque identiques avec ceux du terrain d'où elles émergent, jusqu'à la thermalité, quelque fois très-élevée : 81 degrés pour les eaux de Chaudesaigues, plus de 100 degrés pour les geysers de l'Islande (fig. 240). Aussi peut-on distinguer les eaux minérales en eaux *froides*, *tempérées*, *chaudes* et *brûlantes*.

La température des eaux minérales a donné lieu

à des hypothèses nombreuses ; Aristote pensait que

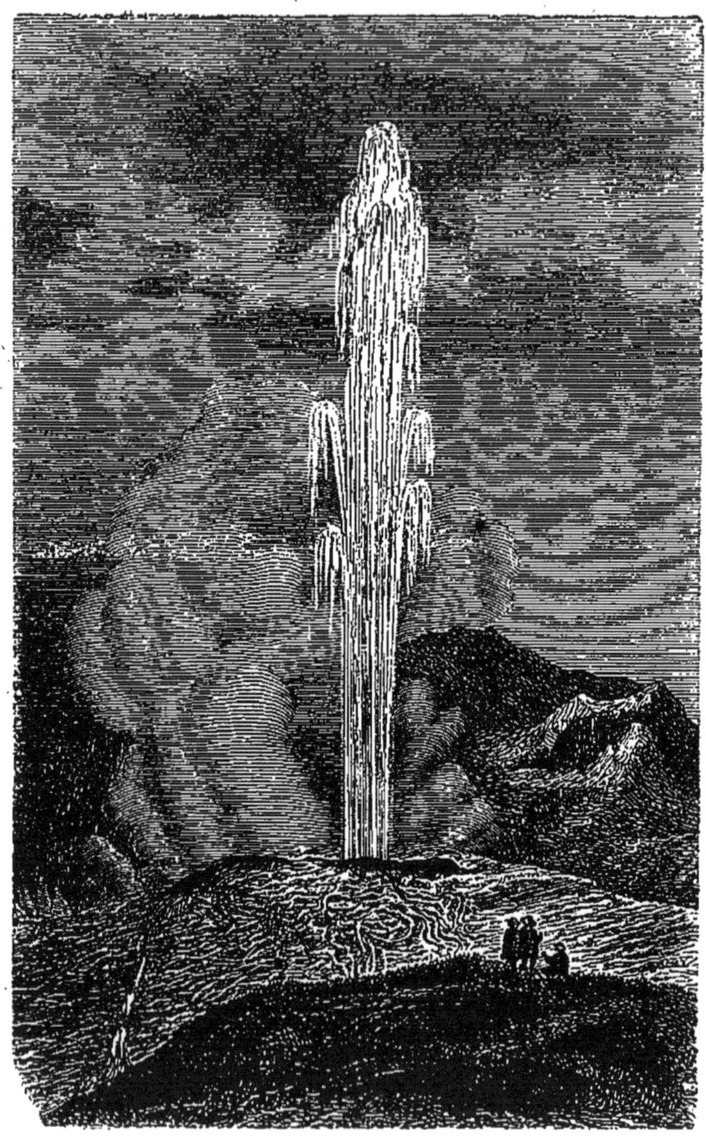

Fig. 240. — Geyser.

le soleil pénètre la terre et vient se fixer au centre, où sa chaleur est absorbée par les sources ; Sénèque attribuait la thermalité à l'influence des volcans et de leurs foyers; Miléus accordait cette élévation de la température au choc des vents de la terre.

Descartes et plus tard Laplace, ont cru que les infiltrations se réchauffent dans l'intérieur de la terre, deviennent ainsi plus légères et remontent à la surface; opinion qui est démontrée par l'observation de la petite variation de température des sources. Rouelle et Thilorier ont rapporté la thermalité à des océans intérieurs, tandis que Fodéré et Anglada ont cru à l'existence de roches en électro-aimant, dont la variété de décharge donnerait la variété de chaleur, de débit et de composition.

Longtemps aussi on a cru que le calorique des eaux minérales était *sui generis*, et Mme de Sévigné en donnait une preuve, au moins hasardée, quand elle écrivait: « Je mis hier moi-même une rose dans la fontaine bouillante de Vichy; elle y fut longtemps « saucée et ressaucée, je l'en tirai comme de dessus « la tige; j'en mis une autre dans une poêlonnée « d'eau chaude, elle y fut bouillie en un instant. » Les expériences directes ont du reste démontré que cette hypothèse d'un calorique propre était absolument dénuée de fondement.

Il est impossible de nier l'influence des phénomènes volcaniques sur la thermalité des eaux. En effet, en 1816, à la suite de secousses de tremblement de terre, on a constaté qu'à Bagnères-de-Bigorre la température des eaux s'était abaissée, tandis qu'au même instant, elle s'était élevée à Bagnères-de-Luchon. Lors du tremblement de terre de Lisbonne, en 1755, les eaux ont débordé à Bourbon-l'Archambault, tandis qu'une nouvelle source a jailli à Néris, qu'Aix en Savoie a perdu de sa chaleur pendant quelques heures, et qu'à Tœplitz l'eau s'est troublée et a diminué d'abord pour augmenter ensuite de volume. Ces faits démontrent d'une manière incontestable l'influence des phénomènes volcaniques, même à de grandes distances, et il ne serait pas difficile d'en multiplier les exemples.

La température des sources est en rapport avec le volume de leur débit, la longueur du canal afférent, sa profondeur, sa voie plus ou moins directe, toutes circonstances qui expliquent aisément les différences de température offertes par les diverses sources d'une même localité. La pression à laquelle sont soumises les eaux, exerce aussi une influence, comme l'ont démontré les expériences faites par M. Lottin sur les geysers d'Islande.

La station n'est pas indifférente, puisque les sources minérales des régions montagneuses ont généralement une température plus élevée que celles des plaines.

La nature du terrain exerce également une action; les sources émergeant des terrains cristallisés sont plus chaudes que celles des terrains de sédiment ou métamorphiques; c'est ainsi qu'Olette est plus chaud que Luchon et que celui-ci l'est plus que Cambo. Longtemps on a pensé que la température des eaux minérales était constante; mais des observations précises ont démontré le contraire. Sans doute les différences de température indiquées par des observateurs différents peuvent s'expliquer facilement par la différence des instruments employés; c'est ainsi que Arago et M. Belgrand ont démontré que l'écart entre les chiffres donnés en 1754 par Carrère pour certaines sources des Pyrénées et ceux publiés en 1819 par Anglada pour les mêmes sources, était plus apparent que réel et devait être attribué à la différence de graduation des thermomètres employés par ces observateurs. Mais il y a des causes qui influent incontestablement sur la température des sources et les font varier; le développement des dépôts intérieurs, qui diminuent la colonne de liquide et permettent ainsi son refroidissement plus rapide; des changements survenus dans la direction des eaux, les infiltrations des eaux de pluie ou de rivières voisines, la différence du captage, toutes ces conditions ont une influence manifeste. C'est ainsi qu'on a constaté le refroidissement des eaux de Vichy, après des débordements de l'Allier ; qu'en 1835 la source *la Reine* de Luchon a débordé, à la suite de fortes pluies en juin et que sa température est descendue de 51°,48 à 38° (Nérée Boubée). D'autre part, les différences de température, indiquées pour les eaux du Mont-Dore par Longchamps et par M. Chevallier, ont été expliquées d'une manière très-plausible par le Dr Bertrand, qui ne les a pas vues varier de 1810 à 1837 : le premier de ces savants avait fait ses observations pendant les travaux de captage; le second avait opéré au griffon même.

On ne doit accorder aux phénomènes météorologiques ordinaires aucune influence sensible sur la température des sources.

Volume. Très-différent pour les diverses sources minérales, le volume n'est même pas constant pour une même source: ce qui peut être attribué à diverses causes, telles que la pression des gaz (Geysers d'Islande), la différence de la pression atmosphérique, la diminution de capacité des conduits afférents résultant du dépôt des eaux, l'infiltration des eaux de pluie, etc.

Du reste, on ne connaît jamais d'une manière absolue le volume d'une source ; car une portion plus ou moins considérable de son eau peut avoir abandonné le canal principal et être détournée dans une autre direction. Souvent aussi, le terrain traversé est en quelque sorte imbibé par l'eau minérale, comme cela paraît être le cas à Vichy, où il suffit de donner un coup de sonde pour obtenir une nouvelle source minérale, presque identique de composition avec celles déjà connues.

Composition. Elle paraît en rapport avec la thermalité des sources. En effet, l'analyse démontre que presque toujours, sauf quelques exceptions, comme à Néris, les eaux sont d'autant plus chargées de principes minéralisateurs que leur température est plus élevée.

Le nombre des éléments constitutifs des eaux minérales n'est pas encore bien connu, et augmente avec les progrès de la chimie; c'est ainsi que, dans ces dernières années, on est parvenu, au moyen de l'analyse spectrale, à reconnaître dans les eaux la présence de plusieurs substances qui y existent en proportion infinitésimale, et qui avaient échappé jusqu'alors aux analyses. Notons que bien que les eaux ne renferment pour un volume donné que de très-petites quantités de ces substances, il n'y en a pas moins une production énorme au bout d'un certain temps, chaque minute venant accumuler peu à peu de minimes proportions qui s'ajoutent les unes aux autres.

Il arrive fréquemment que la composition des

eaux est en relation avec la constitution des terrains d'où elles émergent ; mais il n'en est pas toujours ainsi : les eaux de Balaruc, par exemple, qui sortent d'un terrain calcaire, sont riches en chlorure de sodium (7 gr.), de magnésium (1 gr.), et pauvres en carbonate de chaux (à peine 0,39). D'autre part, les eaux sulfureuses des Pyrénées, au sortir de roches riches en silicate de potasse, renferment cependant une proportion considérable de silicate de soude.

Du reste, la composition n'est pas toujours identique pour une même source : c'est ainsi que M. Filhol a constaté que les eaux sulfureuses des Pyrénées ne renferment pas toujours la même quantité de principes constituants, et que MM. Jutier et Lefort ont noté que, dans les eaux de Plombières, la nature et la quantité des gaz a varié aux diverses époques de l'année. On trouve aussi la preuve de ce changement dans la différence des dépôts formés aux diverses époques par les eaux, celles du Mont-Dore, par exemple, qui ne donnent plus de silice aujourd'hui.

Les diverses eaux minérales contiennent des gaz, des acides et des bases le plus souvent combinées, quelquefois aussi des corps simples.

Passons successivement en revue les divers corps, dont la présence a été constatée dans les eaux minérales ; nous trouverons :

L'OXYGÈNE, qu'on ne rencontre que rarement à l'état de pureté, et qui manque souvent.

L'AZOTE, dont la présence a été reconnue pour la première fois, en 1784, par le Dr Pearson dans les eaux de Buxton (Angleterre) ; il a été depuis reconnu fréquemment dans les eaux minérales et en particulier dans les eaux sulfureuses.

On trouve aussi quelques traces de *nitrates*, dont on explique la formation par la présence de l'azote dans l'eau.

L'AMMONIAQUE existe dans les eaux minérales, soit à l'état libre, soit à l'état de combinaison (carbonate surtout, ou crénate) ; mais il a été négligé le plus souvent par les auteurs dans leurs analyses. Cet élément paraît manquer dans les eaux des terrains granitiques et être plus fréquent dans celles des terrains modernes (Bouis).

Le SOUFRE, quelquefois déposé par les eaux minérales, y existe souvent à l'état de sulfure ou de sulfate. Quelques auteurs (Fremy, Leconte et Puysaie) admettent sa présence à l'état d'hydrogène sulfuré ; mais c'est plus ordinairement un sulfure métallique que les eaux contiennent, et, comme Forbes l'a observé, du sulfure sodique, quand les sources sortent des terrains primitifs ou de leur limite avec les terrains de transition. Les eaux à base de sulfure calcique appartiennent plus ordinairement aux terrains de transition secondaires ou tertiaires. Le soufre se rencontre fréquemment aussi à l'état de sulfate. C'est ainsi que les eaux de Sedlitz contiennent du sulfate de magnésie, et que les sources des environs de Paris sont plus ou moins chargées de sulfate de chaux.

Le PHOSPHORE a été indiqué dans quelques eaux, à Vichy par M. Bouquet, à Luchon par M. Filhol.

Le CHLORE se trouve dans beaucoup d'eaux minérales à l'état de *chlorures*.

Le BRÔME y existe à l'état de *bromures* et l'IODE à celui d'*iodures*. Ce dernier corps a été indiqué, à dose infinitésimale, dans des eaux minérales de toutes classes.

Le FLUOR, indiqué pour la première fois par Berzélius, a été retrouvé depuis dans un grand nombre d'eaux minérales par Nicklès.

L'ARSENIC se rencontre dans un grand nombre de sources et surtout dans les eaux ferrugineuses: il paraît manquer plus ordinairement dans les eaux sulfureuses que dans toutes les autres classes. Quelques auteurs, M. L. Figuier entre autres, lui attribuent une grande part dans l'action thérapeutique des eaux.

L'ACIDE BORIQUE existe, d'après MM. Filhol et Bouis, dans les eaux sulfureuses des Pyrénées.

La SILICE abonde dans les dépôts de certaines eaux, celles des Geysers d'Islande entre autres, où elle paraît due à la décomposition des trachytes par l'action de l'eau, sous l'influence d'une haute température et d'une pression considérable (Damour). On l'a signalée aussi dans les dépôts des eaux d'Amélie-les-Bains et d'Olette (Pyrénées-Orientales), où elle paraît due à ce que les autres éléments des roches sont enlevés par l'eau sulfureuse, et à ce qu'elle se dépose quand la température diminue. Rarement la Silice se trouve dans les eaux sous forme de silicates.

L'ACIDE CARBONIQUE existe dans presque toutes les sources minérales, tantôt à l'état libre, et sa quantité très-variable peut être énorme, tantôt à celui de carbonates. Ce corps, dont la présence explique, d'après Buignet, la richesse de certaines sources en sels dont il favorise la dissolution, est fréquent dans les eaux minérales alcalines et chlorurées des terrains de transition; il manque dans les eaux sulfureuses sodiques, mais coexiste souvent avec le sulfure de calcium.

Les CARBURES D'HYDROGÈNE paraissent rares dans les eaux minérales.

La POTASSE, si fréquente dans la composition des roches, ne se trouve au contraire qu'exceptionnellement dans les eaux minérales.

La LITHINE, dont la présence a été méconnue

jusqu'en 1824 où elle fut indiquée par Berzélius, se rencontre fréquemment dans les eaux minérales, à l'état de chlorure ou de bicarbonate. Elle existe sous forme de silicate dans les eaux de Plombières, où les roches en renferment aussi (Delesse).

Le CÆSIUM, le RUBIDIUM et le THALLIUM ont été décelés dans quelques eaux minérales par l'analyse spectrale.

La SOUDE est en quelque sorte le principe prédominant de toutes les eaux minérales, même de celles qui émergent de roches à base potassique. On la trouve sous forme de sulfure (eaux des Pyrénées), de carbonate et surtout de bicarbonate (très-fréquent), de sulfate (rare), de nitrate (rare), mais surtout de chlorure; on retrouve en effet ce sel dans presque toutes les eaux, et quelquefois même il y existe en proportion très-grande.

La BARYTE et la STRONTIANE ne sont connues jusqu'ici que dans un très-petit nombre d'eaux; mais le perfectionnement des procédés d'analyse permet de supposer que dorénavant on notera plus fréquemment leur présence.

La CHAUX est, au contraire, très-souvent indiquée dans les eaux minérales, surtout sous la forme de bicarbonate, qui existe dans presque toutes les sources des terrains de transition et qui abonde dans celles qui jaillissent des terrains de porphyre, des trachytes et des basaltes. On trouve aussi la chaux à l'état de sulfate, quelquefois très-abondant, de sulfure et aussi de traces de fluorure.

La MAGNÉSIE se rencontre aussi fréquemment dans les eaux minérales, surtout froides, où elle est associée à la chaux; elle s'y présente sous forme de bicarbonate, de sulfure ou de chlorure; on la trouve aussi dans un assez grand nombre d'eaux sous forme de sulfate.

L'ALUMINE, dont la présence a été découverte par Bergmann, se trouve assez fréquemment dans les eaux minérales.

Le MANGANÈSE existe dans beaucoup d'eaux, associé au fer et plus rarement isolé.

Le FER est un des éléments les plus répandus dans les eaux minérales, où il existe à l'état de carbonate, de crénate, d'apocrénate, de sulfate, etc.

On a signalé dans quelques eaux la présence de NICKEL et de COBALT, de l'ANTIMOINE, de l'ÉTAIN et du TITANE, et du CUIVRE. Tous ces corps y existent seulement en quantité infinitésimale.

Non-seulement les eaux minérales contiennent les divers corps inorganiques dont nous venons de tracer une énumération rapide, mais presque toutes contiennent en outre, et quelquefois en grande abondance, de la MATIÈRE ORGANIQUE. Cette matière, désignée par les auteurs sous différents noms, qui rappelaient les sources dans lesquelles ils l'avaient observée (BARÉGINE, LUCHONINE, etc.), peut être désignée d'une manière générale sous le nom de GLAIRINE, ce qui indique un de ses caractères les plus constants, sans rien préjuger sur sa composition, laquelle doit ne pas être toujours identique, vu la différence des eaux où l'on constate son existence.

Il paraît aujourd'hui constant que la glairine provient du centre de la terre (Ch. Sainte-Claire Deville) et qu'elle est amenée à l'état de dissolution dans les eaux. Quelle que soit son origine, la matière organique manifeste toujours une tendance extrême à s'organiser.

Dès qu'elle est précipitée de sa dissolution, la glairine se présente à l'état amorphe; mais bientôt elle s'organise et présente dans sa substance des êtres animaux et surtout végétaux, dont l'étude n'a pas encore été faite d'une manière complète, bien qu'elle soit très-intéressante.

On attribue à cette matière organique une grande influence sur les propriétés thérapeutiques des eaux, et Robiquet l'avait signalée autrefois comme étant d'une assimilation très-facile.

DÉPÔTS. Les sources minérales exercent une influence incontestable sur les roches qu'elles traversent; les exemples ne seraient pas difficiles à citer à l'appui de cette assertion, et il y a longtemps déjà que Struve a démontré que les eaux acidules, chargées de potasse, exercent une action décomposante sur les roches et sont riches en carbonates alcalins.

Souvent aussi les eaux laissent déposer autour de leur point d'émergence des amas quelquefois très-considérables de matières. C'est à cette cause, favorisée par l'action de l'air qui tend à précipiter quelques-uns de leurs sels, qu'on doit rapporter en particulier les bancs de travertins de Saint-Nectaire (Puy-de-Dôme), de Rome, etc. Il est très-évident que ces dépôts ont été plus abondants aux époques géologiques antérieures qu'à l'époque actuelle, et sans vouloir, comme l'ont fait quelques géologues, expliquer par des phénomènes de cette sorte la formation de presque tous les minerais aujourd'hui connus, on n'en doit pas moins reconnaître que, dans beaucoup de cas, cette origine est la seule plausible qu'on puisse admettre.

L'observation a démontré que, dans un certain nombre de localités, la nature des dépôts s'est modifiée très-sensiblement, et ceci viendrait à l'appui de l'idée que la composition des eaux minérales est susceptible de variation.

Les plus fréquents de ces dépôts paraissent être ceux des carbonates terreux, qui se font encore de nos jours dans les sources dites *incrustantes*. Notons que, quand ces sources contiennent du fer, celui-ci se précipite d'abord et colore fortement les premiers dépôts : observation qui a été mise à profit par les fabricants de camées tendres de Saint-Allyre et de Saint-Nectaire (Puy-de-Dôme).

Les dépôts de silice ne sont pas rares non plus et sont quelquefois considérables, autour des Geysers d'Islande, par exemple.

Caractères physiques. Les propriétés générales des eaux minérales sont modifiées par l'action de l'air, qui se fait sentir d'une manière différente sur les différentes eaux et qui agit, soit mécaniquement, soit chimiquement; le monosulfure de sodium des eaux sulfureuses se transforme et donne naissance à des hyposulfites, qui eux-mêmes passent à l'état de composés plus oxygénés (Filhol).

COULEUR. Les eaux minérales sont en général incolores, à moins qu'elles n'aient commencé à se décomposer.

LIMPIDITÉ. Ordinaire, excepté dans les terrains sédimentaires, les modernes surtout.

ODEUR. Quelquefois très-prononcée; elle est souvent due à l'action de l'air ou à la décomposition des matières organiques.

SAVEUR. Très-variable et en rapport avec la composition.

ONCTUOSITÉ. Les eaux peuvent être onctueuses

par suite de la présence de sels (silicate d'alumine) ou de la matière organique (glairine). Elle paraît plus marquée dans les eaux à température moyenne et manquer dans les eaux très-chaudes (Filhol).

Classification des eaux minérales.

La classification des eaux minérales offre une certaine difficulté, quelle que soit la base sur laquelle on s'appuie. En effet, outre le principe prédominant qui pourrait leur donner un caractère spécifique, elles en renferment souvent d'autres, qui jouent un rôle plus ou moins important, mais qu'on ne saurait méconnaître. Il y a donc ainsi un inconvénient qu'on ne peut complétement éviter dans une classification chimique.

Si l'on cherche à se baser sur les propriétés thérapeutiques, l'embarras n'est pas moindre; car on ne peut plus accepter, comme au temps passé, pour chaque eau minérale, une sorte de spécifité mystérieuse qui facilitait l'arrangement systématique.

Les connaissances géologiques ne peuvent pas davantage, dans l'état actuel de la science, servir à établir une classification irréprochable; car nous sommes loin de posséder tous les éléments, qui pourraient nous guider dans une telle œuvre.

Nous accepterons cependant, malgré les reproches

					RÉGIONS DE LA FRANCE.	
Eaux.	carbonatées.	à base de soude		thermales.	massif central	Vichy, Saint-Alban.
				froides.	massif central	Vals.
		à base terreuse.	ferrugineuse. O.	froides.	toutes les régions, surtout les plaines N et S, et les régions NE et NO.	Chateldon. Saint-Pardoux. Orezza.
	sulfureuses et sulfatées.	à base de soude.	sulfurées ou mieux sulfureuses;	thermales.	Pyrénées, Alpes, Corse	Barèges, Cauterets.
			sulfatées (sulfureuses dégénérées)	thermales.	Pyrénées, Alpes, Corse	Saint-Gervais.
				froides.	Pyrénées, Alpes, plaines du Midi	Miers.
		à base de chaux; sulfatées.	simples	thermales.	Pyrénées, Alpes, plaines du Midi	Bagnères-de-Bigorre.
				froides.	plaines, surtout du Midi	Propiac.
			et sulfurées	thermales.	Pyrénées, plaines du Midi	Cambo.
				froides.	plaines du Nord	Enghien.
		à base de magnésie	sulfatées	thermales.	rares en France	Saint-Amand.
				froides.	rares en France	Pullna (Bohême).
		à base de fer	sulfatées	froides.	rares en France	Cransac, Passy.
	chlorurées, à base de soude.		simples.	froides. thermales.	Vosges, Jura, Alpes, Pyrénées.	Soultz-les-Bains. Balaruc. Eau de mer.
			iodobromur.	froides. thermales.		

[1] *Annuaire des eaux de la France pour 1851-1854*, p. 327.

qu'on lui a faits, la classification des auteurs de l'*Annuaire des eaux de la France pour 1851-1854*, en eaux

sulfureuses,
acidules simples ou calcaires,
— *alcalines*,
— *ferrugineuses*,
salines sulfatées,
salines chlorurées.

Mais nous étudierons les eaux minérales de France en suivant l'ordre par régions.

Eaux sulfureuses. Les eaux sulfureuses sodiques émergent des terrains primitifs et ne dégagent l'odeur sulfhydrique qu'après avoir été exposées au contact de l'air. Claires et transparentes à la source, elles se troublent, pour la plupart, après avoir été exposées à l'air, en déposant du soufre qui les rend laiteuses; quelquefois elles deviennent verdâtres par la formation de polysulfure. Souvent onctueuses, elles sont en général thermales. Elles sont riches en azote pur, en matière organique soluble et organisée. Les sels qu'elles contiennent n'augmentent pas d'une manière sensible leur densité; il y a toujours une proportion notable de chlorure de sodium.

Les *eaux sulfureuses calciques* se trouvent dans les terrains de transition et modernes; elles exhalent toujours une odeur sulfhydrique prononcée; elles se décomposent rapidement au contact de l'air, et dégénèrent. Leur température est variable; rarement elles sont thermales. Plus riches en principes minéralisateurs que les sources sodiques, mais moins chargées de matière organique, elles offrent toujours une plus grande quantité de principes minéralisateurs. Elles dégagent toujours un mélange d'azote et d'acide carbonique.

Eaux acidules alcalines. L'élément dominant est un carbonate (de soude le plus souvent, de chaux ou de magnésie plus rarement), mais on y trouve aussi des sulfates de soude et de chaux (quelquefois), des chlorures alcalins et de l'acide silicique, ou un silicate alcalin. Elles facilitent la digestion et portent leur action surtout sur les reins et sur la vessie; on les emploie principalement chez les goutteux, les graveleux et les diabétiques.

Eaux acidules simples. Ces eaux, qui sont froides, renferment peu de carbonate de soude, mais plutôt des carbonates de chaux, de magnésie et de fer, et dégagent en abondance de l'acide carbonique.

Eaux acidules ferrugineuses. Ces eaux, la plupart froides, limpides, inodores et à saveur styptique, se couvrent à l'air d'une pellicule irisée; elles se troublent et déposent de l'ocre dans les bassins et canaux. Elles contiennent le fer à l'état de carbonate ou de crenate. Un grand nombre d'entre elles ont été trouvées arsenicales. Outre le sel de fer, qui influe surtout sur leurs propriétés thérapeutiques, elles renferment des carbonates de chaux et de magnésie en quantité variable et quelquefois assez grande. Elles ont la réputation d'être antilaiteuses et en particulier on a reconnu cette propriété à Chateldon, où les vaches cessent d'être laitières quand elles ont bu l'eau des sources.

Eaux salines sulfatées. Elles sont généralement froides; elles sont laxatives et déterminent des selles séreuses sans inflammation ou irritation; elles agissent aussi comme diurétiques. Elles diminuent la plasticité du sang et leur effet résolutif est marqué dans les engorgements du foie, de la rate et des viscères, et elles sont utilisées contre les maladies de la peau. Celles qui contiennent du sulfate de chaux sont pesantes à l'estomac. Elles contiennent généralement d'autres sels que des sulfates.

Eaux chlorurées. Elles sont de composition très-homogène, jouissent de propriétés thérapeutiques similaires et forment un groupe très-bien défini. Purgatives, quand elles sont très-chargées ou employées à haute dose, elles agissent, à dose moyenne, sur le système glanduleux lymphatique qu'elles excitent. Elles donnent du ton aux tissus, échauffent, constipent, et conviennent surtout aux tempéraments lymphatiques.

Géologie des eaux minérales.

Ainsi que l'a démontré Ch. Sainte-Claire Deville, la composition chimique se lie parfaitement aux considérations géologiques pour constituer en France, au point de vue des eaux minérales, un certain nombre de groupes en régions naturelles. Déjà Brongniart avait établi une concordance entre la composition des eaux minérales et les terrains d'où elles émergent; mais il lui avait donné une rigueur que les faits, mieux observés, n'ont pas confirmée d'une manière absolue. Cependant on peut reconnaître que les eaux minérales offrent :

1° Dans les terrains primitifs :

de l'hydrogène sulfuré et des sulfures alcalins;
des sels de soude;
du fer, rare ou peu abondant;
de l'acide carbonique;
de la silice quelquefois;
des sels de chaux (quelquefois, mais pas de carbonates);
une température élevée;

2° Dans les terrains de transition :

abondance d'acide carbonique;
sels de soude;
chaux et oxyde de fer plus fréquents;
température moindre;

3° Dans les sédiments inférieurs :
presque plus d'hydrogène sulfuré ;
moins de silice et d'acide carbonique que dans la section n° 2 ;
des sels de soude (rarement des carbonates) ;
fréquemment du sulfate de chaux ;

4° Dans les sédiments moyens :
les mêmes éléments que la section n° 3, à l'état
de chlorures ;
de sulfures ;
de sulfates ;
de bicarbonates ;
température haute ou basse ;

5° Dans les sédiments supérieurs :
suflate et carbonate de chaux ;
magnésie ;
carbonate et sulfate de fer ;
sulfure de calcium ;
température basse ;

6° Dans les porphyres :
analogues à la section n° 1 ; ils offrent :
acide carbonique abondant ;
hydrogène sulfuré, quelquefois ;
silice ;
carbonates alcalins et terreux abondants ;
à peine du sulfate de fer, de magnésie, de chaux ;
température haute ou basse ;

7° Dans les volcans :
abondance d'acide carbonique;
de silice ;
d'hydrogène sulfuré;
carbonates de chaux et de soude;
température plus haute que la section n° 6.

Le rapport entre la constitution géologique et la nature des eaux minérales, bien que, par suite des progrès de la géologie et de l'hydrologie, il soit plus facile à déterminer aujourd'hui qu'à l'époque où écrivait Brongniart, n'est pas encore démontré exactement pour toutes les localités; mais on peut cependant prouver qu'il existe au moins d'une manière générale. Il y a là une série d'études du plus haut intérêt, et qui permettra de faire faire les plus grands progrès à l'histoire des eaux minérales.

Les eaux minérales manquent ou sont peu nombreuses ou peu importantes dans les terrains stratifiés, surtout quand ceux-ci sont peu accidentés, comme le prouvent les plaines du nord et du midi de la France. Citons cependant comme exception Vichy, qui a ses sources dans un dépôt calcaire moderne, mais qui est en rapport avec des phénomènes éruptifs, et d'autre part les sources de la 4e région.

Dans les terrains non stratifiés, granite, syénite, etc., les sources minérales ne sont pas non plus importantes ou nombreuses, et ne se trouvent guère que là où il y a des failles.

C'est à la limite des roches ignées et des terrains de transition que se trouvent en plus grand nombre les sources thermales minérales, comme on peut le constater dans les Pyrénées.

EAUX MINÉRALES DE FRANCE.

Massif central (Auvergne et Cantal).

Le massif central est composé surtout de roches granitoïdes, granites et gneiss, avec des bandes de porphyre, des basaltes ou des trachytes.

Ses sources sont acides et acidules, riches en gaz et principalement en acide carbonique; elles renferment toujours de la soude et de la magnésie. On n'en connaît aucune sulfureuse. Vers les limites du massif existent des sources sulfatées (Cransac, Miers) et chlorurées (Néris) alcalines au voisinage des roches sédimentaires, et des sources riches en acide carbonique et en carbonate de chaux vers les trachytes, les basaltes et les volcans modernes.

Parmi les sources du massif central, quelques-unes (Néris, Chaudesaigues, la Bourboule, Saint-Nectaire, Vals) émergent des granites et des gneiss au voisinage du porphyre ancien. D'autres se trouvent au milieu même des terrains volcaniques (Mont-Dore, Vic-sur-Cère); d'autres encore se rencontrent au contact des granites et gneiss avec des terrains plus modernes (Vichy, dans un calcaire lacustre au-dessus du granite et du porphyre; Bourbon-l'Archambault, sur la pegmatite et les marnes irisées; Selles, au contact du micaschiste et du lias; Availles, à la séparation du granite et du terrain jurassique). Quelques sources enfin émergent dans des terrains secondaires enclavés dans le terrain houiller (Cransac), dans les terrains de transition[?] (Avesnes); l'oolithe[?] (Balaruc, La Malou), le crétacé inférieur[?] (Font-Caude).

Eaux sulfureuses. Le massif central n'offre pas d'eaux sulfureuses, ou tout au moins on n'en rencontre que sur ses limites.

Les eaux de SAINT-HONORÉ (Nièvre), 31°,5 à 32°, jaillissent à la limite du porphyre rouge quartzifère, de calcaires et de schistes liasiques métamorphiques. On trouve au voisinage des anciens puits romains un dicke de pétrosilex chlorité qui paraît être la roche congénère de ces eaux. Elles contiennent une très-petite quantité de matières terreuses et une forte proportion de bases sodiques; aussi doit-on les considérer plutôt comme sulfureuses sodiques que comme sulfureuses calciques. Elles sont administrées en bains et en boissons.

A BAGNOLS (Lozère), 45°, les eaux émergent de roches schisteuses et doivent être rapprochées des eaux sulfureuses calciques. On les prend en bains et en boissons.

Eaux acidules alcalines. Ces eaux sont, ou thermales (Vichy, Cusset, Hauterive, Saint-Alban, Mont-Dore, Chaudesaigues, la Chaldette (Isère), La Malou ; ou froides (Grandrif, Vic-sur-Cère, Vals).

Les eaux de VICHY (Allier), 15° à 43°,60, jaillissent du calcaire lacustre au voisinage du granite et du basalte, et forment sans doute une nappe entre lui et les terrains primordiaux (Boulanger). Elles contiennent une grande quantité de sels, surtout du bicarbonate de soude; leur production quotidienne est évaluée à plus de 5000 kil. de sels, soit 18,610,000 kil. par an. Sous leur influence l'économie s'alcalinise, les urines ne tardent pas à perdre leur réaction acide et à prendre le caractère alcalin. Les sources sont nombreuses, et beaucoup sont administrées en bains et en boissons.

Les eaux ferrugineuses froides de Vichy remplacent les eaux de Pyrmont.

Les eaux allemandes n'ont pas l'équivalent des eaux de Vichy pour les sources fortes.

HAUTERIVE (Allier), 15°, et CUSSET (Allier), 16°,8, donnent des eaux similaires de celles de Vichy et provenant de la même nappe. A CUSSET l'émergement se fait au voisinage d'affleurement balsatique.

Les eaux de SAINT-ALBAN (Loire), 17°, émergent à l'intersection du grès à anthracite avec le porphyre quartzifère. Moins alcalines que l'eau de Vichy, elles agissent surtout comme diurétiques, et sont employées aussi en bains, douches et boissons.

Elles remplacent les eaux de Pyrmont, de Rippoldsau et de Bruckenau.

Le MONT-DORE (Puy-de-Dôme), 12° à 45°,5, fournit des eaux qui sortent des terrains volcaniques, au milieu des trachytes et des tufs ponceux. Essentiellement excitantes et altérantes, elles portent plus à la peau qu'aux urines et activent la circulation capillaire. On en conseille l'usage aux anémiques, aux rhumatisants, aux goutteux, en bains, douches, boissons et inhalations. Les sources de *César* et de la *Madeleine* contiennent une assez forte proportion d'arsenic, ainsi que l'ont démontré Chevallier d'abord, puis Thénard.

Elles remplacent les eaux d'Ems.

A CHAUDESAIGUES (Cantal), 57° à 81°,5, les eaux émergent des roches volcaniques et laissent déposer une pyrite arsenicale. Elles sont employées pour le chauffage, et M. Felgère a pensé à les utiliser pour l'incubation artificielle. Ces eaux, qui sont les plus chaudes de France, sont prises en boissons, en bains, douches et étuves.

A LA CHALDETTE (Isère), l'eau, 30°, jaillit par une fissure d'une roche granitique.

L'eau de LA MALOU (Hérault) a une température de + 16° à + 35° et sort des micaschistes sur les limites du massif granitique central. Elle présente parfois un dégagement considérable et subit de gaz qui oblige les malades à s'éloigner, et qui est suivi d'un flux d'eau plus abondante, plus chaude, plus rapide et fortement colorée en jaune : le phénomène dure 10 à 12 minutes. Les eaux de La Malou sont employées en boissons, bains, douches et injections.

L'eau de GRANDRIF (Puy-de-Dôme), 10° C, sort d'un gneiss. Elle paraît contenir un principe arsenical et est uniquement employée en boisson.

VIC-SUR-CÈRE (Cantal), 12°,2. Les eaux de Vic-sur-Cère ont une grande analogie avec les eaux de Seltz, auxquelles on pourrait facilement les substituer. Facilement transportables, elles sont administrées en boissons.

VALS (Ardèche) donne des eaux froides qui jaillissent d'une roche de transition quartzeuse et feldspathique ayant l'aspect d'un poudingue. Aigrelette purgative, l'eau de Vals représente l'eau de Vichy plus chargée ; elle est plus agréable à boire, étant plus gazeuse ; elle est recommandée contre la gravelle, l'engorgement des reins, les catarrhes de la vessie et l'engorgement des viscères.

Les eaux de Vals faibles remplacent les eaux de Pyrmont ; les eaux alcalines fortes n'ont pas leur équivalent en Allemagne.

Eaux acidules simples. Les *eaux acidules simples* de la première région sont thermales (Saint-Allyre) ou froides (Pougues, Chateldon, Saint-Galmier, Renaison, Sainte-Marie).

SAINT-ALLYRE (Puy-de-Dôme), 19° à 24°. Les sources sont remarquables par leur propriété incrustante, qui leur a fait former le *pont de pierre*, une des curiosités de Clermont, et qui est constitué par un travertin ocreux.

Les eaux de POUGUES (Nièvre), 12°, assez fortement iodurées, contiennent environ 4 grammes de sel par litre; elles agissent sur les reins et finissent par donner aux urines une réaction alcaline; elles sont conseillées contre les calculs, les coliques néphrétiques, la chlorose, l'engorgement des viscères.

CHATELDON (Puy-de-Dôme), 10° à 13°,6. Les eaux, riches en carbonate de chaux, facilitent les digestions et sont recommandées contre l'inflammation chronique de l'estomac et des intestins, et les engorgements intestinaux; on dit qu'elles suppriment le lait aux vaches qui en boivent. Elles peuvent remplacer l'eau de Seltz et les eaux de Pyrmont.

Les eaux de SAINT-GALMIER (Loire), froides, émergent à la limite du granite du Beaujolais, du côté du Forez; elles augmentent la sécrétion urinaire, provoquent les sueurs et sont recommandées contre les maladies cutanées, les engorgements scrofuleux, etc. Elles peuvent remplacer l'eau de Seltz.

Sainte-Marie (Cantal), eau froide; l'eau sort d'une roche schisteuse; elle a une grande analogie avec l'eau de Seltz.

Eaux acidules ferrugineuses. Quelques sources thermales, telles que:

Saint-Pardoux (Allier), 12°,80, dont l'eau émerge d'un terrain argilo-siliceux. Elle n'est guère utilisée qu'en boisson.

Eaux salines sulfatées. Eaux froides, comme celles de:

Cransac (Aveyron), qui se sont minéralisées en traversant les terrains schisteux et pyriteux décomposés, que forment des détritus du terrain houiller. On les administre en boissons, en bains et en douches. Ces eaux sont remarquables par la prédominance de manganèse.

Évaux (Creuse), 26° à 55°, sources abondantes et paraissant provenir d'une nappe unique.

Eaux chlorurées salines. Dans la première région, les *eaux chlorurées salines* sont presque aussi riches en bicarbonates alcalins qu'en chlorures.

A Néris (Allier), 46° à 52°, l'eau sort au point de jonction du granite porphyroïde et de la pegmatite; elle ne contient guère que 1 gramme de sels par litre; elle convient pour les névroses et les rhumatismes. On l'administre presque exclusivement à l'extérieur en bains ou sous forme de douches. Elle remplace les eaux de Krankenheit, Bruckenau et Schlangenbad.

Les boues végéto-animales de Néris sont employées en frictions.

Les eaux de ROYAT (Puy-de-Dôme), 19°,5 à 35°,5, ne diffèrent que peu des eaux du Mont-Dore pour leurs propriétés. Elles remplacent les eaux d'Ems, de Bruckenau.

Les eaux de CHATELGUYON (Puy-de-Dôme), 23° à 35°, émergent au contact d'une bande de porphyre. Elles ont une action purgative marquée et agissent en même temps comme toniques à la manière des eaux ferrugineuses. On les emploie en boissons et sous forme de bains et de douches. Elles remplacent les eaux de Baden-Baden.

SAINT-NECTAIRE (Puy-de-Dôme), 18° à 40°,9; les eaux émergent des roches granitiques, et sont très-voisines de celles du Mont-Dore pour leur action. Ces eaux sont très-incrustantes et ont été reconnues arsenicales par Thénard. Elles sont généralement faciles à digérer; on en fait aussi usage sous forme de bains. Elles remplacent les eaux de Kissingen, d'Ems et de Hombourg.

Les eaux de la BOURBOULE (Puy-de-Dôme), 12° à 52°, se trouvent au pied d'une montagne de granite. Elles sont remarquables par la proportion relativement considérable d'arsenic, en même temps que de chlorure de sodium et de bicarbonate de soude qu'elles renferment.

BOURBON-L'ARCHAMBAULT (Allier), 52°; eaux qui jaillissent du gneiss granitoïde et dont la richesse en chlorures paraît tenir au voisinage des marnes irisées ; principalement employées pour les bains et les douches, elles tendent à produire plutôt la constipation que la diarrhée; elles peuvent remplacer les eaux de Baden-Baden, Kissingen.

BOURBON-LANCY (Saône-et-Loire), 28° à 56°; sept sources jaillissent du granite et donnent l'eau minérale, qui est employée en boisson, en bains et en douches. On fait usage aussi des conferves vertes qui se développent dans les bassins et qu'on a reconnu renfermer de l'iode et de l'arsenic. Ces eaux peuvent remplacer celles de Baden-Baden et de Wildbad.

Pyrénées.

Les Pyrénées, qui constituent la seconde région, sont riches en eaux minérales.

On distingue les sources de l'axe de la chaîne dont le plus grand nombre sont sulfurées sodiquées, de celles situées en dehors de cet axe et qui ne sont généralement pas sulfureuses. Les eaux des Pyrénées-Orientales existent dans les terrains de granite et de transition; celles des Hautes et des Basses-Pyrénées jaillissent dans le granite ou les schistes modifiés; celles de Cauteretz émergent du granite fracturé; celles des Eaux-Bonnes (plus chlorurées) sortent de calschistes de transition, appuyés sur le granite et en rapport avec l'ophite; celles de Cambo jaillissent d'un calschiste noirâtre sur un granite graphitique à Kaolin. Les eaux de Bagnères-de-Luchon et d'Ax proviennent de la jonction du granite et du micaschiste; celles d'Ussat et d'Audinac de la jonction du granite et des terrains secondaires.

Dans des terrains de transition et secondaires, situés en dehors de l'axe de la chaîne, se trouvent des eaux non sulfureuses ou non sulfurées, calciques, thermales ou non. A ce gisement se rapportent les eaux de Bagnères-de-Bigorre qui sourdent d'un calcaire compacte mêlé de calschiste.

Quant aux eaux ferrugineuses, elles se rencontrent dans tous les terrains.

On doit rattacher au système pyrénéen les sources des Landes, qui se trouvent entre le jurassique et le crétacé jusque dans la molasse, et sont toujours au voisinage de l'ophite. Elles sont surtout chlorurées (Salies-des-Landes, Dax), et peuvent fournir du bitume (Bastennes, Landes). Quelques-unes sont sulfureuses à base de sulfure de calcium et émergent du terrain jurassique (Leymerie).

A l'autre extrémité de la chaîne et se prolongeant jusque dans l'Hérault, en rapport avec le soulèvement des ophites, est un autre appendice, méditerranéen, des Pyrénées, qui présente plusieurs sources : la plus importante est Balaruc, qui jaillit du jurassique.

Eaux sulfureuses. La région des Pyrénées est très-riche en eaux sulfureuses, les unes à base de monosulfure de sodium et chaudes, Amélie-les-Bains, la Preste, Le Vernet, Moligt, Olette, les Escaldas, Mérens, Ax, Luchon, Barèges, Saint-Sauveur, Cauterets, les Eaux-Bonnes et les Eaux-Chaudes; les autres à base de chaux et à peine thermales, Cambo, Saint-Christau en Béarn, Salies (Haute-Garonne).

Ces sources, inégalement altérables par l'air extérieur dissous, peuvent toutes se transporter si on a pris assez de soin en les puisant, surtout si on les a laissé refroidir avant l'embouteillage. Elles sortent par des cheminées fréquemment bifurquées ; aussi sont-elles en général disposées par groupe de sources, dont l'une est plus riche et plus abondante que les autres.

Les sources sodiques, toutes thermales, contiennent du monosulfure de sodium dont la quantité n'est pas toujours la même (plus à Barèges qu'à

Luchon) et n'est pas en rapport avec la température. Elles renferment en outre de l'hydrogène sulfuré, du sulfate de soude (en raison inverse de leur sulfuration), des sulfates de chaux et de magnésie, du chlorure de sodium (en raison directe de leur sulfuration), de l'azote (en quantité et formant des bulles), de l'acide carbonique, des carbonates de soude, de chaux et de magnésie, du silicate de soude (la quantité paraît en rapport avec la température) et de la glaïrine. Leur saveur est franchement sulfureuse; elles se troublent quelquefois au contact de l'air (Blanche-de-Luchon). Leur température varie entre + 12°,20 (Source des Bois, Eaux-Bonnes) et 77° (Rossignol, Ax).

Les sources calciques, plus rares dans les Pyrénées, se rencontrent dans des terrains plus récents, secondaires ou tertiaires, au contact du gypse et au voisinage de l'ophite. Elles contiennent surtout des sels alcalins et terreux, du sulfure de calcium; leur saveur est sulfureuse non franche, avec quelque chose de saumâtre ou de marécageux; elles sont généralement froides.

Les eaux minérales sulfureuses calciques et sodiques de France n'ont pas leur équivalent en Allemagne.

Amélie-les-Bains (Pyrénées-Orientales), 39°,25 à 61°,13 à l'affleurement du porphyre. Les sources, au nombre d'une vingtaine, sont riches en silicates et sont employées, soit en bains, soit en boissons; on préconise leurs eaux surtout contre les affections du système respiratoire, et l'aménagement est disposé de façon à pouvoir maintenir les malades dans une atmosphère chargée d'émanations sulfureuses.

La Preste (Pyrénées-Orientales), 37° à 44°, sur des lignes de fractures du massif du Canigou, offre des eaux qu'on utilise principalement en boissons et en douches; elles sont préconisées contre les affections de l'appareil génito-urinaire.

Vernet-les-Bains (Pyrénées-Orientales), 18° à 56°,25, au thalweg des lignes de fractures du massif du Canigou, à la limite du gneiss porphyroïde, possède une douzaine de sources, qui sont employées en boissons, en bains et surtout contre les affections du système respiratoire.

Moligt (Pyrénées-Orientales), 21° à 37°,5, a des eaux qui émergent d'un terrain granitique ancien, et qu'on emploie surtout en bains, la quantité de glairine qu'elles renferment faisant que l'estomac les supporte peu, à moins qu'on ne les ait coupées avec une autre boisson.

Olette (Pyrénées-Orientales), 27° à 78°. Les eaux sulfureuses y sont très-abondantes, une trentaine de sources, et sortent de filons de quartz et de pétrosilex.

Ax (Ariége), 24°,50 à 75°,50; eaux très-riches et très-abondantes. Elles sourdent au contact des granites et du micaschiste, et sont usitées sous forme de bains et de boissons.

Bagnères-de-Luchon (Haute-Garonne), 17° à 68°; les eaux de cette localité, si bien étudiées par M. E. Filhol, sont très-riches et très-abondantes; elles naissent en général au contact de la pegmatite. Elles remplacent les eaux de Newmarkt.

Barèges (Hautes-Pyrénées), 31° à 45°; eaux sulfureuses renommées à juste titre, qui émergent du point de contact des granites et du micaschiste, et qu'on administre sous toutes les formes, mais plus particulièrement en bains et en douches.

Saint-Sauveur (Hautes-Pyrénées), 22° à 34°; eaux sulfureuses sodiques, qui émergent des schistes et calschistes chlorités métamorphiques; elles sont surtout administrées à l'intérieur.

Cauterets (Hautes-Pyrénées), 18° à 50°; eaux sulfureuses renommées, jaillissant de fractures du granite ancien. Elles sont très-usitées en boissons. Elles remplacent les eaux de Neundorf, de Newmarkt.

Eaux-Bonnes (Basses-Pyrénées), 11° à 33°,20. L'eau sulfureuse sourde dans des calschistes de transition, appuyés sur le granite et au contact des ophites. Elle est remarquable par la quantité de chlorure de sodium qu'elle renferme, et est surtout employée en boisson; elle a été préconisée principalement contre les affections pulmonaires.

Eaux-Chaudes (Basses-Pyrénées), 25°,20 à 34°,80; elles sortent du granite et sont usitées comme les précédentes.

Cambo (Basses-Pyrénées), 22° à 23°, et Salies (Haute-Garonne); ces sources offrent aussi des eaux sulfureuses utilement employées par les médecins, mais qui se distinguent des eaux précédentes parce qu'elles sont calciques et non sodiques; elles jaillissent au voisinage des ophites dans des roches métamorphiques.

Eaux acidules alcalines. Elles manquent dans la région des Pyrénées.

Eaux acidules simples. Une seule source à Alet (Aude), 28°, en rapport avec des affleurements d'ophites et de diorites sur les limites des étages crétacés.

Eaux acidules ferrugineuses. Elles existent à peu près dans tous les terrains; les unes sont thermales; on cite en particulier celles de Rennes (Aude), 12° à 51°, terrains de transition; de Barbottan (Gers), 31°,2 à 35°. D'autres sont froides, telles que celles de Cambo et d'Alet.

Eaux salines sulfatées. Bagnères-de-Bigorre (Hautes-Pyrénées), dite la *métropole des* *eaux minérales*, à cause de l'abondance et de la variété de ses sources, qui sont très-salutaires aux gens sédentaires, pour les rhumatisants et les paralytiques. Elles sont en rapport avec des éruptions d'ophite.

USSAT (Ariége); ces eaux jouissent d'une grande réputation et se rapprochent beaucoup des précédentes. Elles jaillissent à la limite du granite et du terrain secondaire.

Eaux chlorurées. Les sources chlorurées se trouvent en rapport avec le gypse métamorphique et l'éruption des ophites. Plusieurs de ces sources existent dans les Landes; mais les plus importantes sont celles de SALIES-DE-BÉARN et d'ORAS, dans les Basses-Pyrénées (elles remplacent celles de Nauheim et de Kreuznach).

SALIES (Haute-Garonne); possède une source chlorurée froide au pied d'une colline d'ophite et au voisinage d'une carrière de gypse et d'une source sulfurée calcaire.

Dans l'Aude et dans l'Hérault il existe aussi plusieurs sources chlorurées qui paraissent être en rapport avec le prolongement du soulèvement d'ophite des Pyrénées, et c'est ainsi qu'on explique la richesse en chlorure des eaux de BALARUC et de la Camargue.

Eaux chlorurées salines. Quelques-unes sont thermales; telles sont celles de DAX (Landes), 31° à 61°; de TERCIS (Landes), 33°; de SALIES (Pyrénées-Orientales), 18° à 20°; de BALARUC (Hérault), 47°,5; les eaux, dans cette dernière localité, sortent de l'Oxfordien inférieur, et la proportion de sels contenus varie de 8 à 11 p. 100, ce qui paraît tenir à ce qu'il y aurait communication des sources avec l'étang de Thau. Employées comme purgatives et altérantes contre les engorgements des viscères ou des articulations, les contractions des membres, elles se donnent en bains très-chauds, mais de courte durée. Elles remplacent les eaux de Hombourg et de Kissingen.

Région des Alpes.

La troisième région, celle des Alpes, à laquelle on a rattaché la Corse, contient surtout le terrain primitif et offre des gneiss, des micaschistes, des talchistes et surtout de la protogine.

Eaux sulfureuses. La région des Alpes présente quelques sources sulfureuses thermales à base de chaux. Disposées suivant une ligne de fracture N,N,E à N,S, elles se trouvent vers la limite inférieure du néocomien, au point où il se sépare de l'oolithe supérieure, à la limite des terrains jurassiques et liasiques (AIX), ou à la limite des terrains cristallins ou secondaires, dans des schistes micacés (URIAGE). On en trouve aussi dans des calcaires au contact du gypse et de la dolomie, SAINT-BONNET (Hautes-Alpes), 33°, ALLEVARD (Isère), 24°,3; l'eau sort des calcaires schisteux du lias, URIAGE (Isère), 22°,5 à 26°. La source qu'on a suivie à travers un terrain très-mobile jusqu'à un rocher liasique à bélemnites, fournit de l'eau qui est administrée sous toutes les formes et remplace les eaux d'Aix-la-Chapelle, de Borcette.

La Corse possède des eaux sulfureuses chaudes telles que celles de SAINT-ANTOINE DE GUAGNO, PIETRA-POLA et GUITERA, et des eaux sulfureuses froides à PUZZICHELLO.

Eaux acidules alcalines. Elles manquent dans cette région.

Eaux acidules ferrugineuses. L'eau d'OREZZA (Corse), 15°, est en rapport avec la chaîne granitique qui traverse l'île du nord au sud; c'est la première dans laquelle on ait signalé la présence du cobalt. Elle est à peu près la seule intéressante de la Corse, remplace les eaux de Schwalbach, de Rippoldsau et de Pyrmont.

Eaux acidules simples. Nous citerons les eaux d'AIX (Bouches-du-Rhône), 20°,6 à 36°,87, et de CONDILLAC (Drôme), 15°, qui donne des eaux fréquemment usitées comme eaux de table.

Eaux salines sulfatées. Elles manquent, ainsi que les **eaux chlorurées**.

Eaux chlorurées salines. Quelques-unes, toutes thermales, mais peu importantes.

Région des Vosges et du Jura.

La quatrième région, qui comprend le Jura, les Vosges et une partie de la Haute-Saône, est constituée par des granites, des gneiss, des micaschistes, des porphyres, des grès, et sur quelques points par du calcaire saccharoïde.

Les eaux minérales de cette région sortent des terrains jurassiques, mais le voisinage des marnes irisées influe sur leur composition et fait qu'elles sont très-chlorurées; elles suivent une ligne qui partirait de Bourbon-Lancy et même de Bourbon-l'Archambault pour aller à Bade en Suisse par Santhenay et Jouhe.

Une autre ligne de fractures suit le bord oriental du Rhine ntre Wiesbaden et Soulzmatt, et comprend les sources de Niederbronn, Forbach, Bade, Soultz-les-Bains et Soultzbach. Elle est parallèle à une fracture qu'on trouve sur le bord occidental du Rhin, et qui va de Dieuze à Bourbonne-les-Bains, tandis qu'une troisième identique va de Salins à Luxeuil.

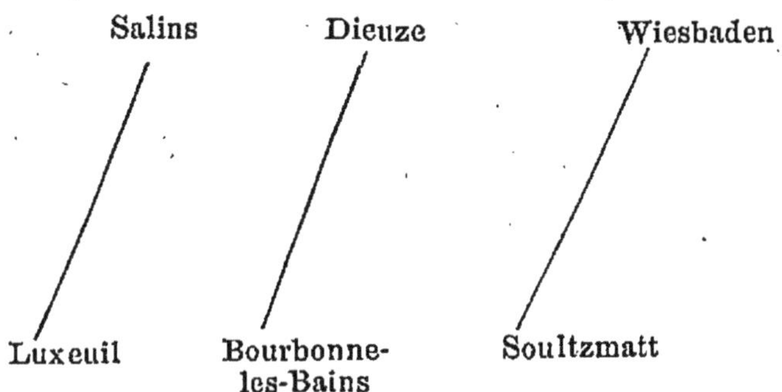

Bourbonne, Luxeuil et Bains se trouvent dans des failles triasiques du Muschelkalk et du grès bigarré.

Bains et Plombières, qui sont en rapport avec des formations ignées, sont riches en sulfates et en carbonates alcalins.

Eaux sulfureuses. Les eaux sulfureuses, qui y existent en petit nombre, sont froides et peu importantes.

Eaux acidules alcalines. Dans la quatrième région, les eaux acidules alcalines sont chaudes.

Les sources de PLOMBIÈRES (Vosges) émergent du granite, ou sont tout au moins en contact avec des roches de formation ignée; riches en sulfates et silicates alcalins, 0gr,28 de sel par litre, elles ont une température de 11° à 71°; quelques sources présentent une onctuosité qui paraît due à la présence d'alumine divisée, ou mieux de silicate d'alumine en suspension. Elles contiennent de la matière organique azotée et des infusoires. Les eaux de Plombières agissent surtout par les sueurs et les urines qu'elles provoquent; elles ont une réputation séculaire contre la paralysie, après toutefois que le travail fluxionnaire a disparu.

Eaux acidules simples. Quelques sources froides.

Eaux acidules ferrugineuses. On n'a guère à citer que les eaux de BUSSANG (Vosges), 13°, remarquables par l'arsenic qu'elles contiennent, et dont l'action vient s'ajouter à celle du fer, qui les fait employer avec avantage chez les individus dyspeptiques et gastralgiques. Ces eaux, qui ne sont administrées qu'en boissons et qu'on transporte comme eaux de table aussi bien que comme eaux thérapeutiques, remplacent celles de Pyrmont, de Rippoldsau et de Schwalbach.

Eaux salines sulfatées. — BAINS (Vosges). Les eaux jaillissent dans des failles triasiques du Muschelkalk et en rapport avec des formations ignées; 29° à 50°; ces eaux sont riches en sulfates et carbonates alcalins. Elles remplacent les eaux de Wildbad.

CONTREXÉVILLE (Vosges). Ses eaux, froides, qui sortent du trias et surtout du Muschelkalk, agissent surtout sur les calculs urinaires dont elles favorisent l'expulsion, en détachant les mucosités qui les retiennent dans les reins, et aussi en augmentant la force expulsive des organes. On ne les administre guère qu'en boissons.

Eaux chlorurées. Les sources chlorurées sont surtout fréquentes dans l'est de la France, dans le bassin de la Lorraine où existe un immense dépôt de sel gemme; celui-ci était indiqué par des sources nombreuses, qu'on a remplacées par des trous de sonde, plus chargés de sel, à DIEUZE, à MOYENVIC, à VIC et VARENGEVILLE dans la Meurthe. Il est à remarquer que les eaux-mères de ces salines ne renferment ni chlorure ni bromure de potassium.

Dans le bassin du Rhin, à SALZBRONN (Moselle), il existe des sources chlorurées, qui sortent du Muschelkalk, au-dessous des marnes irisées.

Dans le bassin de la Franche-Comté, à MONTMOROT et à SALINS (Jura), les sources proviennent des marnes irisées. Leurs eaux ont la même composition que celle des marais salants de la Méditerranée, et contiennent des chlorures de magnésium et de potassium, du sulfate de magnésie et du bromure de potassium. On suppose que ces gisements communiquaient autrefois avec la mer de Lorraine et, qu'étant placés plus bas, ils ont reçu tous les sels déliquescents. Elles remplacent les eaux de Kreuznach, de Neuheim et de Hombourg.

Eaux chlorurées salines. Dans la quatrième région les sources chlorurées salines sont thermales en général. Les principales sont celles de :

BOURBONNE-LES-BAINS (Haute-Marne), 50° à 80°,75 ; les eaux sortent des marnes irisées par des failles du trias. Elles renferment 7,546 de sels par litre, une matière glaireuse azotée qui se dépose pendant le refroidissement. Elles sont très-riches en brome et contiennent de l'arsenic. Elles sont recommandées, sous forme de boisson, de bains et de douches, contre la scrofule, les rhumatismes, l'engorgement des viscères, les paralysies générales et partielles et elles remplacent les eaux de Hombourg, de Wiesbaden et de Kissingen.

LUXEUIL (Haute-Saône), 19° à 56°; les sources émergent du grès bigarré; elles donnent de l'eau peu chargée de sels (1gr,113 par litre), et agissent par leur température au moins autant que par leur composition. On les préconise, en bains surtout, contre les affections nerveuses, les gastralgies, les maladies cutanées, les rhumatismes et les paralysies. Ces eaux remplacent celles de Baden-Baden et Wildbad.

Région du Nord-Est.

Ardennes et Hainaut. Cette région, à peine représentée en France, est constituée surtout par des terrains de transition.

Elle présente des sources froides, très-chargées d'acide carbonique, peu salines, mais contenant surtout des carbonates et du carbonate de fer. Aussi ont-elles été rangées dans les carbonatées ferrugineuses. Quelques-unes sont assez fortement sulfatées (par du sulfate de chaux).

Ces eaux minérales se rencontrent : 1° dans les terrains de transition ou carbonifère (Seltz, Spa). A Seltz, la composition est modifiée par le voisinage des marnes irisées ; 2° dans le crétacé inférieur (Aix-la-Chapelle) ; 3° au voisinage de terrains volcaniques (Ems, riche surtout en carbonate de soude).

Pas d'**Eaux sulfureuses**, ni d'**Eaux acidules alcalines**.

Eaux acidules simples. Quelques sources, qui ne sont pas considérées comme minérales.

Eaux acidules ferrugineuses. La cinquième région ne présente pas de sources importantes comme eaux minérales ; mais on peut y rattacher les eaux de SPA (Belgique), 10°, qui sortent d'un terrain anthracitifère et ardoisier.

Les eaux de SELTZ (Nassau), 10°, sortent également d'un terrain anthracitifère, et leur composition se trouve aussi influencée par le voisinage des marnes irisées.

Les eaux d'EMS (Nassau), 29° à 40°, jaillissent au voisinage de terrains volcaniques ; elles sont riches en carbonate sodique.

Les **Eaux salines sulfatées** et les **Eaux chlorurées** manquent dans cette région.

Région du Nord-Ouest (Bretagne).

La région du Nord-Ouest est essentiellement composée de roches anciennes, granites, gneiss, et de terrains de transition, gneiss, micaschistes, etc.

L'analogie des roches a entraîné l'analogie des sources, qui sont rarement très-sulfatées, mais fréquemment carbonatées ferrugineuses. Ces eaux minérales jaillissent des roches cristallines, à l'exception des granites, des syénites et des amphibolites, des schistes talqueux et micacés et des terrains de sédiments les plus anciens au centre du massif.

Pas d'**Eaux sulfureuses**, ni d'**Eaux acidules alcalines.**

Eaux alcalines simples. Quelques sources sans importance et qui ne sont pas considérées comme minérales.

Eaux acidules ferrugineuses. Quelques sources froides sans importance.

Les **Eaux chlorurées** manquent.

Région des plaines.

Les plaines, soit celles du Nord, soit celles qui sont en dessous du massif central, offrent presque toutes des eaux froides et résultent d'actions diverses. Les eaux des plaines du Midi paraissent plus riches en sels que celles du Nord; n'y aurait-il pas là une influence des Pyrénées? 1° Les unes sont produites par infiltration et lessivage des terrains; elles sont le plus souvent fortement carbonatées par du calcaire (ARCUEIL) plus ou moins mélangé de carbonate de fer (FORGES); 2° beaucoup sont très-séléniteuses, comme celles des terrains tertiaires et en particulier celles de PARIS; 3° quelques-unes enfin sont magnésiennes.

D'autres eaux des plaines sont dues à des décompositions. Quelques-unes renferment du sulfate de fer (PASSY) dû à la décomposition de pyrites contenues dans diverses couches du terrain parisien; CRANSAC, par la lixiviation des débris de mine; GOUAUX-DE-LUCHON, par celle de schistes pyritifères; CAMBO, PIERREFONDS, par la décomposition des pyrites par les plantes des prairies.

C'est aussi à la décomposition de principes sulfurés par des matières organiques qu'on rapporte les eaux d'ENGHIEN, qui se trouvent dans un terrain de gypse.

Quelques sources des plaines sont thermales; elles se trouvent alors au voisinage de roches éruptives (VICHY, en contact avec le granite et le basalte; CUSSET, au voisinage d'un affleurement basaltique; DAX, en rapport avec l'ophite).

Eaux sulfureuses. Elles n'y existent qu'en petit nombre au nord, et sont à base calcique. Les plus importantes sont:

PIERREFONDS (Oise), 12° à 13°, produites par la décomposition de minerais ferrugineux par les plantes des prairies. Elles remplacent les eaux de Walbach.

ENGHIEN (Seine-et-Oise), froides ; les sources sulfureuses proviennent, suivant quelques auteurs, des couches inférieures du terrain parisien et même des terrains crétacés, mais il est plus probable qu'elles résultent de l'action de matières organiques sur le gypse. Elles sont administrées en boissons, douches et bains. Elles remplacent les eaux de Walbach.

Les **eaux sulfureuses** des plaines du Midi sont en petit nombre et sans importance.

Eaux acidules alcalines. Elles manquent dans les plaines du Nord et du Midi.

Eaux acidules simples. Quelques sources sans importance et non considérées comme minérales.

Sources acidules ferrugineuses. La région des plaines présente dans le Nord plusieurs sources froides, étudiées par M. J. Girardin, qui a reconnu que celle d'AUMALE (Seine-Inférieure), découverte en 1755, sort des terrains de craie sur des fonds tourbeux à base d'argile plastique.

L'eau de BLÉVILLE, près le Havre, sort de la marne glauconienne, et celle de FORGES (Seine-Inférieure), 7°, émerge de sables ferrugineux inférieurs à la craie, et au voisinage d'une tourbière pyriteuse exploitée.

L'eau de FORGES-SUR-BRIIS (Seine-et-Oise) est à peine minéralisée.

Les sources acidules ferrugineuses du Midi sont sans importance.

Eaux salines sulfatées. L'eau d'AUTEUIL (Seine) paraît renfermer des sulfates de chaux, de strontiane, de magnésie, d'alumine et de protoxyde de fer.

L'eau de PASSY (Seine), 7°,5 à 8°, renferme du sulfate de fer en proportion notable.

Eaux chlorurées. On ne cite que le puits artésien de SOTTEVILLE-LÈS-ROUEN, 24°,49, qui renfermait $12^{gr},047$ de chlorure de sodium par litre (Bidard) et qu'on a dû boucher pour éviter les inconvénients que causait l'écoulement de ses eaux. Les eaux chlorurées manquent dans les plaines du Midi, ou se rattachent à celles de la région des Pyrénées.

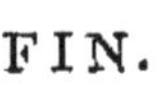

FIN.

TABLE ALPHABÉTIQUE

B

N

Q

U

FIN DE L'OUVRAGE.

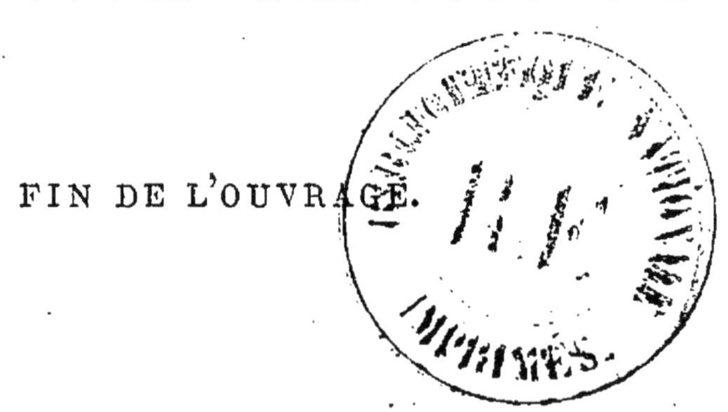

Strasbourg, typ. G. Fischbach. — 1634.

L'HOMME

ORIGINES ET DÉVELOPPEMENT DE L'HOMME ET DES SOCIÉTÉS

Par le Dr GUSTAVE LE BON

Illustré de nombreuses Gravures

L'OUVRAGE FORMERA ENVIRON 24 LIVRAISONS A 50 CENTIMES

PROSPECTUS. — L'auteur s'est proposé de refaire aux lumières de la science moderne, la synthèse de l'univers et de l'homme. Prenant les choses à leur origine, il étudie la série des transformations graduelles qui les ont amenées à leur forme actuelle. L'état présent du monde est envisagé comme étant le résultat de son état passé et portant lui-même son avenir en germe.

Après avoir tracé le tableau de la naissance et du développement de l'univers et des êtres qui l'habitent sous l'influence des forces indestructibles qui mènent les choses, l'auteur aborde l'étude de l'évolution graduelle de l'homme et des sociétés. Écrit en prenant uniquement pour guide les méthodes scientifiques modernes, cet ouvrage constitue une application des sciences à l'étude de questions abandonnées jusqu'ici pour la plupart aux philosophes, aux moralistes aux juristes et aux historiens.

En ne la considérant même qu'au point de vue pratique, aucune étude ne saurait être plus intéressante et plus utile que celle du développement de l'homme. Elle est la seule base sur laquelle on puisse faire reposer deux connaissances essentielles : l'*éducation* et la *politique*, c'est-à-dire l'art difficile de former les hommes et celui plus difficile encore de les gouverner.

Voici le titre des grandes divisions de l'ouvrage :

INTRODUCTION. — *Changements actuels de nos connaissances et de nos croyances.* — Livre Ier. L'*Univers.* — Livre II. *Origine et développement des êtres.* — Livre III. *Développement physique de l'homme.* — Livre IV. *Développement intellectuel et moral de l'homme.* — Livre V. *Origine et développement des Sociétés.* — Livre VI. *Les modificateurs de l'homme.* — Livre VII. *Développement futur de l'homme.*

LE TRÉSOR DE LA FAMILLE

ENCYCLOPÉDIE DES CONNAISSANCES UTILES DANS LA VIE PRATIQUE

PAR J.-P. HOUZÉ

Cet ouvrage se propose la solution de tous les problèmes de la VIE PRATIQUE ; il traite de toutes les connaissances utiles, propres à procurer le bien-être et le bonheur domestiques. Il a pour but de mettre à la portée de chacun toutes ces notions usuelles, tous ces renseignements utiles dont on a besoin chaque jour. Il renferme tout ce qui concerne l'habitation, l'ameublement, l'alimentation, l'horticulture, l'agriculture, l'habillement, la toilette, l'hygiène, la médecine et la pharmacie domestiques, l'éducation et l'instruction des enfants, les usages de la société, les règles de la politesse, les lois de l'économie domestique et ces mille recettes d'une application facile et d'une si grande utilité dans la vie.

Il résume les lois usuelles, les règlements de police et les connaissances nécessaires pour mener soi-même à bonne fin ses affaires.

Suivant le précepte d'Horace : *utile dulci*, l'agréable est joint à l'utile en donnant sur tous les jeux : jeux gymnastiques, jeux d'esprit, jeux de calcul et de hasard, récréations artistiques et scientifiques, tous les renseignements nécessaires. En un mot, les auteurs se sont efforcés de n'y rien omettre, afin que ce livre soit réellement ce qu'il prétend être :

Une véritable Encyclopédie des choses usuelles.

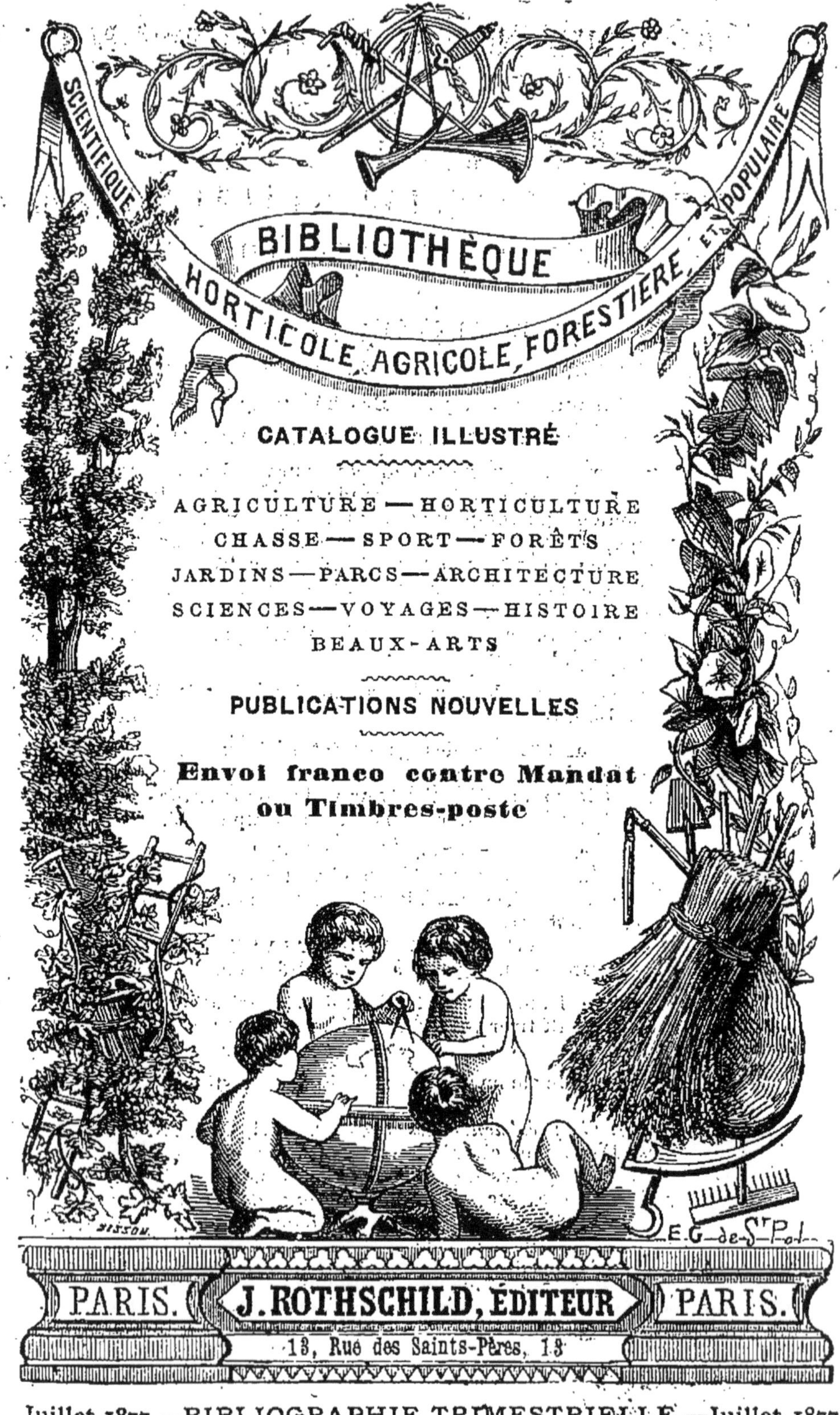

Juillet 1877.—BIBLIOGRAPHIE TRIMESTRIELLE.—Juillet 1877

CAUSERIES SCIENTIFIQUES

DÉCOUVERTES ET INVENTIONS

Progrès de la Science et de l'Industrie

PAR

HENRI DE PARVILLE

Rédacteur du feuilleton scientifique
du *Journal officiel* et du *Journal des Débats*.

Prix de chaque année, formant un volume in-18 de 360 pages environ avec 60 figures environ. — Prix : **3 Francs 50**

PUBLICATION ILLUSTRÉE

Examinée et admise par le Ministre de l'Instruction publique pour les Bibliothèques scolaires.

AYANT OBTENU LE PRIX MONTYON
A L'ACADÉMIE FRANÇAISE

Cette publication, qui a obtenu, à l'Exposition universelle de 1867, la 1re médaille accordée par le Jury international aux œuvres de vulgarisation, et à l'Exposition de Vienne le diplôme de Mérite est arrivée à sa quinzième année d'existence (en 1876).

Son succès rapide et croissant s'explique par l'intérêt et l'actualité des matières qui y sont traitées.

Les Annuaires scientifiques ne présentent en général qu'un abrégé des mémoires académiques ou que des coupures réunies ensuite par ordre méthodique, sans commentaires ni conclusions. Ici, au contraire, chaque chapitre a son originalité propre; chaque sujet est soumis à la discussion; par sa forme, l'ouvrage est accessible à tout le monde; par le fond, il peut être lu avec profit par les savants eux-mêmes. C'est un résumé lucide, clair et saisissant du mouvement scientifique.

J. ROTHSCHILD, Éditeur, 13, Rue des Saints-Pères, Paris.

Adopté par le Ministre de l'Instruction publique pour les Bibliothèques scolaires.

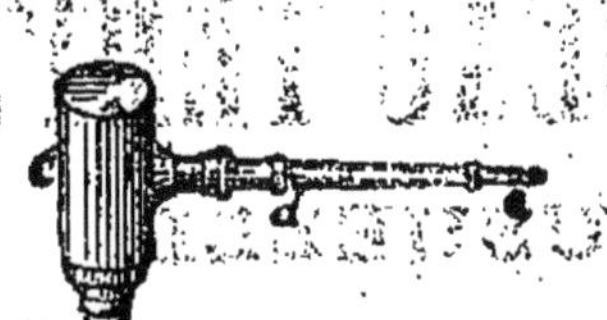

A l'usage des Ingénieurs, Minéralogistes, Géologues, Agriculteurs, Métallurgistes, Chimistes, Pharmaciens, Élèves des Écoles du gouvernement, etc.

LE CHALUMEAU

ANALYSES QUALITATIVES ET QUANTITATIVES

GUIDE PRATIQUE ORNÉ DE NOMBREUSES VIGNETTES

Traduction libre du traité de B. KERL,

Avec additions d'après BERZELIUS, PLATTNER, BUNSEN, MERZ, H. ROSE, suivi d'un Tableau et d'un Appendice spécial pour les Applications minéralogiques,

PAR

ÉDOUARD JANNETTAZ

Docteur ès-sciences, Aide de Minéralogie au Muséum, chargé des Conférences à l'école des Hautes-études.

Un volume in-18, avec Vignettes, relié en toile, 3 Fr. 50.

Vulgariser les Essais au Chalumeau, dont l'ensemble a fini par constituer une véritable méthode d'analyse, tel est le but de ce livre. Les Chimistes, pas plus que les Minéralogistes, ne peuvent ignorer aujourd'hui ces procédés, dont Kerl a présenté les caractères avec grande précision, compréhensibles à tous.

M. JANNETTAZ a développé certains passages d'après Berzélius, Plattner, Bunsen, Rose, et il a augmenté le livre d'un Appendice et d'un Tableau, qui seront de la plus grande utilité aux Applications minéralogiques.

J. ROTHSCHILD, Éditeur, 13, Rue des Saints-Pères, Paris

VIENT DE PARAITRE

VENISE

HISTOIRE — ARTS — INDUSTRIE — LA VILLE — LA VIE

PAR CHARLES YRIARTE

Après avoir, dans une vue d'ensemble, montré le rôle qu'a joué la *Reine de l'Adriatique* aux diverses époques de sa puissance, l'auteur raconte les grands épisodes historiques, montre le développement des relations commerciales qui ont fondé sa richesse, les rapides progrès de sa civilisation, la splendeur de ses arts et de son industrie.

Le lecteur parcourt avec lui le palais Ducal, il entre à Saint-Marc, à l'arsenal, dans les églises, dans les palais, dans les musées, dans les bibliothèques et les archives des Frari ; il descend le Grand-Canal, étudie les palais, les transformations successives de l'architecture, ressuscite les grands artistes, peintres, sculpteurs, architectes, fondeurs, dont la vie est ignorée. Il consacre un chapitre à la typographie, un autre au verre soufflé, à la mosaïque, à la dentelle et au costume, et reproduit avec une merveilleuse exactitude les planches précieuses, et souvent uniques, des belles œuvres des Alde et des grands imprimeurs vénitiens.

Il a gravé le Colleoni, l'étonnante grille de la Loggetta, les admirables vasques du palais, les marteaux de porte, les chapiteaux, les balcons et les frises, les curieuses compositions de Giacomo Franco, de Paulus Furlanus, sans oublier la Venise d'aujourd'hui, vivante et colorée, la lagune scintillante, Venise la Rouge, avec ses îles, le Lido, le Rialto. Il peint enfin le carnaval qui est mort il y a cent ans, et celui d'aujourd'hui ; il dit les fêtes, les plaisirs, les types, les mœurs et la vie, et présente un tableau complet, le plus considérable assemblage de planches gravées qui aient encore été réunies sur Venise.

Le seul énoncé de ces chapitres, accompagnés tous de gravures à l'appui, donnera au lecteur l'idée du soin apporté à cet ouvrage, et des sérieuses recherches qu'il a fallu faire pour écrire un tel livre :

Histoire. — Archives de Venise. — Commerce. — Navigation et arsenal. — Architecture. — Sculpture. — Peinture. — Littérature et Typographie. — Verrerie. — Mosaïque. — Dentelle. — La ville. — La vie.

Conditions de la Vente. — L'ouvrage est imprimé sur beau papier teinté, format in-folio. Il paraît une livraison (prix 1 franc) par semaine ou une série (prix 5 francs) par mois. L'ouvrage sera complet en 45 livraisons environ, ornées de 550 gravures, dont 50 tirées sur papier très-fort, hors texte.

Quelques exemplaires, tirés sur papier de Hollande, pour lesquels on peut souscrire dès à présent, mais qui ne seront délivrés qu'après l'entière apparition du livre, sont au prix de **100** Francs.

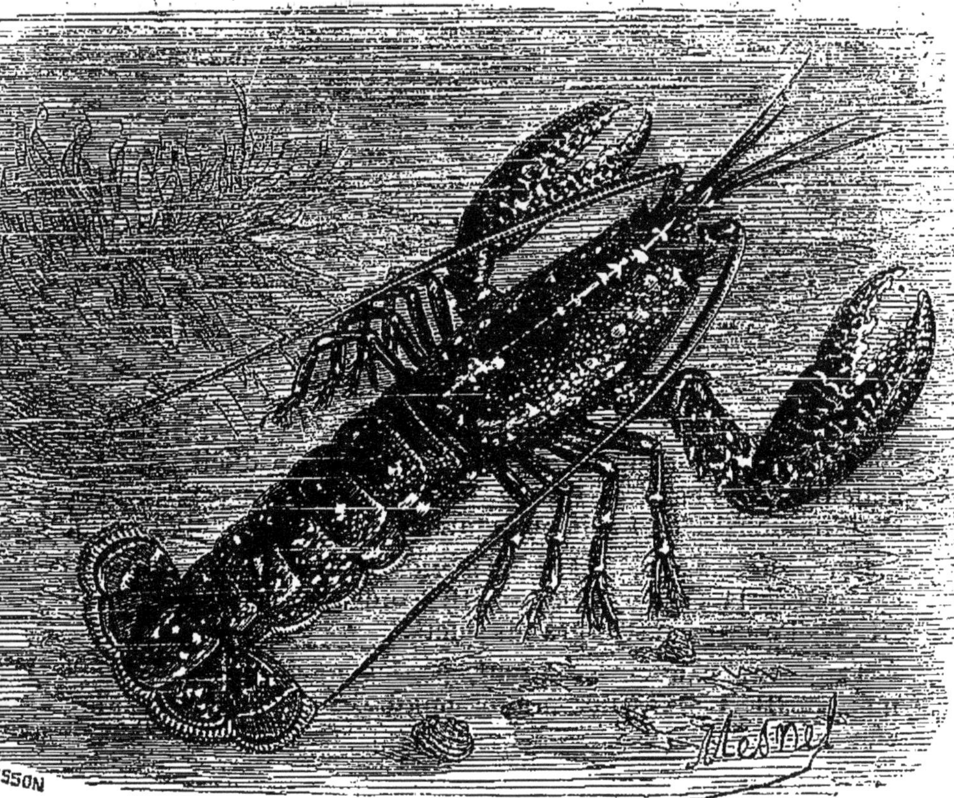

J. ROTHSCHILD, Éditeur, 13, Rue des Saints-Pères, Paris

LE CHEVAL ET SON CAVALIER

HIPPOLOGIE ET ÉQUITATION

Par le comte J. DE LAGONDIE

Ancien Colonel d'état-major.

École pratique pour la connaissance, l'éducation, la conservation, l'amé lioration du cheval de course, de chasse, de guerre; d'après les récente publications anglaises sur le turf, avec des tables généalogiques et nom breuses additions au point de vue du cheval français.

Deux forts volumes de 900 pages, ornés de nombreuses vignettes.

Prix : 7 Francs 50.

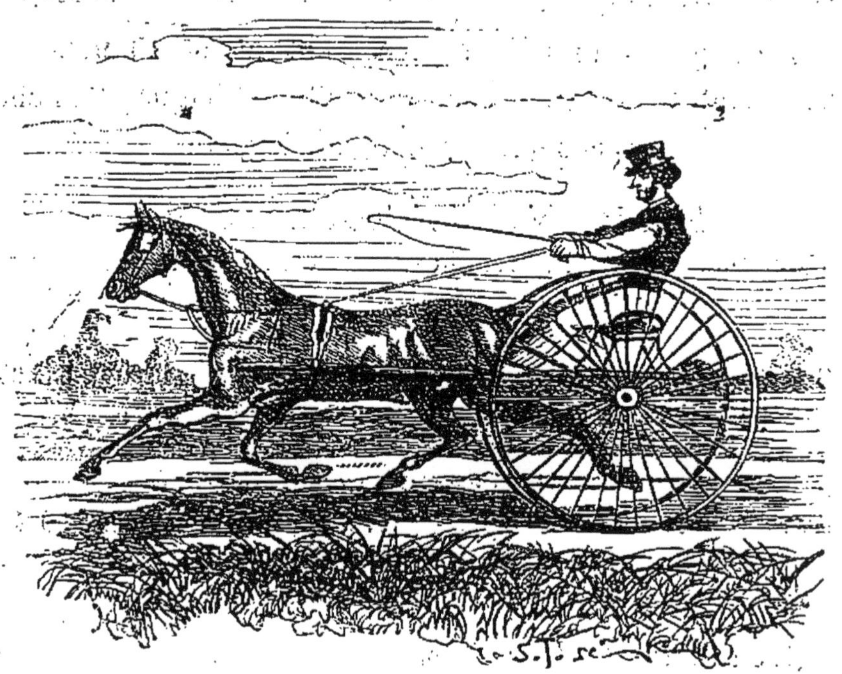

Sommaire de l'ouvrage. — **Courses de Chevaux.** — Handicaps, Paris Cheval de course, Origine, Vitesse, Pureté du sang, Forme extérieure Haras, Élevage, Écuries, Sellerie, Ferrure, Entraînement, Poulinière Dressage, Pistes, Chef, Groom, Jockey, Frais d'élevage.

Courses de haies et Steeple-Chase. — But, Règlement, Poids; Hippo drome, Entraînements.

A la Queue des Chiens. — Hunter, Écurie et Achat, Dressage, Entraî nements.

Courses au trot. — Trotteur, Cavalier, Terrain, Entraînements.

Théorie et pratique de l'élève du Cheval de Course. — Unions, Croise ment, Choix de Poulinière et d'Étalon, Liste d'Étalons modernes.

Entraînement pour les Pédestrians; Hippiatrique et Équitation. — Équi pement, Équitation des dames, Chevaux d'attelage, Pansage, Nourriture Tondre, brûler et faire les crins; Vices d'écuries, Voitures, Harnais.

LES PROMENADES DE PARIS (Suite).

Conditions de la Vente et de la Reliure :

L'ouvrage est complet en deux volumes in-folio : l'un contenant le texte d'environ 500 Pages avec 460 Gravures sur bois ; l'autre, 23 Chromolithographies, 27 Gravures imprimées sur papier de Chine et montées sur beau papier vélin, et 80 Gravures sur acier.

Le prix de l'ouvrage complet est de 500 Francs ; — dans deux élégants cartonnages, dos en peau de crocodile, plats ornés des Armes de la Ville de Paris, il est de 530 Francs.

Des exemplaires de luxe tirés sur papier de Hollande, avec 80 Gravures sur acier, imprimées sur papier de Chine, se vendent au prix de 1,000 Francs.

La reliure des deux volumes, le dos en maroquin du Levant, les plats en toile, avec les Armes de la Ville de Paris et une riche dorure, coûte 100 Francs ; une reliure de grand luxe, entièrement exécutée en maroquin du Levant avec biseaux, vaut 250 Francs les deux volumes.

Il est impossible, vu son extrême épaisseur, de relier l'ouvrage en un seul volume ; tous les volumes ont tête dorée, tranches ébarbées, et sont en couleur verte, pour bien faire ressortir les couleurs des Armes de la Ville de Paris.

Prospectus de l'Ouvrage. — Cette publication n'est pas seulement une *Description illustrée* des Promenades de la Ville de Paris et des ouvrages d'architecture qui les décorent, c'est aussi un *Souvenir splendide* pour les nombreux visiteurs de la capitale, et un monument artistique digne de notre temps.

L'exécution de l'ouvrage a exigé une dépense de plus de 700,000 Francs pour frais de Gravure, Papier et Impression, et plus de six années de travail.

L'auteur, en décrivant la partie la plus attrayante de Paris, n'avait pas seulement pour but de faire une œuvre historique, mais il désirait aussi initier les *Propriétaires* et les *Architectes* de parcs et jardins, les *Ingénieurs*, les *Architectes*, les *Horticulteurs* et surtout les *Administrations publiques* des Villes, à tous les procédés, à tous les détails d'exécution avec l'indication des prix, de la transformation mémorable de la Ville de Paris.

L'éditeur n'a reculé devant aucun sacrifice pour en faire à la fois un utile répertoire à l'usage des hommes spéciaux, des Bibliothèques publiques, des Sociétés savantes, des Ecoles industrielles, des Musées des arts et métiers, et un ouvrage d'un luxe exceptionnel pour les amateurs de beaux livres.

J. ROTHSCHILD, Éditeur, 13, Rue des Saints-Pères, Paris.

VIENT DE PARAITRE LA QUATRIÈME ÉDITION

LES CHAMPIGNONS

Histoire, description, cultures, usages des espèces comestibles, suspectes, vénéneuses et employées dans les arts, dans l'industrie, l'économie domestique et dans la médecine

PAR F.-S. CORDIER

Docteur en Médecine, Membre de plusieurs Sociétés savantes

UN VOLUME GRAND IN-8° AVEC VIGNETTES ET 60 CHROMOLITHOGRAPHIES
Contenant 300 Sujets

Dessins originaux d'après nature par A.-E. Cordier

Prix broché : 30 Fr. ; en demi-reliure chagrin, plats toile, tranches dorées : 35 Francs.

L'étude des champignons est généralement négligée, les livres étant trop scientifiques ou d'un prix trop élevé. Nous avons évité ces écueils, et, pour bien faire apprécier la variété des sujets que l'auteur a traités dans cette publication, nous énumérons les titres des principaux chapitres :

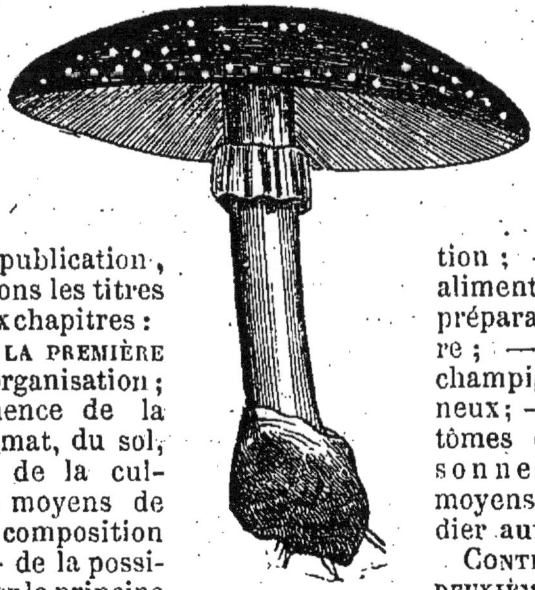

DIVISION DE LA PREMIÈRE PARTIE : De l'organisation ; — de l'influence de la saison, du climat, du sol, de l'habitat, de la culture ; — des moyens de distinguer la composition chimique ; — de la possibilité d'enlever le principe toxique ; — l'emploi, la récolte, la culture ; — la culture de la truffe ; — moyens de conservation ; — l'emploi alimentaire ; — la préparation culinaire ; — l'effet des champignons vénéneux ; — des symptômes de l'empoisonnement ; — moyens de remédier aux accidents.

CONTENU DE LA DEUXIÈME PARTIE : Description de tous les champignons, avec leurs figures en chromolithographie, — glossaire ; — bibliographie ; — table des noms vulgaires ; — table alphabétique de tous les noms latins, français et vulgaires, cités dans l'ouvrage.

☞ Cette belle publication s'adresse aux botanistes, aux chimistes, aux Bibliothèques publiques, aux industriels, aux médecins et à tous ceux qui trouvent goût à l'étude de la nature.

J. ROTHSCHILD, Éditeur, 13, Rue des Saints-Pères, Paris.

Vient de paraître la cinquième Édition :

LES RAVAGEURS DES FORÊTS

ET

DES ARBRES D'ALIGNEMENT

Histoire naturelle—Mœurs—Dégâts

Moyens de Destruction

PAR

H. DE LA BLANCHÈRE

Ancien élève de l'École forestière

ET

LE Dr EUGÈNE ROBERT

Un vol. in-18, avec 162 Grav., relié 3 fr. 50

Peu de publications ont eu autant de succès que cet ouvrage dont la 5e édition vient de paraître, revue et augmentée d'une centaine de figures. Nous ne pouvons mieux faire que de citer l'opinion de M. P. Joigneaux :

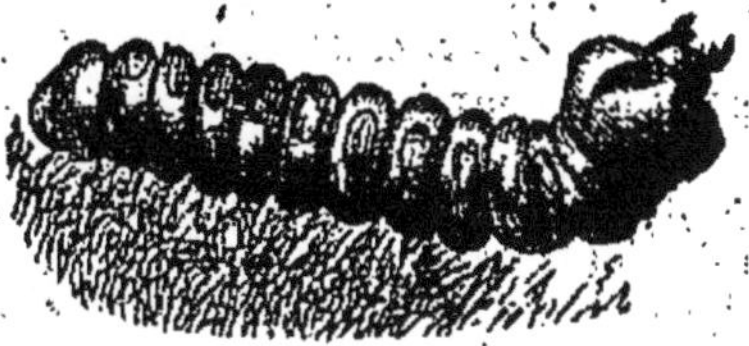

Vulgariser et intéresser en instruisant, telle est la devise du livre. Il renferme tout ce qu'il importe de savoir sur tous les Insectes Ravageurs des Arbres forestiers, des Plantations des Parcs et d'Alignement :

Les Arbres et les parties qu'ils attaquent; le mois d'apparition; l'état de l'Insecte lorsqu'il cause ses dégâts; le moyen de le combattre et de restaurer les arbres.

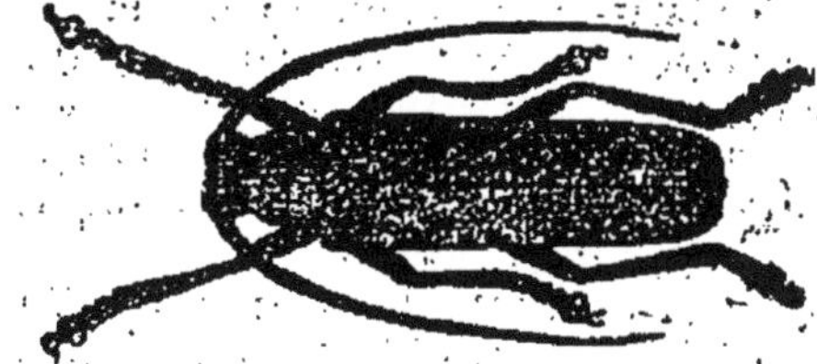

L'exécution matérielle du volume est extrêmement soignée; les nombreuses gravures ajoutent un intérêt spécial par la représentation des principaux acteurs des drames sylvains et de leurs travaux.

LE GUIDE
DU
CHASSEUR
DEVANT LA LOI

Recueil des lois, ordonnances et circulaires ministérielles avec les dispositifs, par ordre alphabétique, de toutes les décisions rendues en matière de chasse depuis le 3 mai 1844 jusqu'à ce jour

Par F. TÉCHENEY

Rédacteur au journal *la Gironde*

1 vol. in-18, relié. Prix, 2 fr. 50 c.

La loi du 3 mai 1844 sur la police de la chasse est sans contredit une des lois usuelles les plus importantes, parce qu'elle renferme le plus de controverses soit en doctrine, soit en jurisprudence ; et bien que les commentaires et traités sur cette matière soient nombreux, les derniers venus, profitant des travaux et de l'expérience de leurs prédécesseurs, ont par la date seule de leur apparition une présomption de supériorité. C'est par là que le guide du chasseur devant la loi, de M. F. Técheney, volume très-complet et très-portatif, se recommande d'une manière toute particulière non-seulement aux jurisconsultes, mais encore aux amateurs de la chasse, aux fonctionnaires de tous ordres : préfets, maires, adjoints, gardes-champêtres, gardes-forestiers, gardes particuliers, etc., etc, qui tous peuvent y puiser d'utiles enseignements.

0. — Paris. — Typ. Tolmer et Isidor Joseph, r. du Four-Saint-Germain, 43

BEAUX-ARTS — ARCHÉOLOGIE

La Colonne Trajane. — 220 planches in-folio en couleur, en phototypographie d'après le surmoulage exécuté à Rome en 1861 et 1862. Texte orné de nombreuses vignettes, par W. FRŒHNER (*Conservateur du Louvre*). . . . . 600 fr.

Les Musées de France. — Monuments antiques reproduits en chromolithographie, gravure sur bois, phototypographie. Texte par W. FRŒHNER (*Conservateur du Louvre*). — Un volume in-folio, avec 40 planches . . . . 100 fr.

Numismatique de la Terre-Sainte, par F. DE SAULCY (*Membre de l'Institut*). In-4°, avec 25 pl., 60 fr.; sur pap. de Hollande. 90 fr.

La Dentelle à l'aiguille, aux fuseaux. 50 planches donnant les plus beaux types de dentelles avec texte orné de vignettes, par J. SÉGUIN. — In-folio, 100 fr.; sur papier de Hollande. . . . 160 fr.

AGRICULTURE

Les Plantes fourragères. — Atlas in-folio, avec 60 planches accompagnées d'une légende, par V.-J. ZACCONE (*Sous-intendant militaire*). — Avec fig. noires, 25 fr.; avec fig. coloriées . . . 40 fr.

Prairies et Plantes fourragères, par ED. VIANNE (*Directeur du* Journal d'Agriculture progressive). — In-8° avec 170 gr. . 8 fr.

Le Brome de Schrader, Par A. LAVALLÉE. 4ᵉ édition. In-18 avec 2 planches sur acier . . . . 1 fr. 50

Dictionnaire vétérinaire, par L. FÉLIZET (*Vétérinaire*). Introduction de J.-A. BARRAL. — In-18, relié. . . . . 2 fr. 50

La Pustule maligne. — Charbon, sang de rate, par CH. BABAULT (*Docteur médecin*). — In-18, relié. . . . . 2 fr.

Législation protectrice des Animaux, par B. de BEAUPRÉ (*Docteur en droit*). 3ᵉ édition. — In-18, relié. . . . . 0 fr. 75

Les Oiseaux utiles et nuisibles aux champs, jardins, vignes, forêts, etc., par H. DE LA BLANCHÈRE. 2ᵉ édition. In-18, relié, avec 150 gravures . . . . 3 fr. 50

La Culture économique par l'emploi des instruments et machines, par ED. VIANNE. — In-18 avec 204 figures, relié. . . . 2 fr. 50

Enquête sur les Engrais, par MM. DUMAS (*Membre de l'Institut*) et DE MOLON. — In-18, relié . . . . 2 fr.

www.ingramcontent.com/pod-product-compliance
Ingram Content Group UK Ltd.
Pitfield, Milton Keynes, MK11 3LW, UK
UKHW012002240726
13965UKWH00001B/105